周術期の臨床判断を磨くⅠ

手術侵襲と生体反応から導く看護

第2版

鎌倉やよい
日本赤十字豊田看護大学・学長

深田　順子
愛知県立大学看護学部・教授

医学書院

【著者略歴】

鎌倉やよい(かまくらやよい)

1972 年	愛知県立看護短期大学卒業
	愛知県がんセンター勤務
1985 年	愛知県立看護短期大学成人看護学助手
1990 年	同講師
1994 年	慶應義塾大学文学部卒業
1995 年	愛知県立看護大学看護学部成人看護学助教授
1997 年	愛知淑徳大学大学院修士課程修了
1999 年	愛知県立看護大学看護学部成人看護学教授
2001 年	愛知淑徳大学大学院博士後期課程満期退学
2003 年	博士(学術)取得
2009 年	愛知県立大学看護学部成人看護学教授 同大学看護学部長・看護学研究科長
2012 年	愛知県立大学副学長
2016 年	日本赤十字豊田看護大学学長

深田順子(ふかだじゅんこ)

1987 年	愛知県立看護短期大学卒業
	名古屋第一赤十字病院勤務
1991 年	日本赤十字愛知短期大学成人看護学助手
1995 年	千葉大学看護学部卒業
	愛知県立看護大学看護学部基礎看護学助手
2001 年	千葉大学大学院看護学研究科博士前期課程修了
	愛知県立看護大学看護学部成人看護学講師
2007 年	同准教授
2008 年	千葉大学大学院看護学研究科博士後期課程修了 博士(看護学)取得
2009 年	愛知県立大学看護学部成人看護学准教授
2012 年	同教授

周術期の臨床判断を磨く I
　―手術侵襲と生体反応から導く看護

発　行　2008 年 4 月 15 日　第 1 版第 1 刷
　　　　2021 年 6 月 15 日　第 1 版第 15 刷
　　　　2023 年 2 月 1 日　第 2 版第 1 刷ⓒ
　　　　2023 年 5 月 1 日　第 2 版第 2 刷

著　者　鎌倉やよい・深田順子
発行者　株式会社　医学書院
　　　　代表取締役　金原　俊
　　　　〒113-8719　東京都文京区本郷 1-28-23
　　　　電話　03-3817-5600(社内案内)

印刷・製本　三美印刷

第2版　まえがき

　2008年に本書の初版を発行して以来，はやくも15年が経過しました。この間に，看護を取り巻く環境はさらに大きく変貌してきました。2010年3月19日にチーム医療の推進に関する検討会報告書(https://www.mhlw.go.jp/shingi/2010/03/dl/s0319-9a.pdf)が発出され，医療関係専門職の役割拡大の方針が示されました。特に看護師はあらゆる医療の場に存在し，診療の補助，療養生活の支援など幅広い業務を担い得るため，「包括的指示」を積極的に活用し，特定の医行為を実施できる新たな枠組みの検討が始まりました。

　2015年には保健師助産師看護師法が改正され，第37条の2に特定行為が位置づけられ，特定行為研修が始まりました。この研修では，重要な基盤として共通科目が配置され，そこに臨床推論が位置づけられています。チーム医療のキーパーソンとして機能する前提として，看護師には臨床推論力が求められています。看護学基礎教育では，問題解決技法である看護過程が教授されて，アセスメントという表現で臨床推論が行われてきました。しかし，特定行為研修に臨床推論が導入されたことは，現実に看護師の能力として臨床推論が身についていないと，批判されているようにも思います。

　本書は初版からタイトルが示すとおり，周術期の臨床判断能力を向上させることを目指してきました。改訂するにあたり，本書の方向性に間違いはなかったことを確認できたように思います。

　第2版では，初版の基本的な方針は踏襲し，この15年間に進展した新たな知見を加えました。この間の変化は，診療ガイドラインが多く発行されたことです。CQ(clinical question)に関する文献レビューに基づき，エビデンスレベルが明示されるようになりました。これらの結論に基づき，整理された新たな知見を加えました。これまで，多くの研究が報告されてきましたが，これらが評価されて焦点化され，医療が標準化の方向に向かっているように思います。また，術後回復力強化プログラムとして，ERAS®(enhanced recover after surgery)プロトコルが活用されてきましたので，これらの知見も加えました。

　本書の基本的な方針は，手術というストレスに対して恒常性を維持する生体反応の知識を理解すること，手術侵襲によって循環器系，呼吸器系，消化器系などが必然的にどのように変化するのか，そのプロセスを理解すること，それによって観察する枠組みを獲得して患者を観察し，得られた事実と照合して推論を導くことを中心に置いています。臨床場面では，患者の個別性に対応した

看護を求められますが，臨床判断能力を育成するためには，まずは共通する変化を理解することが重要です。その上で，個別の情報を重ねることによって，その患者の個別性が明らかになると考えます。

そのため，各章は「A．手術侵襲の影響を知る」と「B．援助を組み立てる」から構成されます。「A．手術侵襲の影響を知る」では，手術侵襲が人の身体と心にもたらす変化を明示して，看護診断を導くプロセスを丁寧に記しました。「B．援助を組み立てる」では，事例に基づいて臨床判断のプロセスを詳述し，学習者が判断のプロセスをたどってケアを導けるように，看護計画を詳しく提示しています。本書が活用されて，皆様の周術期の臨床判断能力の向上に資することを願っています。

本書は，初版から筆者らの熱い思いによって完成できたように思います。同じ方向を目指す二人が出会い協働して，1プラス1が2以上となる力を生み出しました。また，医学書院の編集者である藤居尚子様との出会いもありました。初版から粘り強くご支援をいただきましたことに深謝いたします。

2023年2月　　　　**鎌倉やよい**

深田　順子

初版　まえがき

　法律上，看護師の業務は，療養上の世話と診療の補助であると規定され，看護学は生活の援助を看護の独自の機能と位置づけてきた歴史があります。しかし今日，入浴，排泄，食事など日常生活の援助を担う専門職として介護福祉士が誕生しました。一方，診療の補助として委任される医療行為については，医師の指示があったとしても，実施者責任が強く求められるようになってきました。看護を取り巻く環境は大きく変貌しています。

　このような視点で臨床を眺めると，看護師は医療の知識と技術を駆使して患者の生活を援助しているのであり，看護師にとって，医療行為と生活の援助は分離できないものになってきました。周術期の看護では，安全・安楽な術後経過であるかを判断する能力，適切に対処する能力が求められ，これらをとおして術後患者の生活を援助することになります。看護師は，経時的に患者の状態を観察し，身体内部の変化を推測しますが，その結果に基づき最良のケアを提供しなければなりません。その1つひとつが判断の連続です。この臨床判断能力を育成することが重要であり，課題です。

　周術期の臨床判断は，事実に基づく推論であり，患者を観察した結果と看護師自身の知識とを照合して，患者の状態を表す可能性を仮説として導きます。その枠組みを用いて，再度観察して情報を確認し，最も確率が高い仮説を採択して，他を棄却するプロセスで判断がなされます。患者を観察した結果から，その事実が示す可能性の全てを仮説として導き出すことができるかが重要です。

　周術期の臨床判断能力を育成するためには，手術というストレスに対する恒常性を維持する反応を理解し，観察する枠組みをもつことが必要です。従来，疾患別，術式別に周術期の看護が論じられてきましたが，本書は手術侵襲によって引き起こされる生体反応を軸とした構成です。手術侵襲によって，循環器系，呼吸器系，消化器系などが必然的にどのように影響を受けて変化するのか，それらをどのように判断して周術期の看護を導くかを述べていきます。つまり，手術侵襲による生体反応を共通の変化として記述し，そこへ患者の性，年齢，基礎疾患，術式などの個別の条件を重ねて判断していく考え方を示します。さらに，手術というストレスは様々な心理的反応を引き起こします。これらをストレス理論に基づき述べていきます。

　各章は「手術侵襲の影響を知る」「援助を組み立てる」から構成しました。「手術侵襲の影響を知る」では術後管理に必要となる基礎的な知識を中心に示しま

した。「援助を組み立てる」では，基礎知識を生かして臨床で実際的に応用できるように，事例を示して看護計画を示しました。本書が，周術期における臨床判断能力の向上に資することを願っています。

　本書は，愛知県立看護大学での講義を「周手術期の臨床看護判断を磨く」として，2006年4月から1年間『看護学雑誌』に連載し，それに基づき完成いたしました。連載時には医学書院編集者の高須佳子様と鶴淵友子様に，本書の完成には藤居尚子様にご支援をいただきました。また，愛知県立看護大学学生の皆様には，講義資料に対する有益な質問をいただきました。この場を借りて深謝申し上げます。

2008年3月　　　　鎌倉やよい

深田　順子

目次

第 **3** 章　呼吸器系への影響と看護　　　　　　　　　　　　　　　　**39**

第 **4** 章　消化器系への影響と看護　　　　　　　　　　　　　　　　**65**

第 **5** 章　創傷治癒の過程と看護　**85**

A 手術侵襲の影響を知る　85

B 創傷治癒への援助を組み立てる　99

手術侵襲と生体反応

1 生体は動的に恒常性を維持している

　生体は，外部環境との間に相互作用を繰り返し，生体の内部環境を一定に維持しています。外部環境からのストレス刺激に対して，内部環境を変化させることにより動的に平衡(**恒常性**)を保っているのです。手術は，生体の内部環境へ人為的に加えられたストレス刺激ととらえることができます。

　手術，外傷，脳卒中など，生体が急激な損傷を受ける外的刺激は**侵襲**と表現されます。この侵襲に対して，生体は内部環境を変化させる**生体反応**を起こして恒常性を維持しようとするのです。このシステムを**ホメオスタシス**(homeostasis)といいます。種々の原因によって，このシステムから逸脱したとき，医療の援助が必要となります。

　言い換えれば，術後患者へ看護を提供するとき，手術侵襲とそれに対する生体反応を理解しておくと，何を観察すべきかの判断，その観察結果から患者の身体内部で起こっている変化を推測することが容易になります(図1-1)。

2 手術侵襲と内部環境は相互に作用している

　一定の手術侵襲によって，共通した生体反応が引き起こされます。しかし，誰

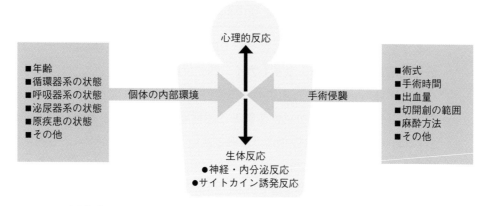

図 1-1　手術侵襲に対する反応

もがまったく同じ反応を引き起こすかというとそうではなく，その反応の強さや持続性は個々の患者によって差があります。これは，患者ごとの身体の内部環境に相違があることに基づくものです。簡単な例を示すならば，70歳の男性患者と30歳の男性患者がまったく同じ手術を受けたとしても，生体反応には年齢の相違による影響が現れます。つまり，一定の手術侵襲に対して，一定の共通した生体反応が引き起こされますが，個々の生体の内部環境によって，その反応の強さや持続性が変化するといえます。

　また，手術侵襲は身体へのストレス刺激であるばかりではなく，心へのストレス刺激でもあります。この反応を心理的反応としてとらえます。このように，**手術侵襲**と**内部環境**の相互作用によって，その患者の**生体反応**が引き起こされ，同時に**心理的反応**が引き起こされることになります(図1-1)。

3　術後患者の身体の変化を予測する

　術後患者の身体の変化を予測するためには，まず基本的な生体反応について理解していることが重要です。次に，手術侵襲という個別のストレス刺激を把握し，さらにその患者の内部環境を把握することによって，これらの相互作用の結果として，どのように生体反応が現れるのかを予測することができます。

　すなわち，術式，手術時間，出血量，切開創の範囲，麻酔方法などの情報を収集することによって，手術侵襲としてのストレス刺激を把握します。さらに，年齢，循環器系の状態，呼吸器系の状態，泌尿器系の状態，原疾患の状態などの個別の情報を収集することによって，患者の内部環境を把握するのです。これらの情報から，術後の状態を予測することができます。

4　生体反応の概要を理解する

　まずは，基本的な生体反応について理解しましょう。生体反応には，**神経・内分泌反応(古典的反応)**と**サイトカイン誘発反応**があります。

　ムーア(Moore, F. D.)は術後の回復過程を4相に分類しました(表1-1)[1]。第Ⅰ相，第Ⅱ相は激しい内分泌性変動と代謝性変動がみられる**異化期**(主に物質の分解)であり，第Ⅲ相，第Ⅳ相は，組織の修復と体力の回復がみられる**同化期**(主に物質の合成)です。異化期における内分泌性変動は主として下垂体前葉ホルモン，副腎皮質ホルモン分泌の亢進であり，代謝性反応としては水・電解質代謝，糖代謝，蛋白代謝，脂質代謝の変動がみられます。

表 1-1　術後経過と生体反応

		異化期		同化期	
		第Ⅰ相 傷害期	第Ⅱ相 転換期	第Ⅲ相 筋力回復期	第Ⅳ相 脂肪蓄積期
持続期間		術後 2～4 日	術後 3～7 日に 始まり 1～2 日	術後 2～5 週間	術後数か月
内分泌性変化	副腎皮質ホルモン	増加	正常化	正常	正常
	コルチゾール	増加	正常化	正常	正常
	ノルアドレナリン・ アドレナリン	増加	正常化	正常	正常
	抗利尿ホルモン	増加	正常化	正常	正常
	アルドステロン	増加	正常化	正常	正常
代謝性変化・体液の変化	蛋白質	分解		合成	
	血糖値	術前値から上昇	術前値に戻る	術前値	術前値
	窒素平衡	大きく負になる	負→正	正	平衡
	尿中 K	増加	減少	正常	正常
	尿中 Na・Cl	減少	増加	正常	正常
	尿量	減少	増加	正常	正常
	体重	多くは増加	減少	回復	増加

〔赤城正信，守且孝，三隅厚信：術後の管理，中山恒明，榊原仟(監修)：新臨床外科全書第 1 巻，p.377，金原出版，1977 をもとに作成〕

　近年，サイトカインによる情報伝達が，この神経・内分泌反応の発動に重要な役割を果たしていることがわかってきました。サイトカインのように各細胞，各組織の間の情報を伝達する物質は，情報伝達物質(メディエーター：mediator)と呼ばれています。手術侵襲はサイトカインを誘導し，この情報伝達に応えて，生体防御反応として急性相反応物質である C 反応性蛋白質(CRP)などの産生，抗体産生，骨髄細胞分化，細胞増殖，血管新生などが起こります。これがサイトカイン誘発反応であり，なかでも重要な役割が炎症反応です。

　サイトカインには炎症反応を高める**炎症性サイトカイン**と，炎症反応を抑制する**抗炎症性サイトカイン**があります。炎症性サイトカインの働きが非常に強い状態を**全身性炎症反応症候群**(systemic inflammatory response syndrome：SIRS)といい，逆に抗炎症性サイトカインの働きが相対的に強い状態を**代償性抗炎反応症候群**(compensatory anti-inflammatory response syndrome：CARS)といいます。炎症反応は，侵襲から身を守るための反応ですが，これらが過剰になると自らの臓器を攻撃し**多臓器機能不全症候群**(multiple organ dysfunction syndrome：MODS)を発生させる可能性が指摘されています。侵襲によって SIRS の状態が長時間続くほど合併症の機会が多くなり，その合併症はサイトカインを誘導し，MODS のリスクを高めます。そのため侵襲から順調に回復させる援助が必要と

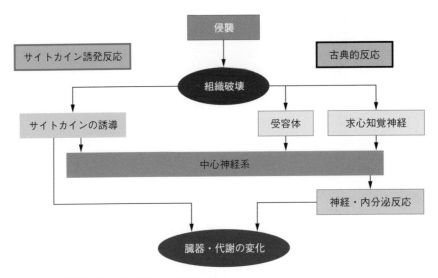

図 1-2　**侵襲に対する生体反応の発動機序**

なります。このように神経・内分泌反応とサイトカイン誘発反応は，互いに補い合って侵襲に対する生体内の恒常性を維持しています(図 1-2)。

5　異化期における糖・蛋白・脂質代謝の変動を理解する

　生体は侵襲を受けた組織を修復するために，体内の糖・蛋白・脂質をエネルギーとして動員します(図 1-3)。

　手術侵襲によって，サイトカイン，カテコールアミン(アドレナリン，ノルアドレナリン)，グルカゴン，糖質コルチコイド(コルチゾール)の分泌が増加します。これらは，肝のグリコーゲン分解，筋蛋白からの糖新生を促し高血糖を生じます。**糖新生**とは，非炭水化物を原料としてブドウ糖(グルコース)を合成することをいいます。

　成長ホルモン(GH)や遊離脂肪酸はインスリンの作用に拮抗しますから，インスリン感受性が低下し，術後は一過性に高血糖状態を呈します。術後の血液生化学検査のグルコースの値を確認してみると，基準値を超え高い値を示しています。

　蛋白代謝は侵襲によって異化に働き，糖原性アミノ酸のアラニンがサイトカインの刺激によって筋肉から遊離され，肝臓で糖新生に用いられます。さらに，肝臓では急性相反応物質が合成され，創傷治癒に関与します。

　脂質代謝もまた侵襲によって異化に働きます。サイトカイン，カテコールアミン，グルカゴン，GH，糖質コルチコイドが脂肪の分解を促進し，エネルギー源となったり，糖新生にかかわります。

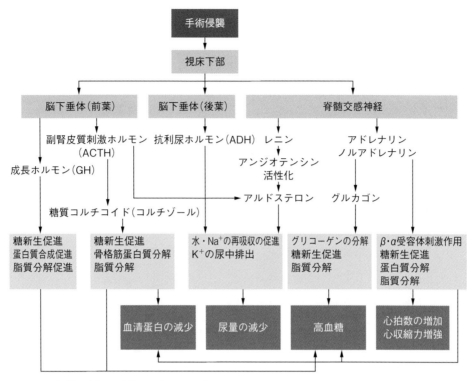

図 1-3　侵襲に対する神経・内分泌反応

6　循環血漿量の変動＝細胞外液がサードスペースに動く

　忘れてはならないのは侵襲に伴う水分量の変動です。体内の水分量は年齢ととも に変化し，成人男性では，全体液は体重の約**60%**を占めています。体液は， 細胞の内に存在する**細胞内液**と細胞の外に存在する**細胞外液**に分けられます。さ らに，細胞外液は，血管外にあって細胞を取り巻く**組織間液（間質液）**と血管内の **血漿**に分類されますが，両者が毛細血管壁を隔てて分布しているのです。循環血 液量は，循環血漿量と血球成分量との総和であるといえます。これらの体液区分 は互いに交流しながら動的に平衡を維持しています。

　細胞外液は侵襲時には大きく変化し，細胞内液の環境が動揺するのを防ぐ緩衝 系として働きます（図 1-4）。組織間液は，循環血漿との間で行き来し，物質を交 換して恒常性を維持しています。しかし，侵襲が加わって組織が損傷されると， **炎症反応**によって**血管透過性が亢進**し，血管内から滲出してそこに貯留した細胞 外液は機能しなくなります。この部分を**非機能相**あるいは**サードスペース（third space）**と呼んでいます。術直後には循環血漿の細胞外液がサードスペースへ移 行するために，血漿量は減少し，機能する細胞外液相が縮小します。手術侵襲が

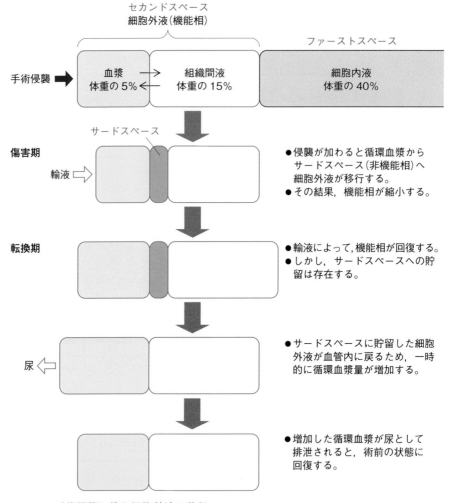

図1-4　手術侵襲に伴う細胞外液の移行

大きいほど，サードスペースに貯留する水分量は増加します。循環血漿量が減少すると，これに対して抗利尿ホルモン(ADH)，アルドステロンが分泌され，体内に水分を貯める生体反応が起こります。

　通常，輸液によって循環血漿量を回復させますが，そのときサードスペースには細胞外液が貯留したままです。術後第2〜4病日の時期には炎症反応が回復し，非機能相から機能相へ，つまり血管内へ細胞外液が戻り，尿として排泄されます。

　術後に失われる水分量として，尿量，術中出血量，排液量があり，これらは測定することができます。しかし，不感蒸泄量，サードスペースへ移行する細胞外液量など，目には見えないまま喪失する体液量を念頭に置くことが重要です。

7 ERAS® プロトコル

ERAS®（enhanced recover after surgery）プロトコルとは，エビデンスに基づき作成された**術後回復力強化プログラム**の1つです。2005年にEuropean Society for Clinical Nutrition and Metabolism（ESPEN）を中心としたグループ[2]が，17項目からなる結腸・直腸手術における①安全性の向上，②術後合併症の発症率減少，③術後在院日数の短縮，医療コストの低減を目的に開発された包括的な周術期管理方法のプロトコルを提唱しました。2018年には結腸・直腸手術のプロトコルが改訂され，25項目となりました[3]（図1-5）。

ERAS® プロトコルのコンセプトは「**術後の回復を促進し，早期に通常の状態に戻す**」ことです。そのためには術後在院日数の短縮と最も関係の深い3項目，術後早期（手術当日あるいは翌日）に①飲み始める（**Dr**inking），②食べ始める

Column サードスペース（third space）

生理学的体液分画から細胞内液をファーストスペース，細胞外液をセカンドスペース，非機能相をサードスペースと呼んでいます。Shiresら[1]が提唱した非機能的細胞外液またはサードスペース，つまり輸液を投与したにもかかわらず細胞外液量を増加させない隔離された分画の存在は，現在否定されています[2]。

サードスペースの臨床的特徴は2つあり，①出血などで循環血液量が減少しているにもかかわらず血管内の水を細胞間質に引き込む大きな駆動力が発生していること，②細胞間質に引き込まれた水の移動が抑制されていることです[3]。侵襲時に利尿薬に対する反応が不良であることからも抑制されていることがうかがえます。

これらの特徴は，侵襲時に細胞間質ゲルの構造が変化しているためと考えられています。細胞間質を構成するヒアルロン酸は，その膠質浸透圧のため自ら膨張する力があり，さらにヒアルロン酸の高い粘性が細胞間質の水移動を抑制します。手術侵襲時には，炎症に対する創傷治癒の初期過程としてヒアルロン酸が産生され，細胞間質内のヒアルロン酸の濃度が上昇します。その結果，ヒアルロン酸の膠質浸透圧が上昇し，細胞間質ゲルが膨張することで細胞間質圧が陰圧となり，水が血管内から細胞質に移動します[3]。炎症が寛解し，創傷治癒が進行すると，細胞間質に分泌されたヒアルロニダーゼがヒアルロン酸ゲルを分解し，細胞間質ゲル内に取り込まれた水はリンパ管を介して血管内へ流入すると考えられています[3]。サードスペースは，炎症により細胞間質ゲルが能動的に膨潤した**炎症性浮腫**として考えられています。

文献

1) Shires GT, Williams J, Brown F：Changing concept of salt water and surgery, Tex State J Med, 55：753-756, 1959.
2) Chappell D, Jacob M, Hofmann-Kiefer K, et al：A rational approach to perioperative fluid management, Anesthesiology, 109(4)：723-740, 2008.
3) 多田羅恒雄：侵襲時輸液の生理学　知っておきたい体液動態, Intensivist, 9(2)：259-271, 2017.

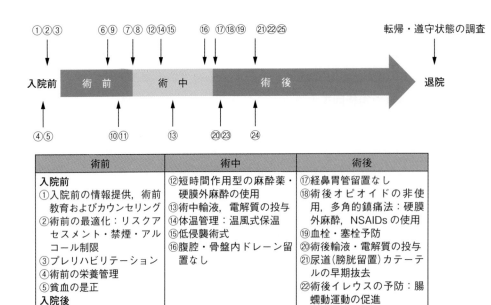

図 1-5 ERAS® で提唱されているプロトコル

表の番号は文献に準じて示し，処置の実施時期について図に示した。
図の下段は輸液・栄養に関する内容を示し，それ以外は上段に示した。
〔Gustafsson UO, Scott MJ, Hubner M, et al：Guidelines for perioperative care in elective colorectal surgery：Enhanced Recovery After Surgery（ERAS®）Society Recommendations：2018, World J Surg, 43(3)：659-695, 2019 をもとに作成〕

（Eating），③動き始める（Mobilizing）（頭文字をとって **DREAM**）を患者に提供することが必要となります[4]。また，これらを妨げる術後疼痛，消化管機能不全，術後不動を早期に回復させ，通常の状態に戻すことが必要です[4]。

　日本においても 2010 年頃より術後回復促進策の概念が普及し始め，日本外科代謝栄養学会が中心となり，ESSENSE（Essential Strategy for Early Normalization after Surgery with patient's Excellent satisfaction）プロジェクトを展開しています。現在では，結腸・直腸手術のみならず，食道切除術，胃全摘術，膵頭十二指腸切除術，肝切除術など，さまざまな手術に応用されています。

　周術期の支援は，**手術が決まった時点**から始まり，手術侵襲による影響を最小限に抑えるために，入院してからの術前，術中，術後回復促進に向けたさまざまな工夫が多職種チームによって多角的に実施されます。

Column　臨床判断

　周術期に求められる**臨床判断**は，事実に基づく**推論**です。患者の状態を観察した結果と看護師自身の知識とを照合し，情報を解釈することになります。そして，患者の状態について，いくつかの可能性が仮説として立てられます。その枠組みによって再度観察して確認し，その状態を説明する確率が最も高い仮説を採択して，他を棄却します。これらのプロセスは観察時には繰り返し行われています。患者を観察した結果から，その事実が示す可能性のすべてを仮説として導き出すことができるかが重要です。

　簡単な具体例で考えましょう。術当日22時には50 mLの1時間尿量が，23時には0 mLであったとき，どれだけの仮説を導くことができるでしょうか。①膀胱内に尿は貯留しているが留置カテーテルやチューブに問題がある可能性，②循環血液量が減少している可能性，③循環血液量は満たされているが膀胱内に尿の貯留がない可能性が考えられます。

　これらを意図的に確認して判断していきます。

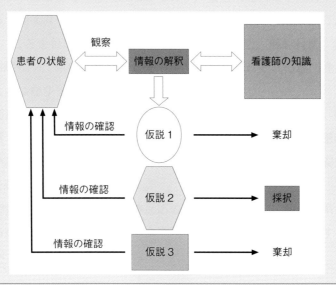

● 文献

1）赤城正信，守且孝，三隅厚信：術後の管理，中山恒明，榊原仟（監修）：新臨床外科全書第1巻，p.377，金原出版，1977.

2）Fearon KCH, Ljungqvist O, Von Meyenfeldt M, et al：Enhanced recovery after surgery：a consensus review of clinical care for patients undergoing colonic resection, Clin Nutr, 24(3)：466-477, 2005.

3）Gustafsson UO, Scott MJ, Hubner M, et al：Guidelines for perioperative care in elective colorectal surgery：Enhanced Recovery After Surgery（ERAS®）Society Recommendations：2018, World J Surg, 43(3)：659-695, 2019.

4）谷口英喜（編著）：術後回復を促進させる周術期実践マニュアル　患者さんにDREAMを提供できる周術期管理チームをめざして，pp.9-12，日本医療企画，2017.

3　循環血漿量を維持する反応を理解する

　第1章で述べたように，手術侵襲によって体液の分布が変動します（➡5〜6ページ）。

　侵襲による生体反応の一環として分泌された**抗利尿ホルモン（ADH）**は，腎臓の遠位尿細管における水の再吸収を促進し，**アルドステロン**はNa$^+$（ナトリウム）の蓄積とK$^+$（カリウム）の排泄を増加させます。このNa$^+$の蓄積はADHの水分貯留作用と相まって，侵襲によって失われる水分の不足を補い，細胞の傷害によって放出されるK$^+$の排泄を増加させて調節しています。また，細胞外液が組織間液から血管内へ移動することによって，循環血漿量の減少を補おうとしますが，それでも維持できないとき，その状態は循環血漿量の減少として現れます。

　一方，**カテコールアミン**が分泌されると，血管収縮，心収縮力増加，心拍数増加により心拍出量を維持しようとします。この血管収縮によって，血流の再配分が引き起こされます。つまり，皮膚，腎臓，内臓で強く血管収縮が起こりますが，脳や心臓の冠血管ではほとんど起こりません。これは，皮膚や腎臓などへの血流量を減少させることで，脳や心臓という重要臓器への血流を維持しようとする生体の反応です。

　また，侵襲による炎症反応が回復すると，術後第2〜4病日までには，サードスペースから血管内へ細胞外液が戻ってきます。そのため循環血漿量は増加しますが，腎臓から尿として排泄されることによって循環血漿量が一定に維持されます。

4　傷害期では循環血漿量減少によるリスクがある

　ムーア（Moore, A. D.）の第Ⅰ相（傷害期）において，循環器系はどのように変化するのでしょうか。ホメオスタシスを逸脱した循環血漿量の減少があると，**急性腎障害（acute kidney injury：AKI）**，**循環血液量減少性ショック**を引き起こすことになります。ここでいう循環血液量は，循環血漿量と血球成分量の総和を示します。循環血漿量の減少によって循環器系がどのように変化するか，そのプロセスを図2-1に表します。術中から術後第1病日までが，最も急激に変動する時期です。

　手術によって広範囲に組織が損傷されると，出血量が少なくても細胞外液は**サードスペース**に動き，不感蒸泄も加わって**循環血漿量が減少**します。

　循環血漿量が減少すると，血管収縮によって皮膚と腎臓の血管が収縮します。その結果，皮膚蒼白を呈したり，**腎血流量が減少**し尿量が減少します。心臓への

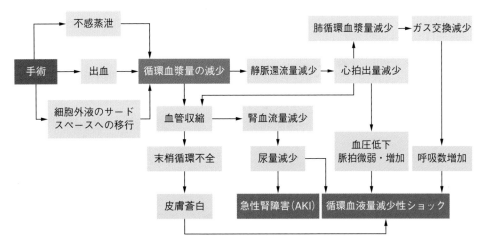

図 2-1　傷害期の循環血漿量減少によるリスク

静脈還流量が減少すると，心拍出量が減少するために，血圧が低下し，脈拍は微弱となり数が増加します。さらに，肺循環血漿量が減少すると換気量が減少するため，呼吸数が増加します。これらは，危険な徴候です。

　この時期は，急性腎障害，循環血液量減少性ショックのリスクを回避するために，循環血漿量を維持することが必要です。循環血漿量の減少は初期に尿量に反映されるので，1時間ごとに尿量を測定して，循環血液量を予測します。さらに，血圧，脈拍，呼吸，末梢循環の状態と併せて循環器系の状態を判断していきます。

5　転換期では循環血漿量増加によるリスクがある

　減少した循環血漿量は，細胞外液補充液によって回復しますが，このときサードスペースには，機能しない細胞外液が貯留したままの状態です。**Mooreの第Ⅱ相(転換期)**になると，サードスペースの細胞外液が血管内に戻ってきます。この現象を**リフィリング(refilling)**と呼びます。増加した血管内血漿は，通常は尿として排泄されて，循環血漿量が適正に維持されます。

　しかし，尿量が増加しないときは，循環血漿量が通常よりも増加していることを考えなければなりません(図 2-2)。この場合，**静脈還流量が増加**しているので，1回拍出量も増加し，**心負荷**が引き起こされます。心臓は代償性に富んだ臓器ですが，その患者の心機能に問題があれば，代償される範囲は狭くなります。また，**肺循環血漿量も増加**します。肺循環は低圧系ですから，血漿量が増加する

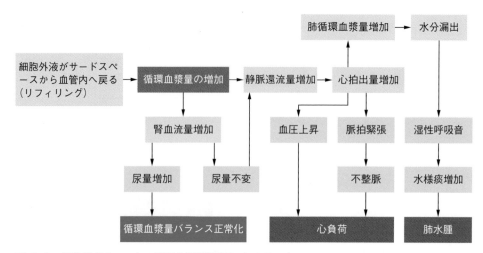

図2-2　転換期（Moore）の循環血漿量増加によるリスク

ことによって圧が高まり，血管外へ水分が漏出します。湿性の呼吸音が聴取されたり，痰が水様性に変化するようであれば，**肺水腫**が疑われます。

　この時期には，循環血液量の増加によって，心負荷のリスクと肺水腫のリスクが生じることを理解して，観察することが重要です。

6　循環血漿量と血圧との関係を理解する

　循環血漿量の変動によって，上大静脈から心臓への静脈還流が増減し，心拍出量に影響することを述べてきました。この静脈還流量が心室拡張期容量を規定し，心室収縮期容量は心筋収縮力によって規定されます。これらを**前負荷**といいます。1回拍出量は心室拡張期容量と心室収縮期容量との差ですから，静脈還流量の減少は，1回拍出量の減少として現れます（**図2-3**）。**心拍出量**は心臓がポンプとして送り出す血液量であり，「**1回拍出量×心拍数**」として表されます。さらに，**後負荷**として，心拍出量と大動脈から血液を送り出すのに全末梢血管にどのくらいの抵抗があるかによって，**血圧**が決定されます。

　手術侵襲による循環血漿量の減少は，心臓への静脈還流量の減少として現れ，心室拡張期容量が減少します。カテコールアミン分泌によって，心筋収縮力は増強されるものの，心室拡張期容量の減少は1回拍出量の減少をもたらします。

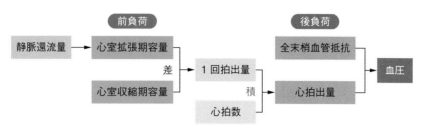

図2-3　循環血漿量と血圧との関係

7　個別の情報を重ねる

　ここまで，手術侵襲の循環器系への影響を述べてきましたが，個別の情報として「患者が受ける手術に関する内容」と「患者の身体内部の状態」を重ねることが必要です。

Column　急性腎不全と急性腎障害（acute kidney injury：AKI）

　腎不全は，現在，**急性腎障害（AKI）**と**慢性腎臓病（chronic kidney disease：CKD）**に分けられます。以前は，急激な腎機能低下を伴う病態は急性腎不全（acute renal failure：ARF）と呼ばれていましたが，近年，早期の腎機能低下段階でも予後に多大な影響を与えることが明らかとなり，早期介入を行うべきという観点から AKI という呼称が使用されるようになりました。

　AKI は，①48時間以内に**血清クレアチニン値（sCr）が 0.3 mg/dL 以上上昇する**，②**sCr 値が基礎値から 1.5 倍以上上昇する**，③**6 時間以上にわたり 0.5 mL/kg/時の乏尿が続く**，のいずれかが認められた場合として定義されています[1]。『AKI（急性腎障害）診療ガイドライン』は，AKI の診断基準について sCr 値と尿量を用いた KDIGO（Kidney Disease Improving Global Outcomes）の使用を推奨しています[2]。これらを用いてステージ 1〜3 に病期が分類されています。ただし，sCr は蓄積した老廃物の指標のため，腎機能低下の発症よりも値の上昇が数日遅れることから早期診断に限界があるとされています。

　また，同診療ガイドラインでは，心臓手術における AKI 発症リスクとして，加齢，術前腎機能低下などを評価することを提案しています[3]。

　以上から，AKI を早期発見・早期対応するには，術前には腎機能低下を評価し，術中・術後には尿量などから腎血流の低下の有無を観察する必要があります。

文献
1) 田邉一成：第11章腎不全，並木幹夫（監修）：標準泌尿器科学　第10版，pp.167-168，医学書院，2015.
2) AKI（急性腎障害）診療ガイドライン作成委員会：AKI（急性腎障害）診療ガイドライン 2016，pp.2-4，東京医学社，2016.
3) AKI（急性腎障害）診療ガイドライン作成委員会：AKI（急性腎障害）診療ガイドライン 2016，pp.9-11，東京医学社，2016.

　　手術侵襲によって細胞外液がサードスペースに移行しますが，**手術部位**によって現れる問題は変化します。脳の手術の場合，頭蓋骨で守られる脳に細胞外液が移行するので，脳の容積が増え，脳ヘルニアのリスクが生じます。頭蓋内圧を下げるために，高浸透圧の薬剤を用いるので尿量は増加します。しかし，腹部の手術では，腹腔内の容積が増加しても問題はありません。

　　患者の身体内部の状態として，患者の**腎機能**が低下していれば，手術当日に観察する1時間尿量の示す意味が異なってきます。リフィリングとして循環血漿量が増加したとき，尿として排泄されなければ，心負荷を助長することになります。この心負荷によって，**心機能**に問題があれば不整脈などの症状が出現しま

Column　浸透圧[1]

　　細胞内液と細胞外液が，細胞膜という**半透膜**をはさんで区分されています。細胞外液は毛細血管壁をはさんで血漿と組織間液に区分されます。血管壁も血管内皮細胞という**半透膜**です。この半透膜を介して，水，NaCl，ブドウ糖，アミノ酸などの低分子物質をやり取りしています。アルブミンなどの高分子物質は半透膜の小さな穴を通過できません（左図）。

　　濃度の異なった2種類の液体が半透膜をはさんで隣り合わせにおかれると，**濃度の低いほうから高いほうへ水が移動**し，同じ濃度になろうとします。この力を**浸透圧**といいます。また，血清アルブミンなどの高分子物質の濃度の違いによって生じる浸透圧を**膠質浸透圧**と呼びます。

　　手術侵襲によって**血管透過性が亢進**するといいますが，これは血管内皮細胞という半透膜の穴が広がり，血清アルブミンなどの高分子物質も血管外へ漏出する状態です。血管内の血清アルブミンの濃度が減少すると膠質浸透圧が下がるため，細胞外液が血管内へ戻りにくくなります（右図）。

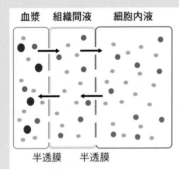

水●やNaCl・ブドウ糖・アミノ酸●は自由に移動できるが，血清アルブミン●は自由に移動できない。
通常，膠質濃度は血管＞間質のため間質から血管へ水分が入る。

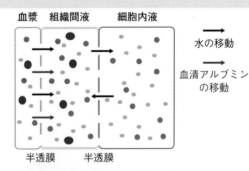

血管透過性が亢進していると，水●やNaCl・ブドウ糖・アミノ酸●に加えて，血清アルブミン●も自由に移動できる。血清アルブミンが水を引き寄せるため組織間液に水が移動する。

文献
1）田中越郎：イラストでまなぶ生理学　第3版，pp.5-9，医学書院，2016.

す。また，**血清アルブミン値が低下して膠質浸透圧**が下がると，**リフィリングが遅れる**ことにつながります。

　このように，個別の情報を重ねることによって，術後のリスクを予測していきます。

8　看護診断「体液量バランス異常リスク状態」

　手術侵襲に対する循環器系の変化として，循環血漿量減少によるリスク，循環血漿量増加によるリスクについて述べてきました。生体反応に基づく変化ですから，個人の状態によって多少変化することはあっても，これらのリスクを前提にして考えなければなりません。

　これらを，**「体液量バランス異常リスク状態」**のNANDA-I看護診断名を用いて表現します。その定義は，「血管内液・組織間液・細胞内液のすべてまたはいずれかが，減少，増加，細胞内外に急激にシフトしやすく，健康を損なうおそれのある状態」[1]とされ，**関連する状態**として「血管透過性に影響する異常」「治療計画」などが記されています。

　循環血漿量を適正に維持することができれば，その後の望ましくない変化を予防することができます。言い換えれば，**傷害期**では急性腎障害，循環血液量減少性ショックなどを予防することができ，**転換期**では心負荷，肺水腫などを予防することができます。

Column　看護診断と共同問題

　看護師は，2種類の問題，すなわち看護診断と共同問題を扱う責任があります。

　看護診断とは，「個人・介護者・家族・集団・コミュニティの健康状態／生命過程に対する人間反応，およびそのような反応への脆弱性についての臨床判断である」と定義され，問題焦点型，リスク型，ヘルスプロモーション型，シンドロームがあります[1]。

　共同問題(collaborative problems：CP)とは，看護師が病気の発症や状態の変化を発見するためにモニタリング(継続観察)する生理的合併症[2]のことで，多くは，「合併症リスク状態(risk for complications：RC)」として表現されます。看護師は，医師が処方した介入と看護師自身が処方した介入を使って，共同問題を取り扱い，生理的合併症を予防・解決・緩和します。

文献
1) T. ヘザー・ハードマン，上鶴重美，カミラ・タカオ・ロペス(原書編集)：NANDA-I看護診断　定義と分類 2021-2023　原著12版，p.58，医学書院，2021.
2) リンダJ. カルペニート(著)，黒江ゆり子(監訳)：看護診断ハンドブック　第12版，p.5，p.829，医学書院，2023.

表2-1　術中の水分出納

	INPUT	OUTPUT
実測値	●輸液量	●出血量 ●尿量
予測値		●不感蒸泄量 　術中(2〜3 mL ×体重 kg ×手術時間) ●サードスペースへの移行量 　体表の小手術 　(1〜2 mL ×体重 kg ×手術時間) 　中程度の開腹手術 　(3〜5 mL ×体重 kg ×手術時間) 　広範囲の開腹・開胸手術 　(5〜15 mL ×体重 kg ×手術時間)

〔藤田喜久：輸液. 釘宮豊城, 土肥修司, 高橋成輔(編)：図説最新麻酔科学シリーズ2周術期管理. p.129, メジカルビュー社, 1996をもとに作成〕

9　1日ごとの水分出納から循環血漿量の推移を把握する

　術後における1日の水分出納を確認することで，経日的に循環血漿量の推移を把握することができます。

術中の水分出納

　術中の水分出納を確認するための項目を表2-1に示します[2]。**水分出納の収入(INPUT)**には**輸液量**が該当し，実測値として把握することができます。

　次に，**支出(OUTPUT)**において実測値として把握できる項目は，**手術中出血量**および**尿量**であり，予測値として概数を計算する項目は**不感蒸泄量**および**サードスペースへの移行量**です。不感蒸泄量とは，発汗によらない，呼気・皮膚からの水分蒸発量をいいます。術中の不感蒸泄量は「**2〜3 mL ×体重 kg ×手術時間**」の計算式で把握することができます。サードスペースへの移行量は，手術侵襲の大きさによって異なるので，体表の小手術，中程度の開腹手術，広範囲の開腹・開胸手術に分けて示されています。たとえば，中程度の開腹手術では「3〜5 mL ×体重 kg ×手術時間」の計算式で予測しますから，体重60 kgの患者が3時間の胃切除術を受けた場合，およそ540〜900 mLの細胞外液がサードスペースに移行したと考えます。

表 2-2　術後の水分出納

	INPUT	OUTPUT
実測値	●輸液量	●尿量 ●出血量 ●排液量
予測値	●代謝水 （5 mL ×体重 kg/日）	●不感蒸泄量 術後 （15 mL ×体重 kg/日） 体温が平熱より 1℃上昇す るごとに 15％増加させる

術後の水分出納

　術後の水分出納を確認するための項目を，**表 2-2** に示します。**INPUT** では，**輸液量**を実測値として把握することができます。予測値としての**代謝水**は各栄素の酸化によって生じる水です。術中は麻酔薬，筋弛緩薬などによって代謝率が低下するため代謝水を INPUT に含めませんが，術後には代謝水の 1 日量を予測値として「**5 mL ×体重 kg**」の計算式で概算します。体重 60 kg であれば，1 日に300 mL の代謝水が得られると考えます。一般的には，200〜300 mL の値が使用されます。

　OUTPUT における実測値は，**尿量**，**出血量**および**排液量**であり，予測値は**不感蒸泄量**です。出血量は主に赤血球成分が血管外に漏れ出た量を示し，排液量とはドレーンなどからの組織液・リンパ液を含む排液や胃管などからの排液の量を示します。不感蒸泄の 1 日量は「**15 mL ×体重 kg**」の計算式で予測されます。術中の不感蒸泄量の計算式と異なるため留意してください。体重 60 kg であれば 1日におよそ 900 mL の水が不感蒸泄として失われます。また，術後に 1 日平均1℃の**体温上昇**がある場合，1℃上昇につき不感蒸泄量が 15％増加するとして計算するので，計算式は「**15 mL ×体重 kg × 1.15**」となります。

　このようにして 1 日ごとに水分出納を確認すると，正常な経過の場合，手術当日に水分がサードスペースに貯留し，術後第 2〜4 病日までには尿量が増加して排泄される推移をとらえることができます。ここで重要なことは，代謝水，サードスペースへの移行量，不感蒸泄量はあくまでも目安を与えてくれる予測値であって，その患者の絶対値ではないと理解しておくことです。だからこそバイタルサインをはじめとする他の情報を併せて，総合的に判断することが必要です。

10　手術終了後から経時的に循環血漿量を観察する

　さて，ここからは手術終了後から，経時的に循環血漿量を観察していきます。

観察時点で判断する

　細胞外液は手術終了後もサードスペースへ時間経過とともに移行していきます。手術侵襲が小さければ移行する量も少ないのですが，大きければその量は多くなり，移行に要する時間もかかります。手術中は，細胞外液補充液などによって循環血漿量が補充され，術後も一定量の輸液が実施されます。術後に安定して経過しているか否かについて患者の反応を観察します。

　手術終了後から全身状態が安定するまで，バイタルサイン・水分出納などの観察は，まず15分間隔で開始されます。患者の状態が安定するにしたがって，観察の間隔は30分，1時間，さらに2時間へと延長していきます。この観察頻度は，手術侵襲の大きさと全身状態を観察した結果から，看護師が判断しますが，

Column　周術期の輸液管理

　輸液製剤は，晶質液と膠質液に分けられます。**晶質液**は，溶質の分子量が小さく，糖や電解質を含み，細胞外液の補充を目的とした輸液（細胞外液補充液）で，細胞外液成分に類似した電解質を含み，生理食塩液，乳酸リンゲル液，酢酸リンゲル液などがあります。**膠質液**は，溶質の分子量が大きい膠質（アルブミン，ヒドロキシエチルスターチ，デキストランなど）を含みます[1]。

　手術中は出血，サードスペースへの体液移動，脱水などによる絶対的循環血液量の不足と，麻酔薬による血管拡張などによる相対的循環血液量の不足が生じます。そのため基本的には晶質液が投与され，大量出血の際は，晶質液単独で血管内容量や血圧の保持は難しいため，血管内に長く留まる膠質液が投与されることが多いです。

　しかし，比較的大量の細胞外液補充液（晶質液）を中心とした輸液管理では，術後に腸管浮腫による麻痺性イレウスや縫合不全を引き起こす原因となる可能性が指摘され，最近は，血漿量維持と組織浮腫軽減を目標とした**目標指向型輸液管理**（goal-directed fluid management：GDFM）が注目されています[2]。すなわち，晶質液の投与量を制限するとともに，心拍出量や静脈血酸素飽和度などの低侵襲血行動態モニターを用いて目標値を達成できるように人工膠質液による輸液管理を行う戦略です。特に開腹手術を中心に人工膠質液（ヒドロキシエチルスターチ，デキストラン）を積極的に使用し，晶質液を制限する管理が注目されています。

文献
1)　森松博史：第14章輸液・輸血・酸塩基平衡，代謝の管理，古家仁（監修）：標準麻酔科学　第7版，pp.159-161，医学書院，2018.
2)　山下千鶴，西田修：術中の輸液管理とその指標，ICUとCCU，41(7)：411-418，2017.

その観察のたびに循環血漿量が適正に維持されているか否かを判断しなければなりません。

1 時間尿量が示す意味

循環血漿量は1時間尿量に反映しますから，「**1時間に体重1kgあたり1mLの尿量を維持すること**」が必要であり，その**1/2量が最低必要量**となります。具体的には，体重60kgの患者であれば，1時間に60mLの尿量が確保されていれば循環血漿量が維持されていると判断し，1時間に30mL以下になるようであれば循環血漿量の減少のリスクを念頭に置きます。その場合，血圧，脈拍，呼吸，四肢冷感の有無などを併せて観察し，術前の値を基準値として判断していきます。

また，尿量は輸液量によっても変化します。輸液時の水分出納を図2-4に示しました。体重60kgの患者の場合，INPUTとして1日の輸液量に代謝水（5mL×60kg＝300mL）を加えた量が，OUTPUTとして尿量に不感蒸泄（15mL×60kg＝900mL）を加えた量と等しくなります[3]。ここから，「輸液量＝尿量＋600mL」の式が導かれます。1時間に100mLの輸液がなされれば，1時間に25mLの水分喪失〔（不感蒸泄－代謝水）÷24時間〕がありますから，その残りの量が尿量となります。つまり，1時間に75mLの尿量となります。

このように1時間の輸液量から25mLを減じた量が1時間尿量であると予測できます。

1時間尿量が測定できないほど少量の状態が長時間続き，血圧は低下傾向を示し，脈拍は微弱となって数が増加し，呼吸数は増加し，四肢冷感が続くことがあれば，循環血液量減少性ショックへと進行するので，その前段階で予防しなければなりません。

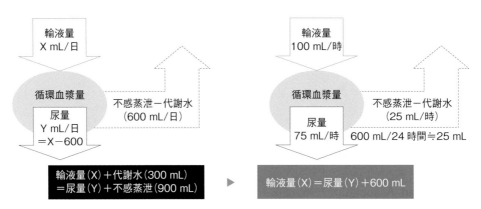

図2-4　輸液量と尿量との関係（体重60kgの患者の場合）

B　循環器系への援助を組み立てる

　手術侵襲による循環器系への影響として，循環血液量が傷害期(Moore)では減少するリスクが，転換期(Moore)では増加するリスクがあります。術後は，生命の危機的状況に直結する循環器系への影響を的確に判断し，異常を早期に発見し対応することが重要となります。ここでは具体的な事例をふまえて，手術侵襲・全身麻酔による影響を軸に，患者の身体内部の状態である**年齢**，**心臓・血管系機能**，**腎機能**，**止血機能**などの情報と，患者が受ける手術に関する内容である**手術侵襲の大きさ**などの情報を重ねて，術後の循環器系の状態を予測します。その結果から「**体液量バランス異常リスク状態**」に対する援助を組み立てていきます。

1　個体の内部環境が循環器系への反応に影響する

　一定の手術侵襲に対して一定の共通した生体反応が引き起こされますが，個体の内部環境によって，その反応の強さと持続性が変化します。循環器系の生体反応に影響する個体の内部環境には，**年齢**，**心臓・血管系機能**，**腎機能**，**止血機能**などがあります。

▶ 年齢

　加齢に伴い心臓・血管系機能は，心臓のポンプ作用である心拍出量が低下し，さらに動脈硬化による末梢血管抵抗の上昇によって，左心室の肥大や心拍出量の低下を助長させます。同様に腎機能は，加齢とともに糸球体濾過能，腎血流量，尿濃縮・希釈能の低下などを認めます。このように生理的老化による機能低下のみならず，予備能力が低下しているため，術前には以下に示す検査などから加齢に伴う循環血液量バランスへの影響を判断します。

▶ 心臓・血管系機能

　虚血性心疾患などの既往があれば，循環血液量が減少した際の代償機能が不十分となり，ショックを引き起こすリスクが高くなります。高血圧症のある場合は，術中・術後の血圧の変動が大きく，血圧上昇によって心筋虚血や脳出血などが，血圧低下によって心筋虚血，脳虚血，腎虚血などを引き起こされやすくなります。術前に，心臓・血管系疾患の既往歴や動悸，息切れ〔NYHA(New York Heart Association)の心機能分類で評価，**表2-3**[4]〕などの症状を問診するとともに，安静時12誘導心電図，負荷心電図，胸部X線検査(心胸郭比)，心臓超音波

表2-3　NYHA*の分類

クラス	心疾患患者の重症度および心機能予備力
1	心疾患を有するが，日常の生活活動で疲労・動悸・息切れ・狭心症症状などをきたさず，身体活動を制限する必要がない。
2	心疾患を有するが，安静時にはなにも症状はない。しかし，通常の身体活動で疲労・動悸・呼吸促迫・狭心症症状などが起こる。軽度の身体活動の制限が必要である。
3	日常生活活動を軽度に制限しても，疲労・動悸・呼吸促迫・狭心症症状などが出現する。中程度ないし高度の身体活動の制限を要する。
4	高度の運動制限をしても心不全や狭心症症状があり，安静を守らない場合には症状が増悪する

*NYHA：New York Heart Association（ニューヨーク心臓協会）の略。

検査などの所見やバイタルサインから心臓・血管系機能による循環血液量バランスへの影響を判断します。

　また，Revised Cardiac Risk Index[4]を用いて，周術期の心血管イベント（急性心筋梗塞，心不全，心室細動，心停止，完全房室ブロック）の発生を予測することができます。①虚血性心疾患（急性心筋梗塞の既往，運動負荷試験での陽性など），②心不全の既往，③脳血管障害（一過性脳虚血，脳梗塞）の既往，④インスリンが必要な糖尿病の既往，⑤腎機能障害〔血清クレアチニン値（sCr）＞ 2 mg/dL〕の既往，⑥高リスク手術（腹腔内手術，胸腔内手術，鼠径部より上の血管手術）の有無を把握します。この6つのリスク因子のうち3つ以上が該当する場合，非心臓手術における心血管合併有病率が高いとされています。

▶ 腎機能

　腎機能の評価には，血清クレアチニン値，年齢，性別から計算される推定糸球体濾過量（estimated glomerular filtration rate：eGFR）を用います。eGFR が低下していれば糸球体濾過量の低下を意味し，傷害期では循環血液量の低下による急性腎障害のリスクが，転換期では循環血液量の増加に対して水分を排泄できないことによる肺水腫をきたすリスクが高くなります。術前に，eGFR のほか，腎疾患の既往歴の問診，sCr，尿素窒素などの検査値からの腎機能による循環血液量バランスへの影響を判断します。

　また，慢性腎臓病（chronic kidney disease：CKD）が疑われる場合は，CKD 重症度分類（表2-4）[5]を用いて重症度を評価します。

▶ 止血機能

　止血機能を障害する疾患である肝硬変，血友病，再生不良性貧血，悪性貧血な

表2-4　CKD重症度分類

原疾患	蛋白尿区分		A1	A2	A3
糖尿病	尿アルブミン定量 (mg/日)		正常	微量アルブミン尿	顕性アルブミン尿
	尿アルブミン/Cr比 (mg/gCr)		30 未満	30〜299	300 以上
高血圧 腎炎 多発性嚢胞腎 腎移植 不明 その他	尿蛋白定量 (g/日)		正常	軽度蛋白尿	高度蛋白尿
	尿蛋白/Cr比 (g/gCr)		0.15 未満	0.15〜0.49	0.50 以上
GFR区分 (mL/分/ 1.73 m²)	G1	正常または高値	≧ 90		
	G2	正常または軽度低下	60〜89		
	G3a	軽度〜中等度低下	45〜59		
	G3b	中等度〜高度低下	30〜44		
	G4	高度低下	15〜29		
	G5	末期腎不全(ESKD)	< 15		

重症度は原疾患・GFR区分・蛋白尿区分を合わせたステージにより評価する。CKDの重症度は死亡，末期腎不全，心血管死発病のリスクを▨のステージを基準に，▨，▨，▨の順にステージが上昇するほどリスクは上昇する。

（KDIGO CKD guideline 2012を日本人用に改変）

eGFR（推定糸球体濾過量(estimated glomerular filtration rate)）

$$=194 \times sCr^{-1.094} \times 年齢^{-0.287} \quad （女性の場合は \times 0.739）(mL/分/1.73 m^2)$$

〔日本腎臓学会(編)：エビデンスに基づくCKD診療ガイドライン2018, p.3, 東京医学社, 2018〕

どの既往がある場合や，抗凝固薬などを内服している場合は，手術中の出血によって循環血液量が減少するリスクが高くなります。術前に，止血機能を障害する疾患や薬物内服の有無についての問診，血小板数(Plt)，活性化部分トロンボプラスチン時間(APTT)，プロトロンビン時間(PT)，フィブリノゲン値などの検査値から手術中の出血のリスクを判断します。また，慢性の貧血がある場合，急性出血に対する循環動態の予備能が低下しています。

2　個体の内部環境を3つの視点から判断する

個体の内部環境を分析する際には，**正常性**，**標準性**，**日常性**の3つの視点で分析し，その結果を総合的に判断し，循環器系の生体反応の強さを推測することが必要です。

▶正常性

検査データなどが基準値の範囲内か否かを分析します。たとえば，図2-6 ①（➡31〜32ページ）の事例Aでは，心臓・血管系機能を見ると高血圧で降圧薬を

服薬していますが，術前の血圧値，脈拍数は基準値の範囲内です。心電図に異常はなく，心胸郭比は 50％未満で心肥大はありません。止血機能を示す血小板数（Plt），APTT，PT の値は，すべて基準値の範囲内です。腎機能を示す eGFR を CKD 重症度分類で見ると高血圧 G1A1 となり，正常と分類されます。事例 A は，手術を受けるうえで血圧のコントロールが必要ですが，腎機能，止血機能には問題ないと判断します。

▶ 標準性

成長・発達に応じた標準値であるかどうかを分析します。たとえば，図 2-6 の事例 A は，69 歳と高齢であるため，心臓・血管系機能，腎機能が加齢に伴って低下しているかどうかを検査値から判断します。

▶ 日常性

患者の日常の状態を把握します。たとえば，術前の心臓・血管系機能の視診，触診，聴診を行い，その結果を分析します。視診では頸静脈怒張，チアノーゼの有無などを，触診では脈拍の数・緊張・不整・結代の有無，左右差などを，聴診では血圧，心音を診査します。そうすることで，術後の心臓・血管系機能をアセスメントする際，術前と比較して血圧や脈拍の値を判断することができます。

3 　手術侵襲の大きさが循環器系への反応に影響する

手術侵襲の大きさは，循環器系への反応に影響します。その大きさを手術そのものから推測する情報として**手術部位**，**術式**，**出血量**，**手術時間**などが，生体反応から推測する情報として**サイトカイン**，**急性相反応物質**などがあります。傷害期における細胞外液のサードスペースへの移行量は表 2-1（➡ 18 ページ）に示すように，手術侵襲が大きいほど多くなります。図 2-5 は，術式別にみた血清インターロイキン 6（IL-6）値の推移です[6]。IL-6 は，炎症性サイトカインであり，組織の損傷などがマクロファージなどの免疫細胞，その他の細胞を直接刺激した際に産生され，免疫応答や炎症反応を調整する働きがあります。IL-6 の値は侵襲の大きさと相関するといわれ[7]，この値が高いほど侵襲が大きいことを示します。食道亜全摘術（肺炎あり）の血清 IL-6 値が最も高く，食道亜全摘術（肺炎なし），膵頭十二指腸切除の順に低くなります。

また，『**非心臓手術における合併心疾患の評価と管理に関するガイドライン**』[4]では，非心臓手術の心合併症発症率（術後 1 か月以内の心臓死，心筋梗塞の発生

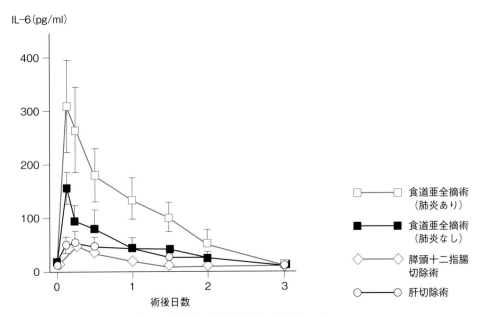

図 2-5　術式からみた血清 IL-6（炎症性サイトカイン）値の推移
〔小川道雄：7 外科的侵襲の病態生理，小柳仁，松野正紀，北島政樹（編）：標準外科学　第 9 版，p.93，医学書院，2001 より転載〕

表 2-5　非心臓手術の心合併症発症率のリスク

リスク	心合併症発症率	手術内容
高リスク	5％以上	大動脈および主幹血管手術，肺切除術，食道切除術，膵頭十二指腸切除術，肝切除および胆道手術，膀胱全摘術，副腎摘出術など
中リスク	1～5％	胸腔内小手術，腹腔内操作を有する手術（脾摘術，食道裂孔ヘルニア手術，胆囊摘出術），脳神経外科・泌尿器科・婦人科・整形外科・頭頸部外科大手術など
低リスク	1％未満	鼠経ヘルニア，泌尿器科・婦人科・整形外科小手術，甲状腺手術，乳腺手術，形成外科手術，口腔外科手術，体表の手術など

率）のリスクを高リスク（5％以上），中リスク（1～5％），低リスク（1％未満）と3つに分類しています（表 2-5）。

4　循環器系への影響を総合的に判断する

　事例 A（図 2-6，➡ 31～32 ページ）について，術前の値から循環血液量バランス異常に対するリスクがどの程度であるのかを総合的に判断していきます。内部環境として，69 歳と高齢ですが，腎機能，止血機能は基準値の範囲内であり，心電図波形や心胸郭比から心機能に問題はありません。また，Revised Cardiac Risk Index の項目に該当しません。しかし，高血圧があり降圧薬で血圧をコント

ロールしていることから，循環血液量バランス異常により術中に血圧の変動があると心筋虚血などのリスクがあります。

手術侵襲の大きさは，左肺下葉切除術が予定されているので，**表 2-5** から心合併症発症率が高リスクであると判断します。

5 術後における循環器系への援助

循環器系への援助の目標，すなわち「体液量バランス異常リスク状態」の看護診断の目標を設定する必要があります。**表 2-6** に「**体液量バランス異常リスク状態**」の看護診断に関する標準的な**看護計画**を示します。傷害期では，急性腎障害や循環血液量減少性ショックなどを呈していないことを示す目標値を，転換期では心負荷や肺水腫をきたしていないことを示す目標値を設定します。目標の設定値の根拠は，**表 2-7** に示したショックの診断基準とショックの徴候[8]や AKI 診断基準(コラム，➡ 15 ページ)に基づいています。

この目標を達成するために，観察しなければならない項目を**表 2-6** の「O-Plan」に示しました。循環血液量バランスが維持されているか否かの判断は，水分出納を確認するだけでは不十分であり，血圧，脈拍，尿量なども経時的に観察して，総合的に判断します。異常所見があるかどうか，安全に推移しているかどうかを判断し，異常があれば，医師にすぐに報告し対処します。

6 循環血液量バランスを判断する

手術侵襲による生体反応として，手術開始時から細胞外液のサードスペースへの移行，抗利尿ホルモン分泌の亢進が始まります。そのため，手術開始時から常に循環動態について観察することが必要となります。

手術開始時から観察する

術中は，特に出血性ショックのリスクがあるため，心拍数と収縮期血圧から求めるショック指数，出血性ショックの重症度を判断する基準を**表 2-8**[9, 10]に示します。重症度は，出血量，脈拍数，血圧，呼吸数，尿量などから総合的に判断します。また，重症度 Class Ⅰ，Ⅱの基準が循環血液量の 15％ であるため，**患者の循環血液量の 15％ の出血量をあらかじめ概算**して，それを基準に判断するようにします。たとえば，体重 50 kg であれば，循環血液量はその 8％ の 4 L となり，その 15％ は 600 mL となりますから，それを目安にします。

表 2-6 看護診断「体液量バランス異常リスク状態」に対する看護計画

目標

1. 術後 24 時間以内にショックの徴候がない（術前の血圧・脈拍値を参考に目標値を設定する）
   収縮期血圧 90 mmHg 以上に保たれる。
   尿量が 1 mL/体重 1 kg/時間（少なくとも 0.5 mL/体重 1 kg/時間）以上の流出がある。
   sCr が術前値より上昇しない。
   ショックの 5 徴候（顔面蒼白，虚脱，脈拍不触，冷汗，呼吸障害）の出現がない。
2. 術後第 3～4 病日に肺うっ血による換気障害がない
   胸部 X 線検査で肺野に異常陰影がない。
   尿量が 1 mL/体重 1 kg/時間以上の流出がある。
   空気下で Pao$_2$：80 mmHg 以上，Paco$_2$：36～44 mmHg，Spo$_2$：96% 以上である（患者の術前の動脈血ガス分析値を参考に目標値を設定する）。
3. 術後第 3～4 病日までに血圧が術前値または基準値の範囲内で，不整脈がない
4. INPUT（輸液・輸血量）と OUTPUT（出血，尿量，不感蒸泄など）のバランスが保たれる

看護計画

[O-Plan 観察計画]

1. 循環機能を観察し，異常を早期に発見する
   術中は 15 分間隔で確認する。手術直後 1 時間は 15 分間隔，その後 1 時間は 30 分間隔，安定すれば 1 時間ごとに測定する。術後第 1 病日（OPE1）は状態に応じて 2～4 時間間隔で測定する。
   1）麻酔覚醒の有無
   2）意識レベル〔JCS（Japan Coma Scale）などで示す〕
   3）血圧（BP），脈拍〔数（P）・緊張・不整・結代の有無〕，体温（T），呼吸〔数（R）・呼吸型・胸郭の動き・呼吸音〕，経皮的酸素飽和度（Spo$_2$）
      術中はモニターによって観察する。
   4）顔面蒼白，四肢冷感，チアノーゼの有無
   5）INPUT：輸液量・輸血量（経口摂取が開始されれば飲水量を項目に加える）
   6）OUTPUT：尿量，出血量[*1]，排液量
      出血量は術中にはガーゼの重さ・吸引量などを測定する。排液量は胃管やドレーンからの排液量を測定する。
   7）INPUT（輸液量・輸血量，代謝水[*2]）と OUTPUT（出血量，尿量，排液量，不感蒸泄[*3]）を計算し，体液量のバランスを判断する。
   8）中心静脈圧〔CVP（central venous pressure）〕（中心静脈経路からの輸液ルートが確保されている場合）
   9）疼痛の部位・程度。硬膜外チューブから持続的に鎮痛薬が投与されているかを確認する。
   10）検査データ：RBC，Hb，Ht，血清 Na，血清 K，血清 Cl，血清 Cr，Pao$_2$，Paco$_2$，Spo$_2$，胸部 X 線検査など
   11）異常所見
      ①循環血液量が不足（CVP 5 cm H$_2$O 以下）
        ショック徴候（収縮期血圧 90 mmHg 以下，意識混濁，尿量 0.5 mL/体重 1 kg/時間未満，顔面蒼白，虚脱，冷汗，脈拍不触など）
      ②循環血液量が過剰（CVP 10 cm H$_2$O 以上）
        肺水腫の症状〔呼吸数増加，頻脈，泡沫状の淡紅色喀痰，肺全野に湿性ラ音（水泡音・捻髪音），胸部 X 線検査上，肺門を中心とした陰影が両肺野に広がり蝶形像を示すことなど〕，呼吸不全の徴候（Pao$_2$ が 60 mmHg 以下，Paco$_2$ が 45 mmHg 以上，呼吸困難，チアノーゼなど），血圧上昇，不整脈，胸部 X 線検査上心胸郭比（cardiothoracic ratio：CTR）の増大，など

[T-Plan ケア計画]（術後）

1. 輸液がコンスタントに注入されるように輸液の管理を行う
2. 異常所見（ショック，心負荷，肺水腫）があれば，すぐに医師に報告し対処する
3. 循環動態の急激な変動を予防する
   循環動態が不安定な場合は，循環系への変化が最小となる体位（仰臥位またはセミファウラー位）を保持する。
   術後体位変換時は，ゆっくりと，体幹をしっかり支えて行う。
4. 四肢の冷感が強い場合は，湯たんぽを足元に置き，寝具で保温する
5. 循環血液量が増加している場合，心負荷を増強しないように日常生活動作を援助する
6. 疼痛などの血圧を上昇する要因がなく，収縮期血圧が上昇している場合，医師の指示のもとに降圧薬を投与する

[*1] 循環血液量は体重の約 5～8% で，その循環血液量の 15% 以上の出血は危険である。たとえば，体重 50 kg であれば循環血液量は 8% の 4 L となり，その 15% の 600 mL 以上の出血が危険となる。
[*2] 表 2-2（➡ 19 ページ）参照
[*3] 表 2-1（➡ 18 ページ），表 2-2 参照

表 2-7　ショックの診断とショック徴候

ショックの診断
●収縮期血圧 90 mmHg 以下，高血圧患者では普段の血圧より 30 mmHg 以上の低下 ●組織循環の減少を認める 　①時間尿量　20 mL 以下 　②意識混濁 　③末梢血管収縮所見：皮膚が冷たく湿潤 　④乳酸アシドーシスなどの組織循環減少の所見が 30 分以上持続すること
ショックの5徴候
①蒼白　pallor 　②虚脱　prostration 　③脈拍を触れない　pulselessness 　④冷汗　perspiration 　⑤呼吸障害　pulmonary deficiency

〔大和眞史：ショック，福井次矢，奈良信雄（編）：内科診断学　第3版，pp.734-737，医学書院，2016 をもとに作成〕

表 2-8　ショック指数と出血性ショックの分類（Advanced Trauma Life Support 分類）

	Class I	Class II 軽度	Class III 中等度	Class IV 重症
ショック指数*1	0.5〜1.0	10.〜1.5	1.5〜2.0	2.0 ＜
出血量(mL)	＜ 750	750〜1,500	1,500〜2,000	2,000 ＜
出血量(%循環血液量)	＜ 15	15〜30	31〜40	＞ 40
脈拍数(/分)	＜ 100	100〜120	120〜140	＞ 140
収縮期血圧	不変	不変	低下	低下
拡張期血圧	不変	上昇	低下	低下
脈圧	正常〜やや増	減少	減少	減少
呼吸数(/分)	14〜20	20〜30	30〜40	＞ 40 か無呼吸
尿量(mL/時間)	＞ 30	20〜30	5〜15	無尿
意識レベル	軽度の不安	不穏状態	不穏から昏迷	半昏睡・昏睡
皮膚所見	顔色やや不良	蒼白，末梢軽度冷感，毛細血管再充満時間延長	四肢冷感，湿潤，チアノーゼ	体温低下，チアノーゼ

*1 ショック指数＝心拍数÷収縮期血圧　例　心拍数 120，収縮期血圧 90 の場合　120 ÷ 90 ＝ 1.3

〔坂野理：第3章ショック，北野正剛，坂井義治（監修）：標準外科学　第16版，p.21，医学書院，2022 より一部改変〕

🔍 術中・術直後は経時的に観察する

　手術中，手術直後では経時的に水分出納を観察し判断します。INPUT は時間あたりの輸液量，OUTPUT は時間あたりの尿量，出血量，ドレーンからの排液量などから把握します。INPUT が多い状態を「IN バランス」，OUTPUT が多い状態を「OUT バランス」と表現します。

　図 2-6 ①に事例 A の手術終了直後の循環動態に関するフローシートを示しま

す。実測値の水分出納を見ると，1時間あたり100 mL の INPUT に対して55〜85 mL の OUTPUT であり，15〜45 mL/時の IN バランスです。これに予測値として1時間あたりの代謝水（INPUT）と不感蒸泄（OUTPUT）を計算すると，計算式は次のようになります（図2-4，➡21ページ）。

　　計算式＝（＋5 mL ×体重 kg〈代謝水〉−15 mL ×体重 kg〈不感蒸泄〉）÷24時間
　　　　　＝（−10 mL ×体重 kg）÷24時間≒−0.4 mL ×体重 kg

　このように，1時間あたりの水分出納（予測値）は「**−0.4 mL ×体重 kg**」で表されます。事例 A の体重は50 kg であるので−0.4 mL × 50 kg ＝ −20 mL となります。つまり，目に見えない水分が1時間に20 mL 失われています。これを OUTPUT の実測値に加えて考えると，水分出納は675〜710 mL の IN バランスです。しかし，サードスペースの移行量750 mL（5 mL × 3時間× 50 kg）をふまえると，ほぼバランスがとれていると判断することができます。

◎ 術後は経日的に観察する

　ここでは6時から翌日の6時までの24時間を1日として考えていきます。図2-6 ②は経日的に水分出納を判断するためのフローシートを示します。4月10日の手術当日（手術開始から術後第1病日6時まで）の水分出納は，実測値からみると＋1,350 mL です。予測値として計算式（表2-1，➡18ページ）から求めた代謝水と不感蒸泄の量（−747 mL）をふまえると，水分出納は＋603 mL と見かけ上は IN バランスになっています。しかし，血管内からサードスペースへ血漿が移行した量を概算すると750 mL となりますから，循環血液量はバランスがとれていると判断できます。

　4月11日の術後第1病日（OPE1）の水分出納は，実測値から見ると−260 mL で，見かけ上は OUT バランスです。代謝水・不感蒸泄の予測値をふまえると，−760 mL とさらに OUT バランスとなっています。しかし，累積水分出納は−157 mL となり，バランスがとれています。肺葉切除術では，術後第1〜2病日でサードスペースから機能相へ細胞外液が移動（リフィリング）するために，一時的に循環血液量が増加します。このときに腎機能が正常であれば，循環血液量として増加した量は尿として排泄され，心肺系の負荷が軽減されます。水分出納−760 mL はサードスペースに移行していた750 mL がリフィリングし，尿として排泄されたと考えます。

　ここで注意することは，手術部位・術式によって，リフィリングの時期が異なることです。経時的に水分出納を確認することで循環血液量の状態を予測し，循環器系のほかのデータを併せて判断していきます。

事例 A

患者：69 歳　男性：身長 160 cm　体重 50 kg
医学的診断：肺がん（左下葉）
既往歴：67 歳から高血圧で降圧薬（Ca 拮抗薬）を服用
術前の検査結果
心電図：異常なし
胸部 X 線検査：肺野に異常陰影なし
心胸郭比 42%
腎機能：eGFR　103.0 mL/分/1.73m^2
尿蛋白/Cr 比　0.12 g/gCr
止血機能：Plt 25.8 × 10^4/μL，APTT 32.3 秒，PT 11.0 秒
呼吸機能：%VC　80%，FEV_1%（G）　87%
術前のバイタルサイン
BP　110〜120/70〜80 mmHg
P　66〜74 回/分，緊張良好，不整なし
R　20〜22 回/分
T　36.2〜36.6℃
手術
手術日：4 月 10 日
手術時間：9：30〜12：30（3 時間）
術式：左下葉切除術，縦隔リンパ節郭清
麻酔：全身麻酔（AOS），硬膜外麻酔（T 5/6）
術中経過：特に問題なく経過する。術中出血量は 60g であり，輸血はしていない。
術中輸液量は，末梢静脈から 1,550 mL である。
術中の尿量は 500 mL であった。
術後の経過
覚醒良好で個室へ帰室する。

経時的フローシート

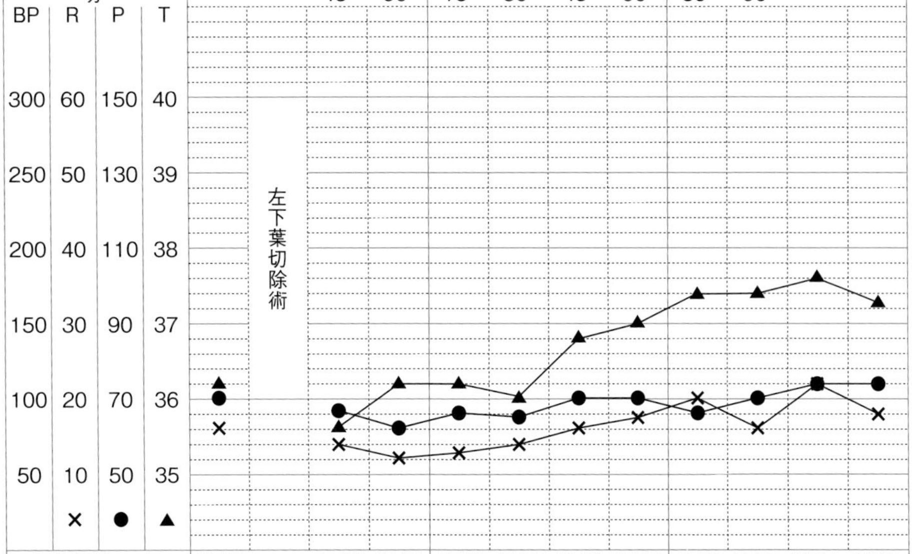

月/日（病日）		4/10（OPE 当日）										
時° 分′			12° 45′	13° 00′	15′	30′	45′	14° 00′	30′	15° 00′	16°	17°
血圧（BP）mmHg		110/70	94/54	84/46	98/56	96/54	98/50	102/50	96/50	98/54	96/54	94/52
INPUT	輸液		1550	20/1570	20/1590	20/1610	20/1630	20/1650	50/1700	50/1750	100/1850	100/1950
OUTPUT	出血量		60 g									
	胸腔ドレーン		少		10			30/40		10/50	5/55	15/70
	尿量		500					50/550		60/610	50/660	70/730
	合計		560		10/570			80/650		70/720	55/775	85/860
水分出納	実測値①		990		30/1020			−20/1000		30/1030	45/1075	15/1090
	予測値②		−300		−10/−310			−15/−325		−20/−345	−20/−365	−20/−385
	①+②		690		20/710			−35/675		10/685	25/710	−5/705

（BP：mmHg　R：回/分　P：回/分　T：℃）
注）INPUT，OUTPUT の胸腔ドレーン・尿量・合計の数値は，時間あたりの量/累積量を示す。

図 2-6 ①　**事例 A　循環血液量バランス異常リスク状態の事例**

月/日 (ope病日)	4/10 (手術中) 手術開始から 手術終了まで	4/10 (OPE) 手術開始から術後 第1病日6時まで	4/11 (OPE1) 第1病日6時から 第2病日6時まで
実測値 INPUT 　輸液量 　飲水量	1,550 mL	3,380 mL	1,420 mL 800 mL
合計	1,550 mL	3,380 mL	2,220 mL
OUTPUT 　出血量 　ドレーンの排液量 　胃管の排液量 　尿量	60g 0 mL 0 mL 500 mL	60g 270 mL 0 mL 1,700 mL	280 mL 2,200 mL
合計	560 mL	2,030 mL	2,480 mL
水分出納 （①実測）	＋990 mL	＋1,350 mL	－260 mL
予測値 INPUT 　代謝水	0 mL	182 mL 5 mL×50 kg×17.5/24 時間 （手術終了から翌日6時 まで17.5時間）	250 mL 5 mL×50 kg
OUTPUT 　不感蒸泄	300 mL 2 mL×50 kg×3 時間	術中　　　　　　　300 mL 2 mL×50 kg×3 時間 術後　　　　　　　629 mL 15 mL×50 kg×17.5/24 時間×1.15*	750 mL 15 mL×50 kg
合計	300 mL	929 mL	750 mL
水分出納（②予測）	－300 mL	－747 mL	－500 mL
水分出納 （①＋②）	＋690 mL	＋603 mL	－760 mL
累積水分出納		＋603 mL	－157 mL
サードスペース		750 mL 5 mL×50 kg×3 時間	

水分出納＝INPUT 合計－OUTPUT 合計

注）サードスペースへの移行量は目に見えない予測値であり，水分出納を判断する場合，常に念頭におく必要があるため欄外に示す。

＊体温が平熱より1℃上昇したため15％増加させて計算する。

図2-6② 事例A 循環血液量バランス異常リスク状態の事例

7 循環血液量減少のリスクを判断する

　次に，図2-7の事例Bに従って，循環血液量減少のリスクを判断していきます。術中の水分出納は，実測値からみると＋1,600 mL であり，不感蒸泄の予測値（－560 mL）をふまえると＋1,040 mL となり，IN バランスです。しかし，血管内からサードスペースへ血漿が1,960 mL 移行すると予測されるので，－920 mL の OUT バランスであることがわかります。事例Bは，術前検査の腎機能，心臓・血管系機能に問題がなく，術中の出血量も少ないことから，サード

事例B

患者：67歳　男性　身長170cm　体重70kg
医学的診断：直腸がん(Rs，中分化型腺がん)
既往歴：なし
術前の検査結果
心電図：異常なし
胸部X線検査：肺野に異常陰影なし，心胸郭比
　45%
腎機能：eGFR　92.3mL/分/1.73m²
止血機能：Plt 23.4×10⁴/μL，APTT 27.5秒，
　PT 11.0秒
呼吸機能：%VC 119%，FEV₁%(G) 76%
術前のバイタルサイン
　BP 100～110/60～74mmHg
　P 70～80回/分　緊張良好で，不整なし
　R 18～20回/分
　T 36.0～36.4℃
手術
手術日：5月13日
手術時間：10：00～14：00(4時間)
術式：直腸低位前方切除術，リンパ節郭清
麻酔：全身麻酔(GOS)，硬膜外麻酔(T 11/12)
術中経過：術中出血量は380gであり，輸血はし
　ていない。
　術中輸液量は，中心静脈から1,800mL，末梢
　静脈から500mLである。術中の尿量は300mL
　であった。
　入室時　BP 138/76mmHg，P 72回/分，
　T 36.4℃
　手術開始時　BP 108/63mmHg，P 76回/分，
　T 36.4℃
　手術終了時　BP 90/60mmHg，P 94回/分，
　T 36.2℃　四肢冷感あり

月/日 (ope病日)		5/13 (手術中) 手術開始から 終了まで
実測値	INPUT 　輸液量	2,300mL
	OUTPUT 　出血量	380g
	ドレーンの排液量 　胃管の排液量	20mL
	尿量	300mL
	合計	700mL
	水分出納(①実測)	＋1,600mL
予測値	INPUT 　代謝水	0mL
	OUTPUT 　不感蒸泄	560mL 2mL×70kg×4時間
	合計	560mL
	水分出納(②予測)	－560mL
水分出納 (①＋②)		＋1,040mL
サードスペース		1,960mL 7mL×70kg×4時間

水分出納＝INPUT合計－OUTPUT合計

図2-7　事例B　循環血液量減少のリスクがある事例

スペースへの移行による循環血液量の減少をきたすことが考えられます。

　この場合，循環血液量の減少について医師に報告し，輸液量を増やすなどの対応とともに，循環血液量減少のリスクをふまえて，ショックをきたすことがないか，1時間ごとに尿量，血圧，脈拍，ドレーンからの排液の色や量を観察して判断していくことが必要です。すなわち，**尿量は，最低1時間あたり0.5mL/体重1kg必要**であることから，体重70kgの事例Bでは1時間あたり35mL以上の尿量が確保できているかどうか観察します。さらに，表2-6(➡28ページ)のO-Plan 11)①に示した**ショック徴候である収縮期血圧90mmHg以下，意識混濁，顔面蒼白，虚脱，脈拍不触，冷汗**などをきたしていないかを観察して判断していきます。

　循環血液量が減少する原因には，偶発的な術後合併症として術後出血がありま

す。術後出血は，術中の血管の結紮・電気凝固・縫合などによる止血が不完全で
あったり，血管の結紮糸が弛緩または脱落して起こります。術前検査で止血機能
が低下している患者などは術後出血のリスクが高いため特に留意して，ドレーン
からの出血量とともに，血圧低下，意識混濁，顔面蒼白，冷汗などの循環血液量
減少性ショックの徴候の有無を観察します。

8　循環血液量増加のリスクを判断する

　図2-8の事例Cは，術後循環血液量の増加のために肺水腫を呈した事例です。
5月16日(OPE)に示した術中から術後第1病日6時までの水分出納は，実測値
では+2,650 mLであり，代謝水・不感蒸泄の予測値をふまえると+1,829 mLと
なりINバランスです。しかし，サードスペースへの移行量の1,600 mLをふま
えると，循環血液量はバランスがほぼとれていると判断できます。

　術後第1病日(OPE1)の水分出納は，実測値だけ見ると+50 mLでバランス
がとれているように見えますが，代謝水・不感蒸泄の予測値をふまえると
−562 mLのOUTバランスです。しかし，前日の水分出納と累積すると
+1,267 mLとINバランスであり，細胞外液はサードスペースから機能相へまだ
リフィリングしていないと判断できます。

◒ 肺水腫の原因として2つの病態の可能性をアセスメントする

　術後第2病日(OPE2)の水分出納は，実測値を見ると+1,000 mLとINバラン
スです。しかし，代謝水・不感蒸泄の予測値をふまえると+500 mLとなりま
す。累積水分出納は+1,767 mLとなり前日よりさらにINPUTが多くなっていま
す。

　一般的に術後第2〜4病日で，細胞外液はサードスペースから機能相へリフィ
リングすることによって，一時的に循環血液量が増加しますが，腎機能が正常で
あれば尿として排泄され，累積水分出納がOUTバランスになってきます。しか
し，事例CのeGFRの結果(75.7 mL/分/1.73 m²)から区分はG2「正常または軽
度低下」(表2-4，➡ 24ページ)であることもふまえて「循環血液量が増加しても
尿として排泄されていない」，あるいは「ほかの原因によってリフィリングがな
い」と推測します。ほかの原因には低蛋白血症による膠質浸透圧の低下の影響も
含まれます(コラム，➡ 16ページ)。そして，水分出納と併せて，表2-6(➡
28ページ)のO-Plan 11)②に示した**肺水腫の症状，呼吸不全の徴候，血圧値上
昇，不整脈**などを観察していきます。

	事例 C	
患者：71歳　男性　身長162cm　体重50kg 医学的診断：胃がん 既往歴 　55歳　高血圧を指摘される 　65歳から降圧薬（ACE阻害薬）を服用 　BP 140〜158/60〜80 mmHg 術前の検査結果 心電図：完全右脚ブロック 胸部X線検査：肺野きれいで心胸郭比40% 腎機能：eGFR 75.7 mL/分/1.73 m² 止血機能：Plt 27.8×10⁴/μL，APTT 27.5秒， 　PT 10.1秒 呼吸機能：%VC 112%，FEV₁%（G）76% 手術 手術日：5月16日 手術時間：9：30〜13：30（4時間） 術式：胃全摘術（Roux-Y法），リンパ節郭清 麻酔：全身麻酔（GOS），硬膜外麻酔（T 8/9） 術中経過：挿管時に血圧（BP）が190 mmHgとな 　り，Ca拮抗薬を使用し，その後130〜150/80〜 　90 mmHgで経過する。 　脈拍（P）は80〜90回/分前後で経過する。術中 　出血量は440gであり，輸血はしていない。	手術直後の経過から術後第3病日 覚醒良好で個室へ帰室した。帰室後すぐに胃管が抜去された。 術後第1病日には起立し，病室内を歩行した。 術後第1病日から術後第2病日のBPは136〜48/76〜80 mmHg，Pは80〜92回/分であった。 術後第3病日の12時に尿道（膀胱留置）カテーテルを抜去し，昼間に3回，病棟のトイレまで歩いて排尿できた。局所麻酔薬の硬膜外持続注入，アセトアミノフェンの定期投与によって疼痛コントロールがなされていたが，術後第3病日には創部痛が軽減し，硬膜外チューブは午後に抜去された。BP 142〜156/78〜84 mmHg，P 88〜96回/分であった。 術後第4病日（5/20）6時に訪室すると「おはようございます」と笑顔であいさつするが，ゼロゼロした痰のからんだ声であった。湿性の咳嗽を2，3回した後で，粘稠性の低い泡沫状の痰をティッシュに出した。T 37℃，BP 164〜172/84〜86 mmHg，P 92〜100回/分，リズム不整あり，R 18〜20回/分であった。	

	月/日（ope病日）	5/16（OPE当日）	5/17（OPE1）	5/18（OPE2）	5/19（OPE3）
実測値	INPUT 　輸液量	5,150 mL	2,800 mL	2,800 mL	2,800 mL
	OUTPUT 　出血量 　胃管の排液量 　尿量	440g 10 mL 2,050 mL	 2,750 mL	 1,800 mL	 1,360 mL
	合計	2,500 mL	2,750 mL	1,800 mL	1,360 mL
	水分出納（①実測）	＋2,650 mL	＋50 mL	＋1,000 mL	＋1,440 mL
予測値	INPUT 　代謝水	172 mL 5 mL×50 kg×16.5/24時間	250 mL 5 mL×50 kg	250 mL 5 mL×50 kg	250 mL 5 mL×50 kg
	OUTPUT 　不感蒸泄	術中 400 mL 2 mL×50 kg×4時間 術後 593 mL 15 mL×50 kg×16.5/24時間×1.15*	862 mL 15 mL×50 kg×1.15*	750 mL 15 mL×50 kg	750 mL 15 mL×50 kg
	合計	993 mL	862 mL	750 mL	750 mL
	水分出納（②予測）	−821 mL	−612 mL	−500 mL	−500 mL
水分出納（①＋②）		＋1,829 mL	−562 mL	＋500 mL	＋940 mL
累積水分出納			＋1,267 mL	＋1,767 mL	＋2,707 mL
サードスペース		1,600 mL 8 mL×50 kg×4時間			

水分出納＝INPUT合計−OUTPUT合計

＊体温が平熱より1℃上昇したため15%増加して計算

図2-8　事例C　循環血液量増加のリスクがある事例

◎ 循環血液量増加による病態をアセスメントする

　術後第3病日（OPE 3）の水分出納は，実測値を見ると＋1,440 mL と IN バランスです。代謝水・不感蒸泄の予測値をふまえると＋940 mL となり，累積水分出納は＋2,707 mL と前日よりさらに INPUT が多くなっています。術後第4病日の朝には肺水腫の症状である泡沫状の痰が見られ，高血圧，頻脈，リズム不整など心負荷の症状を呈しています。

　この場合，細胞外液がサードスペースから機能相へリフィリングし，循環血液量が増加したが尿として排泄されず，心負荷・肺水腫のリスクが高い状態と判断します。早期に医師に報告して対処することが必要です。

　また，この事例のように高血圧，完全右脚ブロックがあると心負荷のリスクは高く，**日常生活行動は心負荷を増強しないように援助**する必要があります。

＊　　　　　　＊　　　　　　＊

　水分出納について代謝水・不感蒸泄・サードスペースを予測値として循環血液量を計算することによって判断する方法を示しましたが，これらはあくまでも予測値であり，実測値ではありません。そのため，医師は循環血液量減少を予防するために IN バランス気味にして輸液を行う場合もあります。重要なことは，その結果としての患者の反応をバイタルサインなどから的確に観察して判断することです。

Column　周術期の血圧変動要因

　手術侵襲による循環血液量の変化は血圧値に影響しますが（➡ 14 ページ），術後の血圧値から患者の循環器系の状態を判断する際には，循環血液量以外の要因も情報収集し判断する必要があります。

　周術期に**血圧が低下する要因**には，術中は①全身麻酔で使用する吸入麻酔薬や静脈麻酔薬，②人工呼吸器による陽圧換気，③腹腔鏡手術時の気腹，④出血，⑤低体温などが，術後には①硬膜外麻酔薬，②出血，③過鎮静などがあります[1]。

　吸入麻酔薬，静脈麻酔薬および硬膜外麻酔薬は，交感神経の働きを抑制し血管を拡張させることにより血圧を低下させます[1]。陽圧換気や腹腔鏡手術時の気腹は，胸腔内圧を上昇させ心臓への静脈還流量を減少させることにより血圧を低下させます。

　周術期に**血圧が上昇する要因**には，術中は浅い麻酔時の手術侵襲の刺激，術中・術後は①低酸素血症，②高二酸化炭素血症，術後は①疼痛，②発熱，③呼吸困難などがあります。

文献

1)　西尾亮：高血圧症の周術期リスクとマネジメント，Hospital，4(2)：248-254，2016

● 文献

1) T. ヘザー・ハードマン，上鶴重美，カミラ・タカオ・ロペス（原書編集）：NANDA-I 看護診断　定義と分類 2021-2023　原書第 12 版，p.212，医学書院，2021.

2) 藤田喜久：輸液，釘宮豊城，高橋成輔，土肥修司（編）：図説最新麻酔科学シリーズ 2　周術期管理，p.129，メジカルビュー社，1996.

3) 和田孝雄，近藤和子：輸液を学ぶ人のために　第 3 版，p.25，pp.181-191，医学書院，1997.

4) 日本循環器学会，日本心臓病学会：2022 年改訂版非心臓手術における合併心疾患の評価と管理に関するガイドライン，p.23，2022.
https://www.j-circ.or.jp/guideline/guideline-series/（2022 年 11 月 22 日アクセス）

5) 日本腎臓学会（編）：CKD 診療ガイド 2012，p.3，東京医学社，2012.

6) 小川道雄：7 外科的侵襲の病態生理，小柳仁，松野正紀，北島政樹（編）：標準外科学　第 9 版，p.93，医学書院，2001.

7) 守瀬善一：第 15 章外科と免疫，北野正剛，坂井義治（監修）：標準外科学　第 16 版，pp.172-173，医学書院，2022.

8) 大和眞史：ショック，福井次矢，奈良信雄（編）：内科診断学　第 3 版，pp.734-737，医学書院，2016.

9) 板野理：第 3 章ショック，北野正剛，坂井義治（監修）：標準外科学　第 16 版，p.21，医学書院，2022.

10) American College of Surgeons：Atls advanced Trauma Life Support, 10th ed. - Student Course Manual, pp.48-50, American College of Surgeons, 2018.

第 3 章

呼吸器系への影響と看護

A 手術侵襲の影響を知る

1 共通する変化に個別の情報を重ねる

　基本的な考え方として，手術によって必然的に引き起こされる**生体反応**を軸に，患者**個別の情報**を重ね合わせて，術後の状態を予測していきます。個別の情報とは，「患者が受ける手術に関する内容」と「患者の身体内部の状態」です。

　呼吸器系では**全身麻酔による影響を軸**に，「麻酔方法，麻酔時間，麻酔薬，手術部位，手術体位，手術時間など」の情報と，「年齢，呼吸機能，喫煙歴，身長，体重，口腔衛生状況など」の情報を重ねて，術後の患者の呼吸器系の状態を予測します。このようなプロセスを経て，術後の看護診断と介入方法を検討することによって，術前から術後までを見通した個別のケアを提供することができます。

2 全身麻酔による影響を理解する

　第2章では，手術侵襲による循環器系への影響について述べてきました。循環血液量が減少すれば肺を循環する血液量も減少するために，呼吸数を増加させて動的に平衡が維持されます。また，転換期にはサードスペースから血管内に細胞外液が戻るので，一時的に循環血液量が増加します。このとき，尿として排泄されずに，循環血液量過多が続けば**肺水腫**のリスクを考えなければなりません。このように，循環器系の変化の一環として呼吸器系も影響を受けることになります。このほかにも，呼吸器系は全身麻酔による影響を大きく受けます。

　全身麻酔は，**意識の消失，疼痛の消失，有害反射の抑制，筋緊張の消失**を得ることが目的です。一般に，吸入麻酔薬による全身麻酔では大脳皮質が抑制されるので，痛みを感じない状態となりますが，手術侵襲による侵害刺激は**視床下部**に伝達されて**神経・内分泌反応**を引き起こします。しかし，**静脈麻酔**として鎮痛作用のある麻薬を併用すると，視床下部の反応がある程度抑制されるといわれています。また，**硬膜外麻酔**が併用されると，侵害刺激が視床下部に伝達されないため，神経・内分泌反応をさらに抑制することができます。このように，麻酔方法

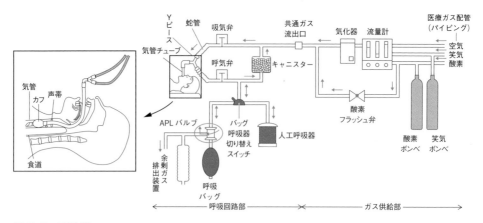

図 3-1　麻酔器
〔讃岐美智義：麻酔器，野村実（編）：周術期管理ナビゲーション，p.126，医学書院，2014 より一部改変〕

が手術侵襲に対する生体反応にも影響します。

　全身麻酔時には，安全に手術が受けられるように，多くは**人工呼吸器**による全身管理が実施されます。そのために，**麻酔薬，気管挿管，陽圧換気，筋弛緩薬，手術体位**などが呼吸器系へ影響することを忘れてはなりません。

3　気道内分泌物が貯留することを前提とする

　全身麻酔時には，呼吸回路部とガス供給部から構成される麻酔器が使用されます。この呼吸回路部に人工呼吸器が組み込まれ，**閉鎖循環**による**陽圧換気**が行われます。つまり，ガス供給部から供給された酸素および揮発性吸入麻酔ガスが，圧をかけて押し込むように肺胞へ送り込まれます。そして，呼気は二酸化炭素を除去するための装置（キャニスター）を経ることによって二酸化炭素が除去されて，閉鎖された回路内を循環します（図 3-1）[1]。

　吸入麻酔ガスは肺胞から吸収されて血液中に入りますが，**気管線毛上皮の活動を低下**させ，少なからず気道刺激性があるために，**炎症反応**によって気道内粘膜は腫脹し，**気管支末梢は狭小化**するとともに**気道内分泌物が増加**します（図 3-2）。また，人工呼吸のために，気管チューブが喉頭を経て気管へ挿管され，カフによる固定がなされます。これらの**機械的刺激**も気道内分泌物を増加させます。さらに，呼吸回路内には加湿装置がなく，乾燥したガスが循環するため，**気道内分泌物は粘稠化**します。

　これらの結果，**気道内に分泌物が貯留**します。手術が終了して気管チューブを抜去するときに，麻酔科医が分泌物を十分に吸引しますが，気道内にはまだ分泌

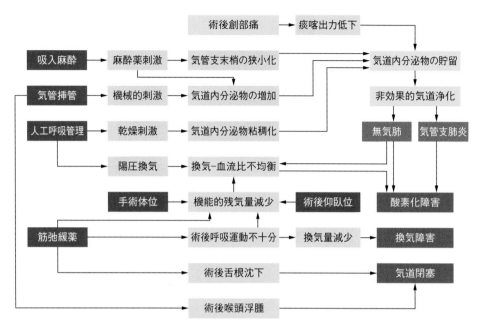

図 3-2　全身麻酔による術後の呼吸器系の変化

物が貯留していると考えなければなりません。このように，全身麻酔による術後には気道内分泌物が貯留することを前提にして，これらの分泌物をいかに除去するかが看護の視点となります。

4　気道内分泌物貯留の影響を理解する

　全身麻酔による術後には，気道内分泌物が貯留することを前提にして援助を考える必要があることを述べてきました。加えて，術後の**創部痛**は痰の喀出力を低下させるので，さらに気道内分泌物が貯留しやすくなります。分泌物を気道から取り除くことが不可能な状態を NANDA-I 看護診断「非効果的気道浄化」[注1)2)]で表します。これを放置すると**無気肺**あるいは**気管支肺炎**を引き起こし，**酸素化障害**をきたしかねません。このプロセスがわかると，「非効果的気道浄化」になる前の段階，つまり**気道内分泌物の貯留**の段階で分泌物を除去して，無気肺・気管支肺炎を予防しうることが理解できます。さらに，これらを引き起こしているか否かを観察して判断できることが必要ですから，無気肺・気管支肺炎とはどのような状態であるかを理解しましょう。

注1：「きれいな気道を維持するために，分泌物または閉塞物を気道から取り除く力が低下した状態」と定義されている。

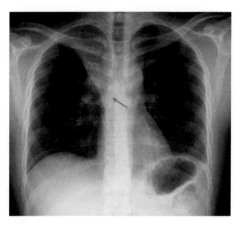

図3-3　無気肺(右上葉)
胸部X線写真正面像　右第1弓シルエットサイン陽性
(矢印)，上葉の虚脱，容積減少を認める。
〔木村弘：7．胸部・呼吸器系の症候　無気肺，金澤一
郎，永井良三(総編集)：今日の診断指針　第7版，
p.344，医学書院，2015より転載〕

無気肺

　気管は左右主気管支に分かれますが，さらに分岐して葉気管支，細気管支，終末細気管支から，呼吸細気管支，肺胞管へと枝分かれし，肺胞に到達します。細気管支が分泌物で閉塞すると，その支配領域の呼吸細気管支・肺胞管・肺胞内への空気の流入が途絶え，その部分の肺胞では**ガス交換**が行われず，肺胞内の気体は組織に吸収されて**肺胞**が**虚脱**します。この状態を**無気肺**といいます(図3-3)[3]。

　正常な肺胞におけるガス交換と虚脱した肺胞の**生理学的シャント**を図3-4に示します。**正常なガス交換**は，肺胞に接する毛細血管内の静脈血からの**二酸化炭素(CO_2)拡散**と，肺胞気中からの**酸素(O_2)拡散**によって行われ，静脈血は酸素化されて動脈血となっていきます。しかし，**無気肺**では毛細血管内の静脈血は酸素化されないまま左心房へ流れていきます。このように，肺胞でガス交換を受けることなく体循環へ流れる状態を**シャント**といい，無気肺によって生じたシャントを**生理学的シャント**といいます。これが増加すると，**酸素化障害**を引き起こします。

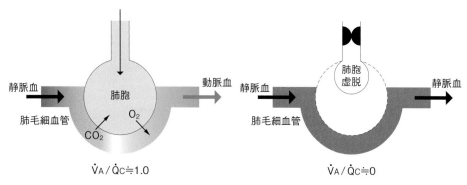

図 3-4 正常な肺胞におけるガス交換と虚脱した肺胞の生理学的シャント
正常な肺胞では肺胞換気量($\dot{V}_A$)と肺毛細血管血流量($\dot{Q}_C$)はほぼ 1 対 1 であり，効果的なガス交換が行われる（左）が，虚脱した肺胞ではガス交換が行われず，静脈血のまま体循環に流れる（右）。この状態を生理学的シャントという。

気管支肺炎

　術後には，手術侵襲や麻酔の侵襲によって免疫能が低下するといわれています。先に述べた無気肺の状態に上気道感染が加わると，**気管支肺炎**を引き起こします。その結果，さらにガス交換面積が減少することとなり，**酸素化障害**を引き起こします。そのため，上気道感染を予防することが重要です。

5　全身麻酔による換気-血流比への影響を理解する

　全身麻酔に伴う人工呼吸管理によって，吸入麻酔ガスとともに陽圧換気が行われること，および術中の体位として臥位をとることが，**換気-血流比不均衡**を引き起こします。ここでは，換気量（V）と肺血流量（Q）の不均衡による酸素化障害について述べていきます。

換気-血流比

　そもそも，**換気-血流比**とは何でしょうか。
　肺胞に送り込まれる空気と肺毛細血管を流れる血液の間でガス交換は行われます。効果的なガス交換が行われるためには，**分時肺胞換気量（$\dot{V}_A$）** と **分時肺毛細血管血流量（$\dot{Q}_C$）** の関係が 1 対 1，言い換えれば，$\dot{V}_A/\dot{Q}_C = 1.0$ であることが理想的です。しかし，正常であっても肺における血流の分布と換気の分布は一様ではないため，平均すると $\dot{V}_A/\dot{Q}_C = 0.8$ であるといわれています。
　$\dot{V}_A$ が増加，あるいは $\dot{Q}_C$ が減少すると，換気-血流比は $\dot{V}_A/\dot{Q}_C > 0.8$ となり，

肺胞気は十分に利用されません。これを**死腔効果**といいます。逆に，$\dot{Q}c$ は維持されるが $\dot{V}_A$ が減少すると，換気-血流比は $\dot{V}_A/\dot{Q}c < 0.8$ となり，十分な酸素化がなされません。これを**シャント効果**といい，**無気肺**ではこの状態を呈します。このような換気と血流のミスマッチ，つまり換気-血流比不均衡があると，**動脈血酸素分圧（Pao$_2$）**が減少し，**酸素化障害**となります。

🔍 陽圧換気による影響

胸郭の内側は壁側胸膜で覆われ，肺表面を覆う臓側胸膜との間に胸膜腔を形成

Column 呼吸に関する記号

＊Pao$_2$ のように，1次記号，2次記号，3次記号の順に表記されます。
＊1次記号はガス，液体など物理的な状態を示します。2次記号はガス，液体などがある場所を意味し，1次記号の右下（下付き）に記します。3次記号はガス，液体の成分を示します[1]。
＊必要に応じて特殊記号が付け加えられます。

1次記号（大きな英大文字で表記）	
P	ガス分圧（pressure, partial pressure）
S	ヘモグロビン飽和度（saturation of hemoglobin with O$_2$）
F	ガス濃度（fractional concentration of gas）
V	ガス量（volume of gas）
Q	血液量（quantity, volume of blood）

2次記号			
気相（小さな英大文字で表記）		液相（英小文字で表記）	
A	肺胞気（alveolar gas）	a	動脈血（arterial blood）
I	吸気（inspired gas）	c	毛細血管（capillary blood）
E	呼気（expired gas）	v	静脈血（venous blood）
T	1回換気（tidal volume）	t	全血（total blood）

3次記号（小さな英大文字）
分子の種類を O$_2$，CO$_2$ のように化学記号を用いて表す。

特殊記号
―（バー）：P$\bar{v}$o$_2$ などのように V などの上に付き，「混合」「平均」を表す。
・（ドット）：V や Q の上につき「単位時間あたり（通常1分）」を表す。

文献

1) 小山信一郎：24　呼吸器関連略語　1基本略語，3学会［日本胸部外科学会・日本呼吸器学会・日本麻酔科学会］合同呼吸療法認定士認定委員会（編）：新呼吸療法テキスト，pp.408-409，アトムス，2012.
2) 塩見一成：付則　呼吸管理に用いられる略語，藤井千穂，向仲真蔵（監修）：救急ナースのための人工呼吸器マニュアル，pp.279-286，メディカ出版，2002.

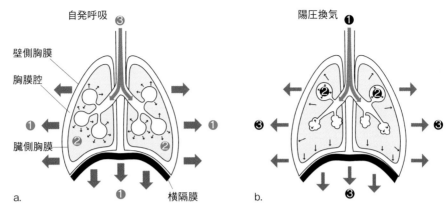

図 3-5 **肺胞の広がりの違い**
a：自発呼吸，b：陽圧換気

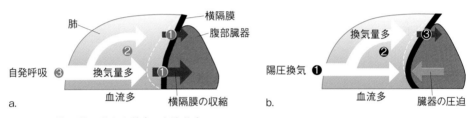

図 3-6 **横隔膜の動きと換気-血流分布**
a：自発呼吸，b：陽圧換気

します。胸郭の中心線上には縦隔があり，これによって左右の胸膜腔に分けられています。これらはそれぞれ**陰圧**に維持されているため，吸気時には，❶能動的に胸郭を広げ，横隔膜が収縮して下方に動き，❷臓側胸膜は連動して外方向に広がって肺胞が膨らみ，❸その結果空気が吸い込まれます。そのため，肺胞は均等に広がります（図 3-5a）。

　全身麻酔時には麻酔薬・筋弛緩薬が使用され，自発呼吸を消失させて人工呼吸器による**陽圧換気**が実施されます。陽圧換気では，❶ガスを押し込んで，❷肺胞を膨らませます。その結果，❸受動的に胸郭が広がり，横隔膜が動くことになります（図 3-5b）。そのため肺胞の拡張は不均等になります。手術体位として仰臥位が多くとられますが，その場合，背側の横隔膜は腹部臓器に圧迫されています。自発呼吸では，背側の横隔膜という骨格筋が十分に収縮して腹側に比べてよく動き，腹部臓器を押し下げて背側の換気量が多くなります（図 3-6a）が，陽圧呼吸では腹側の横隔膜が受動的に動くことになり，背側の換気量が少なくなります（図 3-6b）。一方，血流は重力の影響を受けて，仰臥位では背側に多くなります。このように全身麻酔時には換気と血流のミスマッチが起こりやすくなります。

◉ 体位による影響

　肺は縦方向に約30cmの臓器であり，その重さにより重力の影響を受けるため，起座位時における胸腔内圧は，肺尖部（－10cmH$_2$O）では肺底部（－2.5cmH$_2$O）に比べておよそ－7.5cmH$_2$Oの陰圧となります[4]。これは，下部にかかる重さとバランスを保つために上部よりも下部に大きな圧が発生しているためです。

　換気分布をみると，機能的残気量位での胸腔内圧は肺底部では－2.5cmH$_2$Oのため，そこから吸気運動を始めると拡張しやすく下肺野の吸気量が多くなります。機能的残気量とは，通常の呼吸時に呼気のあとに肺の中に残る空気の量です。これによって肺胞の膨らみが維持されます。

　機能的残気量位から呼出して残気量位になると，肺尖部では－4.0cmH$_2$Oですが，肺底部では＋3.5cmH$_2$Oと陽圧になっています[4]。この状態では，肺胞は組織に圧迫されて虚脱し，吸気運動によって陰圧になるまで吸入されません。そのため，上肺野のみに空気が分布することになります。

　手術時の体位には仰臥位が多く，そのときの肺は重力の影響を受けて，背側の

Column｜横隔膜の位置と動き

　横隔膜は，「膜」と表現されていますが，胸腔と腹腔を分ける円蓋状の骨格筋です。横隔膜の筋が収縮することによって，横隔膜は下降し，肝臓は下方に押し下げられ，胸腔内容量が増加して横隔膜呼吸が行われます。静かに呼吸するとき，胸腔内容量の変化の75%は横隔膜呼吸によるといわれています。成人では肋骨呼吸（胸式呼吸）と横隔膜呼吸（腹式呼吸）が協働しています。

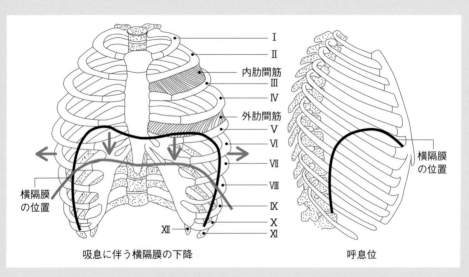

吸息に伴う横隔膜の下降　　　　　　　　　　　　呼息位

組織圧の高い部分が広範囲になります。さらに，筋弛緩薬を使用するために，肺の重さで肺胞が虚脱し，機能的残気量が減少します。陽圧換気では背側の横隔膜の動きが少なくなるために，組織圧の高い背側の肺は換気がされにくくなります。術後にも仰臥位が維持されると，無気肺発生の要因となります。

換気−血流比不均衡

肺血流も重力の影響を受けるため，肺の部位によって血流分布は異なります。正常起座位の場合，肺動脈は肺門部から供給されるため，中肺野では $\dot{V}_A/\dot{Q}_C = 1.0$ となります。下肺野では肺胞内圧に比較して肺動脈圧が高いため，血流量に比べて換気量が少なく，$\dot{V}_A/\dot{Q}_C = 0.6$ と**シャント効果**を示します。また，逆に，上肺野では肺動脈圧よりも肺胞内圧が高くなって，換気量に比べ血流量は少なくなります。そのため，換気−血流比は $\dot{V}_A/\dot{Q}_C = 3.0$ と**死腔効果**を表します。これらを平均すると全体で $\dot{V}_A/\dot{Q}_C = 0.8$ となります（図3-7）[5]。

さて，仰臥位における自発呼吸では，横隔膜の背側が十分に収縮するために，換気が背側に分布し，肺血流も背側に多く分布しますから，換気−血流比は均衡します。一方，陽圧換気では，筋弛緩薬によって背側の肺胞が虚脱しやすく，換気は上方の腹側に分布します。つまり，横隔膜は弛緩しているので腹側の換気量によって受動的に動くのみです。血流は自発呼吸と同様に背側に多くなるため，換気分布と血流分布はミスマッチをきたし，陽圧換気では換気−血流比不均衡が生じます。

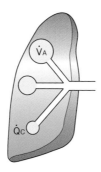

	$\dot{V}_A：\dot{Q}_C$ (L/分)	$\dot{V}_A/\dot{Q}_C$ (換気−血流比)	
上肺野	0.6：0.2	3.0 ⬆	死腔効果
中肺野	1.0：1.0	1.0	
下肺野	2.4：3.8	0.6 ⬇	シャント効果
全　体	4.0：5.0	0.8	

図3-7　正常起座位での各肺野における換気−血流比
〔小井土雄一，吉田竜介，山本保博：酸素投与，救急医学，25(10)：1334，2001 をもとに作成〕

6　個別の情報を重ねる

　個別の情報とは，「患者が受ける手術に関する内容」と「患者の身体内部の状態」であることをすでに述べました。前者のうち，開腹術と開胸術という**手術部位**による影響を図3-8に示します。無気肺は**上腹部の手術**で高率に発生しますが，**横隔膜運動の障害**があるか否かが重要です。**開胸術**では，胸腔を開いて手術が行われますから，胸腔内圧は大気圧と同様の1気圧になります。その結果，**肺胞は虚脱**し，肺は収縮した状態です。閉胸後に胸腔内の低圧持続吸引を実施し，胸腔内に貯留した滲出液，空気などを排出して，胸腔内を陰圧にします。そうすることで，肺が再び膨張して機能し始めます。再膨張不全があると換気量が減少することになります。

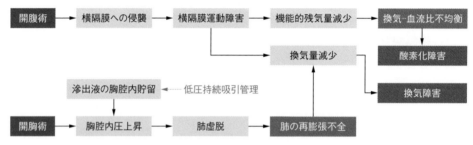

図 3-8　全身麻酔術後の呼吸器系への手術部位による影響

Column　肺切除術時の呼吸器系への影響

　肺切除術時の手術体位は，**健側を下にした側臥位**です。健側である**下側の分離肺換気（片肺換気）**で人工呼吸管理がなされ，患側肺が手術可能な状態になります。**患側肺は無換気**となるため患側肺を流れる血液はガス交換がされず，動静脈シャントを生じ，低酸素を招きます。一方，重力により約10％の血流が健側肺にシフトします。さらに，肺動脈平滑筋は肺胞気酸素分圧が低下すると収縮する作用（低酸素性肺血管収縮）を有し，換気-血流比の低い上側肺への血流を抑制し，シャントを減らそうとします。低酸素性肺血管収縮は分離肺換気開始後20〜30分後に作用するとされ，その後，酸素化は改善されます[1]。麻酔に使用する吸入麻酔薬は低酸素性肺血管収縮を抑制する働きがあるため，**経時的に酸素化について観察**する必要があります。

文献
1）塩野裕之：第III章周術期管理と術後合併症，3．術中管理，日本呼吸器外科学会，呼吸器外科専門医合同委員会（編）：呼吸器外科テキスト　外科専門医・呼吸器外科専門医をめざす人のために，p.128，南江堂，2016．

次に，後者の「患者の身体内部の状態」として，**年齢，呼吸機能，喫煙，肥満の有無**などを把握する必要がありますが，詳細については次節で述べます（➡51ページ）。

7 共同問題「RC：無気肺，肺炎」

呼吸は**気道，換気，酸素化**の3要素の視点に立って安全を確保することが重要です。

これまで，麻酔による影響を中心に呼吸器系の変化として，気道内分泌物の貯留，換気-血流比不均衡，換気障害について述べてきました。これらが顕在的な問題となったときには，「非効果的気道浄化」[2]，「ガス交換障害」[注2)6)]のNANDA-I看護診断名を用いて表現します。しかし，術後の看護にとって重要なことは，これらの問題が顕在化しないように予防する視点です。潜在的な問題としての看護診断名は，NANDA-Iにおいて現段階では採択されていません。さらに，急性期の問題でもあることから，カルペニートによる共同問題のうち，「**RC（risk for complications）：無気肺，肺炎**」[7]と表現します。

図3-2（➡41ページ）に示したように，全身麻酔による術後に生じる変化をたどると，無気肺と気管支肺炎につながります。さらに，そのプロセスにおいて気道内分泌物の貯留と換気-血流比不均衡に介入することで無気肺，気管支肺炎を予防できそうです。

また，気道閉塞については，気管チューブ抜管後の**喉頭浮腫**，術後の**舌根沈下**が考えられます。喉頭浮腫が起こった場合は，再挿管などの処置がなされます。舌根沈下がある場合は気道を伸展させた体位，具体的には枕をはずした仰臥位の体位をとる援助を行い，経過を観察することとします。

8 術後の変化をふまえて看護を組み立てる

貯留した気道内分泌物を喀出するためには，気道内を加湿すること，術後疼痛をコントロールすること，創部痛を抑制しつつ痰を喀出することが介入として考えられます。

換気-血流比不均衡に対しては，手術時の仰臥位によって背側の肺胞が虚脱することが原因の1つですから，術後には機能的残気量を維持するために**横隔膜**

注2：「酸素化と二酸化炭素排出の両方またはいずれか一方が，過剰または不足した状態」と定義されている。

を使用した**深呼吸**を行うこと，**体位を変換する**ことが考えられます。また，気管支肺炎を予防するためには，上気道感染を予防することであり，**口腔ケア**による介入ができそうです。

　これらは演繹的に引き出された介入です。これに基づき看護計画を立案し，実施後に評価し，修正を繰り返すことで，個別のケアが提供されることになります。

術前から援助を始める

　術後にどのような状態となるのかを患者自身がイメージして，術後の状況に対峙できるようになることが重要です。そのためには，術前から術後の状態に関する**情報を提供**すること，**禁煙**はもちろんのこと，**深呼吸練習**，**咳嗽練習**，**体位変換・離床の練習**，**器具を用いた呼吸訓練**などを実施することができます。

呼吸に関する患者の情報を収集する

　術後には，気道内分泌物の貯留，換気-血流比不均衡など患者の呼吸器系はどのように反応しているのか，患者はどのように感じているのか，それらの情報を収集することが重要です。観察項目として，**呼吸数**，**胸郭運動**，**呼吸音**，**患者の訴え**などがありますが，特に呼吸音は，背部の肺胞が虚脱しやすくなっていることから前胸部のみの聴診では不十分であるため，**背部の呼吸音を聴取**することが必要です。無気肺の場合には**呼吸音が消失**します。

体位を変換する

　術後に水平仰臥位を維持することは，呼吸器系には望ましくなく，体位変換が必要です。しかし，循環器系にとっては水平仰臥位が最も安定する体位です。この矛盾を解決するための体位が，頭部を**15〜20度挙上した体位**です。循環器系が安定するまでこの体位を維持し，その後に体位変換を開始します。以前の調査[8]では，体位変換を開始した術後経過時間は，術後第1病日の痰の貯留と関係がありました。術後早期に体位変換を開始することが重要です。

B 呼吸器系への援助を組み立てる

　全身麻酔は，手術侵襲により引き起こされる**生体反応を防御**するために使用されます。しかし，全身麻酔そのものが患者の**呼吸器系**に対して大きな**侵襲**となります。ここでは，具体的な事例をふまえて，全身麻酔による影響を軸に，患者の身体内部の状態である**年齢，呼吸機能，喫煙歴，肥満，口腔衛生状況**などの情報と，患者が受ける手術に関する内容である**手術部位・手術体位**などの情報を重ねて，術後の呼吸器系の状態を予測します。その結果から，「RC：**無気肺，肺炎**」に対する看護援助を組み立てていきます。

1 個体の内部環境が呼吸器系への反応に影響する

　呼吸器系に影響する患者の内部環境である身体内部の状態には，**年齢，呼吸機能，喫煙歴，肥満，口腔衛生状況**などがあります。

▶年齢

　加齢に伴う呼吸器系の影響は，①気道の弾性線維の減少によって弾性収縮力が低下し，気道が虚脱・閉塞しやすくなります。②肋軟骨の骨化や呼吸筋の萎縮などにより胸壁が硬く広がりにくくなり，コンプライアンスが低下します。すなわち，全肺気量が変化せずに残気量が増加するため肺活量が減少します。③肺実質の弾性収縮力の低下，呼吸筋力の減弱によって一秒量や一秒率が減少します[9]。④気道の粘液線毛運動が低下したり，咳嗽反射の低下もみられます。

▶呼吸機能

　呼吸機能について，換気機能検査，ガス交換機能検査，胸部 X 線検査などから「RC：無気肺，肺炎」のリスクを判断します。

①**換気機能検査**(スパイロメトリー)：換気機能は，**％肺活量(％VC)**と**一秒率**(FEV_1**％**，もしくは FEV_1/FVC)の値で判断します(図3-9)。

　肺活量は，安静換気後，ゆっくり最大吸気位から最大呼気位まで呼出したときの気量変化をスパイロメータを用いて計測したものをいい[10]，予備吸気量，1回呼吸量，予備呼気量の総和を示します。性，年齢，身長から求めた予測値に対する肺活量(VC)の割合を％肺活量(％VC)といいます[10]。努力肺活量は，数回の安静換気後に最大吸気位から最大呼気位まで一気に呼出したときの気量変化をいいます[10]。一秒量(FEV_1)は，最大吸気位から最大限の努力で呼出したときの開始

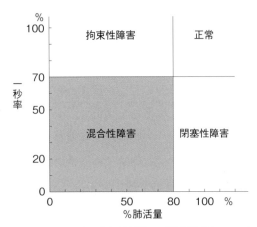

- %肺活量（% VC；% Vital capacity）＝実測肺活量 ÷ 予測肺活量 ×100（%）
  正常≧80%＞拘束性障害
- 一秒率〔FEV$_1$%（G）；forced expiratory volume in 1.0 second %〕＝一秒量（FEV$_1$）÷ 努力性肺活量（FVC）×100（%）
  正常≧70%＞閉塞性障害

図 3-9　呼吸機能検査（換気機能）

から 1 秒間に呼出した気量をいい，努力肺活量（FVC）に対する一秒量の割合をゲンスラー（Gaensler, E. A.）の一秒率〔FEV$_1$%（G）〕といいます。これに対して肺活量（VC）に対する一秒量の割合をティフノー（Tiffeneau, R.）の一秒率〔FEV$_1$%（T）〕といいます。一般的には一秒率〔FEV$_1$%（G）〕を用いることが多いです[10]。

　%VC が 80% 未満であれば**拘束性障害**，FEV$_1$% が 70% 未満であれば**閉塞性障害**，%VC が 80% 未満かつ FEV$_1$% が 70% 未満である場合を**混合性障害**として判断します。言い換えれば，拘束性障害は全肺気量と肺活量の減少の障害であり，肺腫瘍，間質性肺炎，肺水腫などが代表疾患です。閉塞性障害は呼気流量の低下の障害であり，肺気腫，慢性気管支炎，気管支喘息などが代表疾患です。

②**ガス交換機能検査**（動脈血ガス分析）：**表 3-1** に示す Pao$_2$，Paco$_2$，Sao$_2$ などの値をみることで酸素化・換気障害の有無や程度を判断します。Pao$_2$ は加齢の影響を受けるため，**表 3-1** の欄外に示した**予測式の値**[11]から分析します。

③**胸部 X 線検査**：術前に異常陰影の有無，透過性の亢進などを判断するために撮影されます。

④**呼吸器系フィジカル・アセスメント**：慢性閉塞性肺疾患，喘息などの呼吸器系疾患の既往，喫煙歴，咳や痰，呼吸困難などの症状を問診，呼吸数，胸郭の動きなどを視診，胸郭の拡張などを触診，呼吸音を聴診して呼吸機能に問題がないかをアセスメントします。

表 3-1　動脈血ガス分析の基準値(空気呼吸時)

	略語	基準値	指標
水素イオン指数	pH	7.35〜7.45	
動脈血酸素分圧	Pao_2	80〜100 mmHg	酸素化能の指標
動脈血二酸化炭素分圧	$Paco_2$	36〜44 mmHg	換気能の指標
重炭酸イオン濃度	HCO_3^-	22〜26 mmol/L	
塩基過剰	BE	−2〜+2 mmol/L	
動脈血酸素飽和度	Sao_2	96〜100%	酸素化能の指標

予測式 [11]　Pao_2(座位)＝ 100 − 0.3 ×年齢 mmHg, Pao_2(仰臥位)＝ 100 − 0.4 ×年齢 mmHg

▶喫煙歴

　タバコの煙に含まれる一酸化炭素(CO)，ニコチン，タールなどの成分は，呼吸器系に影響を与えます。CO は酸素とヘモグロビン(Hb)との結合を阻害し，血液の酸素含有量を低下させます。ニコチンは，気道の分泌を増加させ，気管支を収縮させます。タールなどは気管を収縮させ，気道の易刺激性を高めるとともに気道の線毛運動を抑制します。

　喫煙者は，非喫煙者と比べると術後呼吸器合併症の発症のリスクは 1.73 倍[12]と報告されています。日本麻酔科学会では予定手術では**術前 4 週間以上の禁煙**期間をもつことを推奨しています[13]。

▶肥満

　肥満の患者が仰臥位をとると，腹部脂肪によって腹腔内圧が上昇し，横隔膜が押し上げられ，その程度が著しいと**拘束性障害**をきたします。肥満の程度は，**BMI(body mass index)＝体重(kg)÷身長(m)^2** の計算式で算出して判断します。日本肥満学会の分類では，BMI 25.0 kg/m^2 以上を肥満と判定します。

▶口腔衛生状況

　歯周病などの歯科疾患を有する患者や口腔衛生状況が不良である患者では，口腔・咽頭細菌叢が増加した状態にあります。また，加齢による唾液分泌量の減少は，口腔内の自浄作用を低下させ，う蝕や歯周疾患を多発させ，口腔・咽頭細菌叢を増加させます。このような患者では，人工呼吸管理時の気管挿管による誤嚥性肺炎のリスクが高くなります。

　プラークコントロールレコード(Plaque Control Record：PCR)[14]というプラーク(歯垢)の磨き残しを表すプラークスコアを用いて評価されることがあります。プラークスコアは，歯を頰(唇)・舌(口蓋)・近心・遠心の 4 区画に分け，歯垢染色剤を綿球で塗布し，プラークが染め出された歯面数の合計÷検査歯面数× 4

× 100(％)で算出します。プラークスコアは一般的に**20％以下**であれば，よく磨けていると判断されます[14]。

2　個体の内部環境を3つの視点から判断する

　個体の内部環境を分析する際には，**正常性**，**標準性**，**日常性**の3つの視点で分析し，その結果を総合的に判断することが必要です。

▶ 正常性

　検査データなどが基準値の範囲内かを分析します。たとえば，**図3-10**の事例Aの%VC は82％であり，換気機能障害の型判定の基準値以上ですが，FEV_1%は66％であり閉塞性障害が疑われます。動脈血ガス分析値を**表3-1**の基準値と比較すると Pao_2，$Paco_2$，Sao_2 は基準値の範囲内であり，酸素化・換気に問題がないと判断できます。BMIについては，$50(kg) \div 1.44(m)^2 = 24.1\ kg/m^2$ となり，肥満度分類では普通体重であると判断できます。

▶ 標準性

　成長・発達に応じた標準値であるかどうかを分析します。たとえば，動脈血酸素分圧(Pao_2)値は加齢の影響を受けます。事例Aを**表3-1**の欄外に示した**予測式 Pao_2(座位)＝ 100 － 0.3 ×年齢(mmHg)** に当てはめると，$Pao_2 = 100 - 0.3 \times 78$ 歳 ＝ 76.6 mmHg となります。事例Aの実測値 Pao_2 82.7 mmHg は予測式より高く，年齢の影響を受けていないと判断できます。

▶ 日常性

　患者の日常と同じであるかどうかを分析します。たとえば，術前の呼吸状態について問診，視診，触診，聴診を行い，その結果を分析します。まず，気管支喘息などの麻酔に影響する呼吸器系の既往歴，咳・痰，呼吸困難(**表3-2**の**ヒュー・ジョーンズの呼吸困難分類**で評価)などの症状，喫煙歴などを問診します。呼吸様式，呼吸数，胸郭の動きなどを視診し，胸郭の動きにおいては触診も行い，拡張の程度を観察します。なお，拘束性障害では胸郭の拡張が十分でないことがあります。横隔膜の動きの範囲について打診し，胸部前面，背面を聴診し，正常呼吸音かどうかを観察，判断します。そうすることで，術後の呼吸状態をアセスメントする際，術前と比較して，胸郭の運動や呼吸音が弱くないかなどを判断できます。

事例A	
患者：78歳　女性　身長144cm　体重50kg 医学的診断：胃がん 既往歴：70歳 術前の口腔・呼吸のフィジカル・アセスメント 　部分義歯があり，動揺歯はない。歯肉の腫脹，出血はない。 　呼吸回数(R)18～20/分，胸式呼吸，触診にて胸郭の動き左右差なく，良好である。呼吸音は前面，背面ともに左右差なく清明である。 口腔衛生状況：プラークコントロールレコード（PCR)25% 喫煙歴：なし 術前の検査結果 **心電図**：心室性期外収縮 **腎機能**：eGFR 81.7mL/分/1.73m^2 **止血機能**：Plt 20.5×10^4/μL　APTT 26.5秒　PT 11.2秒 **呼吸機能**：%VC 82%　FEV$_1$%(G) 66%　Pao$_2$ 82.7mmHg，Paco$_2$ 37.1mmHg，Sao$_2$ 95.4% 手術 **手術日**：7月13日 **手術時間**：9：50～12：50(3時間) **手術体位**：仰臥位 **術式**：胃全摘術(Roux-en-Y法)，リンパ節郭清	麻酔：全身麻酔(GOS)，硬膜外麻酔(T 7/8) 術中経過：手術開始時に血圧(BP)が80/45mmHgとなり，β刺激薬(エフェドリン塩酸塩)を使用し，その後110～140/60～90mmHgで経過する。脈拍(P)は60～80回/分前後で経過する。術中出血量は130gであり，輸血はしていない。 手術直後の経過から術後第3病日 　覚醒良好でICUへ入室する。帰室後すぐに胃管が抜去された。BP 110～122/72～88mmHg，P 78～88回/分であった。経鼻カニューレで酸素4L/分吸入し，Pao$_2$：144.0mmHg，Paco$_2$：40.2mmHg，Sao$_2$：100.0%であった。 　術後第1病日には創部痛が強く，座位になることまでしかできなかった。胸部X線検査で左下葉後肺底区(S^{10})に無気肺の所見あり，経鼻カニューレで酸素2L/分を施行した。術後第2病日には病室内を歩行することができ，術後第3病日の12時に膀胱留置カテーテルを抜去し，昼間に3回，病棟のトイレまで歩いて排尿できた。局所麻酔薬の硬膜外持続注入，アセトアミノフェンの定期投与によって疼痛コントロールがなされていたが，創部痛が軽減し，術後第4病日の午後に硬膜外チューブは抜去された。胸部X線検査で左下葉肺底区(S^{10})の無気肺の所見が改善されていた。

月/日 (ope病日)	7/14 (OPE 1)	7/15 (OPE 2)	7/16 (OPE 3)
胸部X線検査	左下葉(S^{10})無気肺	左下葉(S^{10})無気肺	左下葉無気肺軽減
酸素療法	2L/分	1L/分	中止
BP(mmHg)	118～130/78～80	112～126/70～84	120～126/74～76
P(回/分)	78～84	70～80	68～76
T(℃)	36.9～37.8	36.3～37.7	37.0～37.4
R(回/分)	18～23	16～22	18～21
Spo$_2$(%)	96～98(酸素吸入中)	95～97(酸素吸入中)	95(空気下)
呼吸音	左下肺呼吸音減弱または消失	左下肺呼吸音減弱	左下肺呼吸音，前日よりは強く聴こえる
痰の性状	透明粘稠	透明粘稠	透明粘稠

図3-10　事例A

表3-2　ヒュー・ジョーンズ(Hugh-Jones)の呼吸困難分類

Ⅰ度：同年齢の健常者と同様の労作ができる。歩行，階段の昇降も健常者なみにできる。
Ⅱ度：平地では同年齢の健常者と同様に歩行できるが，坂，階段歩行は健常者なみにはできない。
Ⅲ度：平地でさえ健常者なみに歩けないが自分のペースでなら1.6km以上歩ける。
Ⅳ度：休みながらでなければ50m以上歩けない。
Ⅴ度：会話，衣服の着脱にも息切れがする。息切れのため，外出ができない。

3 手術内容が呼吸器系への反応に影響する

　呼吸器系に影響する手術に関する内容には，**手術部位，手術体位，手術時間，腹腔鏡下手術**などがあります。

▶手術部位

　四肢の手術＜下腹部手術＜上腹部手術＜胸部手術の順に術後呼吸器合併症の発生率が高くなるといわれています。すなわち，開胸による肺の虚脱と手術侵襲による横隔膜機能の低下が術後呼吸器合併症の一因であると考えられます。

▶手術体位

　呼吸に特に影響する体位は砕石位(図9-1，➡ 178 ページ)であり，下肢の挙上・屈曲に伴い腹腔内臓器が押し上げられ，腹圧が上昇し，横隔膜の運動が抑制され，座位の換気量を 100％とすると 82％まで減少します。仰臥位では，腹腔内臓器によって横隔膜が押し上げられ，換気量が 90％まで減少します。側臥位では，下側の肺が心臓や腹腔内臓器によって圧迫され，換気量が 80〜90％まで減少します[15]。

▶手術時間

　術中，長時間同一体位でいると血液・間質液が重力の影響で下方に集まり，一方で換気量が減少し，換気-血流比不均衡となり肺の酸素化能は低下します。このような**下側肺障害**は仰臥位であれば背面に広がります。手術時間が短ければ影響が少ないですが，手術時間が **3 時間**を超える場合は，そうでない場合と比較すると呼吸器合併症が 2.26 倍起こりやすいという報告があります[16]。

▶腹腔鏡下手術

　腹腔鏡下手術では，二酸化炭素(炭酸ガス)を用いて気腹(腹腔内にガスを充満させる)を起こさせ，腹腔内に空間を作ります。気腹に用いられたガスは，腹膜から血中に吸収され，高二酸化炭素血症となることがあります。また，その気腹や頭低位である術中の体位によって横隔膜が頭側に移動しその動きが制限され，換気が減少します。術後に横隔膜の偏位はすぐに戻らないため換気量や換気回数を増やす必要があります。

4　呼吸器系への影響を総合的に判断する

　事例 A（図 3-10，➡ 55 ページ）について，術後呼吸器合併症に対するリスクがどの程度あるのかを総合して判断していきます。内部環境として，呼吸機能は肥満の影響はなく，高齢ではありますが，術前の動脈血ガス分析値は基準値の範囲内であり，呼吸器系のフィジカル・アセスメントの所見に問題はありません。ただし，FEV$_1$%（G）が 70% 未満で閉塞性障害が疑われ，術後の換気障害を助長するリスクがあります。歯垢の磨き残しを示す PCR が 25% のため，磨き残しがやや多く，口腔・咽頭細菌叢が増加するリスクがあります。

　加えて，手術内容では手術部位が胃であるため，手術時に横隔膜への侵襲が予測され，換気量減少のリスクが考えられます。また，3 時間の仰臥位の手術体位や術後の循環動態が安定するまでの安静によって下側肺の換気が減少し，換気-血流比不均衡となるリスクが高いと考えられます。

　喫煙歴がないため，気道内分泌物は増加しませんが，加齢のために喀出力が低下していると，術後の粘稠化した分泌物が貯留しやすいと考えられます。

5　術前における呼吸器系への援助

　手術が決定されたあとすぐに，**口腔衛生状況**の確認と改善のために，歯科を受診することを促し，う蝕・動揺歯・歯周病などの歯科疾患などがあれば治療するとともに口腔衛生指導を受けるよう指導します。

　呼吸器系の機能を高めるために，**腹式深呼吸，口すぼめ呼吸，咳嗽，仰臥位での含嗽，体位変換，器具を使用した呼吸訓練**を行います。ここで，特に留意することは，スパイロメトリの結果に応じた呼吸訓練を行うことです。%VC が 80% 未満の**拘束性障害**では，インセンティブ・スパイロメトリ（コーチ 2®，➡ 205 ページ）などの**吸気**訓練器を用いて呼吸訓練を行い，換気量が増加するように練習します。FEV$_1$% が 70% 未満の**閉塞性障害**では，**呼気**を意識した呼吸練習を行い，呼気量が増加するように練習します。閉塞性障害がある場合に吸気訓練器を用いて訓練を行っている場面をみかけますが，かえって閉塞性障害を悪化させますので留意してください。

　事例 A は閉塞性障害があるため，呼気訓練を計画します。また，術後換気障害のリスクが高いため，吸気時に腹部を膨らませることで横隔膜を引き下げ，可動域を増大させ，肺を拡張させる腹式深呼吸訓練を行います。開腹手術の際に腹部に傷ができ，腹式呼吸を行うと創部痛が生じるため，胸式呼吸を練習している

場面をみかけますが，硬膜外麻酔によって疼痛がコントロールされるため，開腹手術であっても腹式呼吸訓練を行います。ただし，腹式呼吸がうまくできない場合は，胸式呼吸でもよいと考えます。その人にとって換気が効率よくできることが重要です。腹式呼吸の評価は，視診だけではなく触診を行い，胸郭の拡張が増大しているかも評価します。

　喫煙歴がある患者は，手術療法が決まったらすぐに，術後呼吸器合併症の予防のため4週間以上の**禁煙指導**[13]を行います。

6　術後の呼吸器系への影響を判断する

　「RC：無気肺，肺炎」に対する**看護計画**（表3-3）の O-Plan に示した観察項目を観察し，基準値の範囲内か否か，正常所見か否か，また術前と比較してどうかを判断します。術後は下側肺が換気障害となりやすいため，**図3-11**（➡ 60 ページ）に示した肺下葉の S^6（**上下葉区**），S^9（**外側肺底区**），S^{10}（**後肺底区**）の**呼吸音**を聴診します。特に S^{10} の呼吸音は必ず聴診し，術前の呼吸音と比較して判断し，さらに副雑音や呼吸音の消失がないかを判断します。仰臥位であっても，ベッドを片手で押し下げて，背部とベッドの間に聴診器を入れて聴診します。側臥位になった際も肺下葉を聴診する機会になります。

　酸素化能の指標である**経皮的酸素飽和度（Spo_2）**の値を判断する際に留意すべき点は，**図3-12**[17]（➡ 60 ページ）に示したように酸素解離曲線で，体温，pH，$Paco_2$ の値によって Spo_2 が左方ないし右方へ移動することです。体温低下，pH上昇，$Paco_2$ 低下時には，体温 37℃，pH7.40 の条件のときより Spo_2 値が高い値を示します。

　また，酸素療法中などで Pao_2 が 100 mmHg 以上となっても，Spo_2 は 100％以上になることはないため，Spo_2 の変化を把握できません。その場合に酸素吸入療法の効果や酸素化効率を判断するには，**表3-4**[18]（➡ 61 ページ）に示した**Pao_2/Fio_2 比（P/F 比）**を用います。これは動脈血酸素分圧値 Pao_2 と吸入気酸素濃度 Fio_2 がわかれば計算できます。事例 A にて鼻カニューレ4 L/分の酸素が投与された際の P/F 比を求めるために，**表3-5**[19]（➡ 61 ページ）の鼻カニューレ4 L/分の吸入気酸素濃度をみると，36％［鼻カニューレの Fio_2（％）の計算式から，20＋4×4 L/分＝36］です。Pao_2 144（mmHg）÷ Fio_2 0.36 ＝ 400 で酸素化効率がよいと判断します。

表 3-3　RC：無気肺，肺炎に対する看護計画

目標　手術後 2 日までに無気肺・肺炎を起こさない

1. 呼吸音が清明である
2. パルスオキシメータの測定による SpO_2 が 96〜100%（患者の術前値を参照すること）である
3. 胸部 X 線検査の結果で肺野に異常陰影がない
4. 空気下で動脈血ガス分析値において PaO_2 80 mmHg 以上，$PaCO_2$ 36〜44 mmHg，SaO_2 が 96〜100%（患者の術前値を参照すること）である。酸素療法中は，P/F 比（$PaO_2 \div FIO_2$）が 400〜500 である

看護計画

[O-Plan]

1. 呼吸状態を観察し，異常を早期に発見する
   手術直後 1 時間は 15 分間隔，その後 1 時間は 30 分間隔，安定すれば 1 時間ごとに測定する
   術後第 1 病日は状態に応じて 2〜4 時間ごとに測定する
   1) 舌根沈下，喘鳴の有無（手術直後には特に注意する）
   2) 呼吸の視診：呼吸様式，数，胸郭の動きの左右差・深さ
   3) 呼吸の聴診：呼吸音の聴取（特に背面の後肺底区は必ず行う）
   4) 呼吸の触診：胸郭の動きの左右差・拡張範囲
   5) 痰の喀出状況，痰の性状
   6) パルスオキシメータによる経皮的酸素飽和度 SpO_2
   7) 指示された酸素吸入の流量，濃度
   8) 疼痛の有無・程度・場所，表情，硬膜外チューブから持続的に鎮痛薬が投与されているかを確認する
   9) 異常所見
      無気肺：呼吸音の減少あるいは消失，胸部 X 線検査：無気肺があると肺野が白くなるなど
      呼吸不全：PaO_2 60 mmHg 以下，$PaCO_2$ 45 mmHg 以上，呼吸困難，チアノーゼ，呼吸数増加など
   10) 検査データ：動脈血ガス分析値（PaO_2，$PaCO_2$，SaO_2，pH），胸部 X 線検査，白血球数，CRP など
   11) 体温（発熱と悪寒）
   12) 開胸術後は，胸腔ドレーンからの排液量，エアリークの有無，呼吸性移動，吸引圧など
2. 患者の深呼吸，体位変換，ハッフィング，咳嗽などの実施状況
3. 超音波ネブライザー，体位排痰法，スクイージングを行った効果

[T-Plan]

1. 手術直後は気道確保のために枕を使用しない。舌根沈下がある場合，用手的に気道確保を行う
2. 口腔内をブラッシングや含嗽によって清潔にする
3. 換気を促す援助を行う
   1) 指示された流量・濃度で酸素吸入を行う
   2) 術後は 15 度上半身挙上のファウラー位とし，循環動態安定後 2 時間ごとに体位変換を行う
   3) 腹式深呼吸，口すぼめ呼吸を 2 時間ごとに促す。一度に 5 回程度行う
   4) 指示された安静度の範囲で離床をすすめる
4. 気道内清浄化をはかる援助を行う
   呼吸音を聴診し，分泌物の貯留部位に応じて体位排痰法，スクイージングを行う
   1) 超音波ネブライザーを 1 日 4 回行う
   2) 分泌物のある気管支を上にした体位（排痰体位）を 10〜20 分とらせる
   3) 分泌物のある気管支に対してスクイージングを行う
   4) ハッフィング，咳嗽で痰を喀出する
   それでも喀出できない場合は，経鼻・経口的吸引を行う
5. 術後の疼痛を緩和する援助を行う
   1) マッサージなどによってリラクセーションをはかる
   2) 疼痛時の医師の指示に従う
6. 発熱が生じたら冷却処置（氷枕・氷のう）を行う
7. 開胸術後は，胸腔ドレーンの管理を行う

[E-Plan]

1. 無気肺・肺炎の予防のために術前訓練を行う
   1) 腹式深呼吸，口すぼめ呼吸，体位変換の方法，ハッフィング，咳嗽，仰臥位での含嗽を術後にできるように術前から患者に指導する
   2) スパイロメトリーで，拘束性障害（%VC：80% 以下），閉塞性障害 [FEV_1%（G）：70% 以下] と判断されたとき，胸部・上腹部の手術の予定時には，器具による呼吸訓練を術前に行う
   3) 手術が決まり次第禁煙指導する
2. 術後咳嗽時や体位変換時は，創部を保護するように指導する

＊術前の計画は看護診断　#健康自主管理促進準備状態：術前指導プログラム（➡ 199〜200 ページ）に含めてもよい。

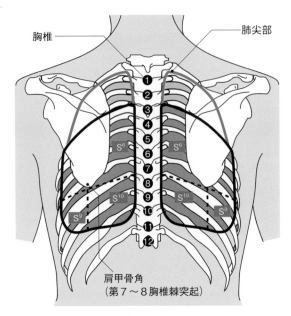

図 3-11　肺下葉の背面における肺区域

図は胸部背面を示し，色線で囲んだ部位は上葉を，黒線で囲んだ部位は下葉を示します。肩甲骨角（第7〜8胸椎棘突起）より下に S^{10}（後肺底区）と S^9（外側肺底区）があり，肩甲骨角より上に S^6（上下葉区）があります。

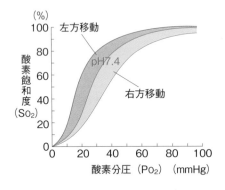

左方移動
● 肺での酸素摂取有利
● 末梢での酸素放出不利
誘因：体温低下，アルカローシス（pH 上昇，P_{CO_2} 低下）など

右方移動
● 肺での酸素摂取不利
● 末梢での酸素放出有利
誘因：体温上昇，アシドーシス（pH 低下，P_{CO_2} 上昇）など

Pa_{O_2} と Sp_{O_2} の関係
Pa_{O_2} 100 mmHg → Sp_{O_2} 98%
Pa_{O_2} 　80 mmHg → Sp_{O_2} 95%
Pa_{O_2} 　60 mmHg → Sp_{O_2} 90%
Pa_{O_2} 　40 mmHg → Sp_{O_2} 75%

注）Sa_{O_2} は動脈血酸素飽和度を示し，Sp_{O_2} は経皮的酸素飽和度を示す。Sa_{O_2} が 75% 以下の場合，Sp_{O_2} は高めに算出される。

図 3-12　酸素解離曲線（酸素飽和度と動脈血酸素分圧の関係）および曲線移動の誘因

表 3-4　酸素吸入療法中における酸素化のアセスメント

酸素化効率の指標	計算式	評価
P/F 比 　P：Pao₂（動脈血酸素分圧） 　F：Fio₂（吸入気酸素濃度）	$Pao_2 \div Fio_2$ （Fio₂ 40%，Pao₂ 180 mmHg の場合 180 mmHg $\div$ 0.4 = 450 となる）	正常値：400～500
治療の目安 [18]	P/F 比　　300 以下	急性呼吸不全
	P/F 比　　300～250	酸素吸入療法
	P/F 比　　200 以下	挿管，人工呼吸器管理

表 3-5　酸素吸入療法における Fio₂（吸入気酸素濃度）

鼻カニューレ*		簡易酸素マスク		リザーバー付き酸素マスク （一方弁がすべてついている場合）	
100%酸素 流量（L/分）	吸入気酸素濃度% （Fio₂）の目安	100%酸素 流量（L/分）	吸入気酸素濃度% （Fio₂）の目安	100%酸素 流量（L/分）	吸入気酸素濃度% （Fio₂）の目安
1	24（0.24）	5～6	40（0.40）	6	60（0.60）
2	28（0.28）	6～7	50（0.50）	7	70（0.70）
3	32（0.32）	7～8	60（0.60）	8	80（0.80）
4	36（0.36）			9	90（0.90）
5	40（0.40）			10	90（0.90）
6	44（0.44）				

*鼻カニューレの Fio₂（%）の計算方法　Fio₂（%）= 20 + 4 ×酸素流量（L/分）
〔日本呼吸ケア・リハビリテーション学会，日本呼吸器学会（編）：酸素療法マニュアル，pp.37-39，50-51，メディカルレビュー社，2017 をもとに作成〕

7　術後における呼吸器系への援助

舌根沈下による気道閉塞に対する援助（表 3-3　T-Plan 1）

　術直後は，麻酔薬や筋弛緩薬によって**舌根沈下**をきたしやすいため，まず**気道確保**が必要です。枕を使用すると舌根沈下を助長させるため，術後は枕を使用しません。舌根沈下があれば，**頭部後屈あご先挙上法**などの用手的気道確保を行います。舌根沈下が続くようであれば，**経口・経鼻エアウェイ**を挿入して気道を確保します。

換気障害に対する予防的援助（表 3-3　T-Plan 3，5）

　術直後は，筋弛緩薬や疼痛による呼吸抑制によって胸郭の動きが不十分となります。疼痛に対しては，硬膜外麻酔からの時間あたりの薬剤量を調節したり，鎮痛薬の投与などによって除痛をはかります。筋弛緩薬による呼吸抑制に対しては，**気道確保**がされているのを確認したうえで，横隔膜が下がり運動がしやすい

ように**15度上半身挙上のファウラー位**にします。視診・触診で胸郭の動きを確認しながら術前に練習した腹式深呼吸を促します。患者にSpO_2の値を見てもらいながら腹式深呼吸を促すと，患者はその効果を実感し，自ら腹式深呼吸を行うようになります。

◉ 酸素化障害に対する予防的援助（表3-3　T-Plan 4, 5）

　術後の酸素化障害の原因には，①**気道内分泌物の貯留**，②**換気-血流比不均衡**などがあります。

▶気道内分泌物の貯留

　気道内分泌物は，全身麻酔の刺激性ガスや気管挿管の機械的刺激によって増加し，乾燥した麻酔ガスによって粘稠化します。さらに，麻酔ガスは気管壁の線毛運動を減退させ，術後の疼痛は横隔膜運動や痰の喀出を妨げるため気道内分泌物が貯留しやすくなります。気道内分泌物の貯留は，呼吸音の聴診で発見できます。しかし，どの部位に分泌物が貯留しているかを確かめなければ効果的なケアへとつなげることができません。

　まず，術後は手術侵襲によって交感神経が優位になっているため唾液の分泌が抑制され，口腔内の自浄作用が低下しています。そのため唾液の分泌を促すとともに口腔内細菌を減少させる**口腔ケア**を行うことが必要です。また，**超音波ネブライザー**を用いて加湿をし，医師の指示による去痰薬の投与を行い，分泌物を軟化させ喀出しやすい状態にします。次に分泌物が貯留している区域を上にする体位をとってもらい，重力を利用して末梢気道にある分泌物を移動させます（**体位排痰法**）。事例Aでは，左下葉後肺底区（S^{10}）に分泌物が貯留していますので，疼痛コントロールがなされ，循環動態が安定していれば腹臥位を10〜20分とることによって分泌物を移動させます。排痰体位にしたあとは，必要時に**スクイージング**を行い，術前に練習した**ハッフィング**や創部を押さえて咳をする方法を促します。自力で分泌物を喀出できない場合は，口腔・鼻腔から吸引します。

　ハッフィングとは，最大吸気のあと，声門と口を開いて一気に「ハーッ」「ハーッ」と強制呼気を2〜3回行い，痰に可動性を与える方法です。また，スクイージングとは，痰のある部位の胸部を呼気時に気管支分岐部に向かって，徒手的に圧迫して肺をしぼり上げることで痰の移動を助ける方法です。

▶換気-血流比不均衡

　術中，術後の下側肺の換気障害に対しては，循環動態が安定したら2時間ご

とに体位変換を行います。体位変換を行う際には，ベッドから **40〜60 度の角度の側臥位** とし，基底面積が広くなるように安楽枕などを用いて体位を整えます。換気を促すために，体位変換後に腹式深呼吸を促すとよいでしょう。

無気肺に対する援助

予防的に援助しても無気肺になった場合，その部位を胸部 X 線写真で確認し，予防的援助と同様に，無気肺の原因である気道内分泌物の貯留や換気-血流比不均衡に対する援助を積極的に行います。

＊　　　　　　　＊　　　　　　　＊

手術・麻酔という侵襲による呼吸器系への影響が大きいことがわかります。そのために，術後に呼吸器系のフィジカル・アセスメント（視診・触診・聴診）を行うことは重要ですが，術前からフィジカル・アセスメントを行うことによって，術後の状態を比較することができます。

呼吸器系の異常は，看護師が呼吸のフィジカル・アセスメントを経時的に行うことで発見することができます。術後の異常を早期に発見することはもちろんのこと，すぐにその異常の状態に応じた換気や酸素化を促すための看護を行うことが必要です。

● 文献
1) 讃岐美智義：麻酔器，野村実(編)：周術期管理ナビゲーション，p.126，医学書院，2014.
2) T. ヘザー・ハードマン，上鶴重美，カミラ・タカオ・ロペス(原書編集)：NANDA-I 看護診断　定義と分類 2021-2023　原著第 12 版，p.463，医学書院，2021.
3) 木村弘：7. 胸部・呼吸器系の症候　無気肺，金澤一郎，永井良三(総編集)：今日の診断指針　第 7 版，pp.343-344，医学書院，2015.
4) ジョン・B・ウエスト，アンドルー・M・ラックス(著)，桑平一郎(訳)：ウエスト呼吸生理学入門　正常肺編第 2 版，pp.127-129，メディカル・サイエンス・インターナショナル，2017.
5) 小井土雄一，吉田竜介，山本保博：酸素投与．救急医学，25(10)：1333-1341，2001.
6) T. ヘザー・ハードマン，上鶴重美，カミラ・タカオ・ロペス(原書編集)：NANDA-I 看護診断　定義と分類 2021-2023　原著第 12 版，p.245，医学書院，2021.
7) リンダ J. カルペニート(著)，黒江ゆり子(監訳)：看護診断ハンドブック　第 12 版，pp.850-851，医学書院，2023.
8) 一柳美稚子，鎌倉やよい，木場朋子ほか：術後呼吸器合併症発生に関する体位変換の影響，愛知県立看護短期大学雑誌，25：13-22，1993.
9) 小林一貴，横手幸太郎：老化の影響を知る　外科医が知っておくべき正常の老化現象，臨床外科，67(9)：1098-1102，2012.
10) 千田雅之：各論第 4 章気管・気管支および肺，2 呼吸生理，北川正剛，坂井義治(監修)：標準外科学　第 16 版，p.320，医学書院，2022.
11) 櫻林郁之助(監修)：今日の臨床検査 2021-2022．pp.293-294，南江堂，2021.
12) Grønkjær M, Eliasen M, Skov-Ettrup LS, et al. Preoperative smoking status and postoperative complications：a systematic review and meta-analysis, Ann Surg, 259(1)：52-71, 2014.
13) 日本麻酔科学会　周術期禁煙ガイドラインワーキンググループ(編)：周術期禁煙プラクティカル

ガイド，p.7，13-14，2021.
https://anesth.or.jp/files/pdf/kinen-practical-guide_20210928.pdf（2022年11月22日アクセス）
14）中垣晴男，神原正樹，石崎敦則ほか（編）：臨床家のための口腔衛生学改訂5版，p.211，永末書店，2012.
15）日本手術看護学会（編）：手術看護基準改訂2版，p.61，メディカ出版，2005.
16）Smetana GW, Lawrence VA, et al：Preoperative pulmonary risk stratification for non-cardiothoracic surgery：systematic review for the American college of Physicians, Ann Internal Med, 144(8)：581-595, 2006.
17）瀧浪將典：酸素療法と機械的人工換気．矢永勝彦，高橋則子（編）：系統看護学講座別巻臨床外科看護学総論第11版，pp.101-105，医学書院，2017.
18）窪田達也：呼吸の仕組みと呼吸不全，窪田達也（編）：最新人工呼吸ケア，p.11，メヂカルフレンド社，2001.
19）日本呼吸ケア・リハビリテーション学会，日本呼吸器学会（編）：酸素療法マニュアル，pp.37-39，50-51，メディカルレビュー社，2017.

第 4 章

消化器系への影響と看護

A 手術侵襲の影響を知る

1 共通する変化に個別の情報を重ねる

　消化器系への手術侵襲の影響と看護においても，前章までの循環器系・呼吸器系への手術侵襲の影響と同様に，手術によって必然的に引き起こされる**生体反応**を軸に，患者**個別の情報**を重ね合わせて，術後の状態を予測していきます。個別の情報とは，「患者が受ける手術に関する内容」と「患者の身体内部の状態」です。

　消化器系では，全身麻酔に関する情報として「麻酔方法，麻酔時間，麻酔薬など」，手術に関する情報として「手術部位，疼痛など」，患者に関する情報として「年齢，栄養・電解質の状態，術前の排便状態，開腹術の既往など」があります。これらの情報を重ねて，術後患者の消化器系の状態を予測します。このようなプロセスを経て，術後の看護診断，介入方法を検討し，術前から術後までを見通した個別のケアを提供することができます。

2 腸管の神経支配を理解する

　全身麻酔や手術が腸管にどのように影響するのかを理解するために，まずは腸管の運動と神経支配を理解しましょう。

　腸管運動には，**分節運動**を主とする律動性収縮と**蠕動運動**があり，これらの運動によって腸内容が口側から肛門側へ移動します。小腸の輪状筋は，腸内容によって拡張された部分の口側が収縮するのに対し，肛門側は弛緩する反射(**ベイリス・スターリングの腸の法則**)があります[1]。その収縮が肛門側へ向かって移動することによって蠕動運動は生じます(図 4-1)。

　腸管運動は**自律神経の支配**を受け，副交感神経が刺激されることによって促進され，交感神経刺激によって抑制されます。さらに，輪筋層と縦筋層の間にある**筋層間神経叢(アウエルバッハ神経叢)**と粘膜下組織の全域に広がる**粘膜下神経叢(マイスナー神経叢)**に支配されています。前者は副交感神経性，後者は交感神経性とされていますが，両神経叢は線維で互いに連絡されているため，明確に区分

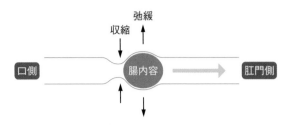

図4-1　小腸の蠕動運動(ベイリス・スターリングの腸の法則)

することは困難です。

　これらの神経叢に麻酔をすると，蠕動波は両側性に伝播してしまい，前述した腸の法則はみられなくなります。一方，迷走神経が切断されても小腸の蠕動は生じます。そのため，腸管自体が**自動能**を有しており，これは腸管に分布するこれらの神経叢が腸管の自動能を調節していると考えられています。

3　術後には腸管運動が一過性に停止する

　全身麻酔による術後には，腸管運動が停止して排ガスがみられなくなります。この状態を**術後腸管麻痺**と称し，通常48〜72時間以内に次第に回復していく一過性の現象であるために，**生理的腸管麻痺**とも呼ばれています。この原因の詳細は明らかにされていませんが，手術による侵襲ストレス，麻酔，腹腔内への機械的刺激などが影響していると考えられています。ここでは，手術侵襲・全身麻酔による影響と，開腹術による影響について述べていきます。

手術侵襲・全身麻酔による影響を理解する

　第1章において，ムーア(Moore, F. D.)が術後の回復過程を**第Ⅰ相(傷害期)**，**第Ⅱ相(転換期)**，**第Ⅲ相(筋力回復期)**，**第Ⅳ相(脂肪蓄積期)**に分類したことを紹介しました(➡ 2ページ)。この分類は神経・内分泌反応(古典的反応)が中心ですが，臨床所見をみると，第Ⅰ相では腸蠕動が停止し，第Ⅱ相では排ガスがみられることが報告されています[2]。

　全身麻酔の目的の1つは神経・内分泌反応を抑制することであり，鎮静・鎮痛・筋弛緩・有害反射の消失の4つの条件を満たすように麻酔が行われます。吸入麻酔，静脈麻酔に加え，硬膜外麻酔が併用されると，侵害刺激が視床下部に伝達されないため，反応をさらに抑制することができるとされています。しかし，前述したように，腸管の自動能に関与する**筋層間神経叢と粘膜下神経叢**が麻

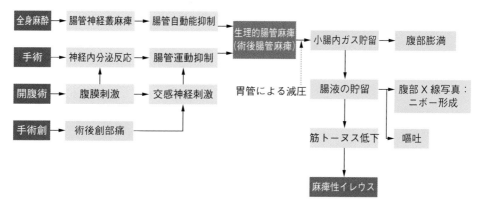

図4-2　開腹術後の腸管運動

酔をされると，腸管の蠕動運動が消失することになります。

　手術侵襲による侵害刺激は視床下部に伝達されて神経・内分泌反応を引き起こし，脳下垂体が刺激されるほかに，脊髄交感神経が刺激されます。この神経・内分泌反応が腸管運動の停止に影響し，この反応を抑制するための麻酔が腸管の自動能を抑制することに影響しているようです（図4-2）。

開腹術・腸管への侵襲による影響を理解する

　生理的腸管麻痺はすべての術後に起こりうるといえますが，消化管に侵襲が加わらない術式であれば，大きな問題とはなりません。一方，開腹術後は腸管麻痺を避けることができません。図4-2に，開腹術後の腸管運動の変化について示します。開腹に伴う腹膜刺激では，反射によって交感神経が刺激され，その結果，腸管運動が抑制されます。

　開腹術のなかでも，侵襲が大きい手術，直接的に腸管に吻合や剥離などの侵襲が加えられた手術では，生理的腸管麻痺が比較的長く続きます。通常生理的腸管麻痺は，小腸で0〜24時間，胃で24〜48時間，結腸で48〜72時間程度と考えられています[3]。また，この生体反応は開腹術後の腸管の創傷治癒過程において局所の安静を維持する現象であり，合目的な反応であるとも考えられています。

4　生理的腸管麻痺を前提条件としてとらえる

　全身麻酔による術後には，腸管運動が一過性に停止することを述べてきました。この生理的腸管麻痺が遷延して麻痺性イレウスに進展することがあります。臨床的には，術後に腸管運動が回復し最初の排ガスがみられるまでの期間を生理

表4-1　腸閉塞・イレウスの分類

腸閉塞	単純性(閉塞性)腸閉塞，複雑性(絞扼性)腸閉塞
イレウス	麻痺性イレウス，痙攣性イレウス

的腸管麻痺と呼んでいますが，その期間は手術侵襲の大きさと手術部位によって異なります。一般的には，術後72時間を過ぎても排ガスがなく，腸管の運動麻痺が続く場合に**麻痺性イレウス**と判断されます。

しかし，生理的腸管麻痺の範疇であるのか，遷延した麻痺性イレウスであるのかを，明確に判断することはなかなか困難です。手術侵襲の大きさと患者の状態から生理的腸管麻痺の回復時期を予測して，それよりも遅れている場合に麻痺性イレウスを疑うことになります。その場合，腸壁筋のトーヌス(緊張・復元する力)はさらに低下して腸管は膨満し，運動障害も増悪していきます。

図4-2に示したように，生理的腸管麻痺は手術によって必然的に引き起こされることから前提条件としてとらえ，麻痺性イレウスに進展させないための援助が重要であることがわかります。さらに，これらを引き起こしているか否かを観察して判断できる能力が必要ですから，麻痺性イレウスとはどのような状態であるかを理解しましょう。

5　術後の腸閉塞・イレウスを理解する

腸閉塞は，器質的病変によって腸管の狭窄や閉塞をきたす**腸閉塞**，腸管の運動が機能的に障害を受けて起こる**イレウス**に大別されます(表4-1)。前者は，**単純性(閉塞性)腸閉塞**と**複雑性(絞扼性)腸閉塞**に分類され，後者は**麻痺性イレウス**と**痙攣性イレウス**に分類されます。

術後には，麻痺性イレウスと癒着などによる単純性腸閉塞が生じますから，両

Column　腸閉塞とイレウス

腸閉塞とイレウスは同義語で用いられてきましたが，2015年に発行された『急性腹症診療ガイドライン2015』では，従来の機械的イレウスを腸閉塞として，従来の機能的イレウスをイレウスとして定義しています[1]。

文献
1)　急性腹症診療ガイドライン出版委員会(編)：急性腹症診療ガイドライン2015, p.16, 医学書院, 2015.

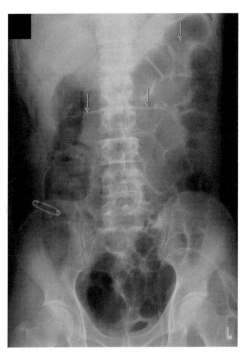

図 4-3　麻痺性イレウス腹部 X 線写真
〔上野淳二：13.消化管・腹部一般，西谷弘，遠藤啓吾，松井修ほか(編)：標準放射線医学　第 7 版，p.340，医学書院，2011 より転載〕

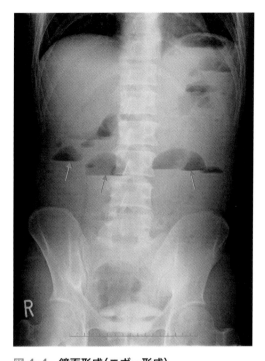

図 4-4　鏡面形成(ニボー形成)
〔鈴木武志，前谷容：腸閉塞(イレウス)，下瀬川徹，渡辺守，木下芳一ほか(編)：専門医のための消化器病学　第 2 版，p.280，医学書院，2013 より転載〕

者について述べていきます。臨床症状など共通点と相違点を十分に理解して，観察できるようになってください。

麻痺性イレウス

消化管には運動機能のほか，消化，吸収，分泌の機能がありますので，麻痺性イレウスに進展するとこれらの機能が障害されることになります。臨床症状としては，**腹部膨満**が観察され，打診によって**鼓音**を聴取することができ，腸雑音を聴診すると**減弱**しているか，まったく聴取できない状態となります。

腹部単純 X 線検査において，早期には胃・小腸・大腸に広く分布するガス像が特徴です(図 4-3)[4]。また，腸管内の液体貯留が少ないため，立位撮影時の**鏡面形成(ニボー形成)**が比較的少ないことも特徴です。鏡面形成とは，貯留した腸管内容物のうち液性成分は下に，気体(ガス)成分は上に移動し，画面上にガス成分が黒く映し出され，かつその境が水平面として描出されることを示します(図 4-4)[5]。

⚫ 腸閉塞

　開腹術後の癒着によって通過障害をきたすと，**単純性(閉塞性)腸閉塞**となります。これが血行障害を伴うと重篤な**複雑性(絞扼性)腸閉塞**となり，腸管壁の壊死の進行によって致死的な病態へ進展しうることを念頭に置かなければなりません。

　単純性(閉塞性)腸閉塞が発生すると，口側腸管は運ばれた内容物によって拡張し，内圧が上昇します。同時に腸管運動は肛門側では低下しますが口側部で活発になり，**有響性の金属音**と表現される特異的な腸音が聴診されることがよく知られています。また，腹部単純Ｘ線検査においては，腸内ガスは閉塞部よりも口側のみに分布し，腸管内の液体貯留が多く，**鏡面形成(ニボー形成)**も多いことが特徴です。

6　個別の情報を重ねる

　ここまで，手術や全身麻酔によって必然的に引き起こされる**生理的腸管麻痺**，そこから進展して問題となる**麻痺性イレウス**について述べてきました。これに，患者個別の情報である「手術に関する内容」と「身体内部の状態」を重ね合わせていきます。

　「手術部位」として，**開腹術**では腹膜刺激によって交感神経が刺激され腸管運動が抑制されるため麻痺性イレウスのリスクが高くなります。また，「身体内部の状態」として，**年齢，低蛋白血症，低カリウム血症，腸管内容の残留，開腹術の既往**などは腸管運動を低下させるため，麻痺性イレウスのリスクを高めます。詳細については次節で述べます。

7　共同問題「RC：麻痺性イレウス」

　麻酔による影響，手術部位による影響を中心に消化器系の変化として，腸管運動への影響について述べてきました。生理的腸管麻痺が遷延したとき，麻痺性イレウスとしてとらえることになります。なお，これらの NANDA-I 看護診断名として，まずは「消化管運動機能障害リスク状態」[注)6)]を検討しましたが，定義に消化管の蠕動運動の亢進が含まれ，術後の腸管運動の状態を的確に表現していま

注：「消化管の蠕動運動の亢進，減弱，無効，または欠如が起こりやすく，健康を損なうおそれのある状態」と定義されている。

せんでした。また，危険因子を確認すると「ストレッサー（ストレス要因）」などが，関連する状態に「治療計画」がありましたが，麻酔等の影響を直接示していないため，「消化管運動機能障害リスク状態」の看護診断を行うことは適切ではないとの結論に至りました。そのため，急性期の問題でもあることから，カルペニートによる共同問題「RC：麻痺性イレウス」[7]を用いて表現します。

図4-2（➡ 67 ページ）に示したように，全身麻酔による術後に生じる変化をたどると，生理的腸管麻痺を経て麻痺性イレウスとなります。生理的腸管麻痺を遷延させないように介入することが必要であると考えられます。

8 術後の変化をふまえて看護を組み立てる

術後には，生理的腸管麻痺として一過性に腸管運動が停止することを前提に考えるため，ここでの目標は「必要最小限の期間で腸管運動が回復すること」です。図4-2 からは，**消化管内の減圧**をはかること，**術後疼痛をコントロール**すること，**緊張を緩和**すること，**腸管運動を促進**することが介入として考えられます。さらに，術後の腸管運動の状態について，観察によって情報を収集することが重要です。

これらは演繹的に引き出された介入ですが，これに基づき看護計画を立案し，実施後に評価し，修正を繰り返すことで，個別のケアが提供されることになります。ただし，どの時期に提供するのが効果的かを検討して，術前と術後のケアについて計画することが必要です。

術前から援助を始める

術後にどのような状態となるのか患者自身がイメージして，術後の状況に対峙できるようになることが重要です。そのためには，術後には胃管が挿入されること，腹部の状態を定期的に観察し聴診を行うことなど，**術後の状態に関する情報を患者に術前から提供**しておくことが必要です。また，**体位変換・離床の練習**が，腸管運動を促進するためでもあることを理解してもらうことも重要です。これらによって，患者は術後経過について，さらには提供される医療・ケアについても見通しを立てることができます。

腸管内の減圧をはかる

まずは，**術前の消化管の状態を把握**しておくことが重要です。つまり，術前の食事内容はどのようであって，普通食をいつまで摂取していたか，低残渣食を摂

取していたのか，あるいは絶食だったのかを把握しておくことが必要です。次に，どのような内容の**腸管前処置**がなされ，その結果の排便はどのようであったかを把握しておきましょう。**低残渣食**とは，腸内での消化吸収されない成分（食物繊維）が少ない食事をいいます。

　次に，術中には胃管が挿入されて管理されますが，消化管に侵襲が加わらない手術では胃管は抜去されて病室へ帰室します。消化管の手術においても，ERAS® プロトコルでは無気肺・肺炎を回避するために麻酔から覚醒する前に胃管を抜去することが推奨されています[8]。胃管が留置されたまま帰室した場合には，**胃管からの排液の量と性状によって腸管運動の回復状況を予測**することができます。黄褐色の排液は胆汁が胃へ逆流していることを示しています。排液が透明になれば，胃液が流れ，蠕動運動が回復していると判断することができます。また，胃管から順調に排液を流出させるために，**サイフォンの原理**[9]を応用して管理します。

◎ 腸管運動に関する患者の情報を収集する

　生理的腸管麻痺の状況をふまえて，腸管の運動，消化，吸収，分泌に関する患者の反応を観察することになります。具体的には，**腹部膨満の状態・悪心の観察，腸蠕動音の聴診**などを実施し，患者の訴えを十分に聴取することが重要です。さらには，**腹部X線検査**の結果を確認することが必要です。

Column　サイフォンの原理

　手術時から術後にかけて留置される胃管は，生理的腸管麻痺によって胃に貯留した分泌液を，連続して流出させるサイフォンの役割を果たします。

　胃に貯留した液面の高さを h_1，排液バッグの液面の高さを h_2 とします。h_1 が h_2 よりも高い位置にあることが条件ですが，貯留した分泌液はいったん h_1 よりも高い位置に自動的に上がって，液面の落差（h_1-h_2）の大きさに比例した勢いで流出します。そのとき，チューブの中は液体で満たされて連続していること，空気が入った中断部分がないことが必要です。

　術後は，図のようにY字管に注射器を接続して管理しますが，①の部分をペアンで止めて，排液バッグ内の液体をチューブ内に引き上げてから，①をはずして②の部分を止めておくと，そのときに胃に貯留している液体が，連続して流出します。

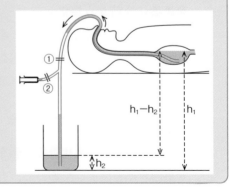

特に，毎日の観察で腸蠕動音の聴診は重要です。生理的腸管麻痺から麻痺性イレウスに進展した場合には腸蠕動音が消失しますが，腸閉塞では金属音のように亢進した蠕動音が聴取されます。何が起こりうるかを念頭に置いて観察することが重要です。

🔍 腸管運動を促進する

生理的腸管麻痺から順調に回復させるために，まずは交感神経への刺激を最小限とするよう，**術後創部痛をコントロール**して患者の緊張を緩和します。次に，腸管への刺激を与えるために，体位変換から**早期離床への援助**を開始します。

また，積極的に刺激を与えるためには腰部の温罨法を行うことがあります。ただし，体温の上昇をきたすため[10]，感染徴候がないことが条件となります。そのため，第一選択とされるケアは早期離床であると考えられます。

B 消化器系への援助を組み立てる

手術侵襲・全身麻酔によって生理的腸管麻痺（術後腸管麻痺）が必然的に引き起こされます。その回復が遅延した麻痺性イレウスについて，具体的な事例をふまえて，手術侵襲・全身麻酔による影響を軸に考えていきます。具体的には，患者の身体内部の状態である**年齢，低栄養・電解質異常，術前の排便状態，開腹術の既往**などの情報と，患者が受ける手術に関する内容である**手術部位，術後疼痛**および**鎮痛薬**などの情報を重ねて，術後の消化器系への影響を予測します。そして，その結果から「**RC：麻痺性イレウス**」に対する看護援助を組み立てていきます。

1 個体の内部環境が消化器系への反応に影響する

消化器系に影響する患者の内部環境である身体内部の状態には，**年齢，低栄養・電解質異常，術前の排便状態，開腹術の既往**などがあります。

▶ 年齢

加齢に伴い，大腸の粘膜上皮から筋層の萎縮が強くなります。また，腸管運動機能の低下がみられ，加齢とともに食物の通過時間が延長します。これは高齢者に便秘傾向が増加することにも影響し，生理的腸管麻痺を助長すると考えられます。

▶低栄養・電解質異常

　麻痺性イレウスの誘因として**低蛋白血症，低カリウム血症**[11]などがあります。低蛋白血症は，**膠質浸透圧**を低下させ，水分を毛細血管内から血管外（細胞外液）へ移動させ，**腸管浮腫**を助長させます。低カリウム血症は，カリウムの働きである神経・筋肉などの細胞の興奮，伝達，収縮が低下するため，腸管運動の低下をきたすと考えられます。

▶術前の排便状態

　便秘，腸管の病変に起因する通過障害などによって腸管が拡張した状態では，生理的腸管麻痺が遅延します[11]。

▶開腹術の既往

　開腹術が2回以上短期間に行われたあとには，初回手術と比較して腸管運動の回復が遅れて，麻痺性イレウスに陥りやすい傾向があります。これは，開腹術を受けると程度の差はあっても必ず腸管漿膜や壁側腹膜が損傷を受け，それを修復するために起きる生体防御反応である**腸管癒着**[12]が関係すると考えられます。つまり，腸管漿膜や壁側腹膜が損傷を受けると，フィブリノゲンが滲出してフィブリン（線維素）が形成され，周囲と線維素性膠着を生じます。これが線維芽細胞の増殖により線維性膠着となり，結合織としての器質化が進んで癒着が完成します[13]。この腸管癒着によって腸管運動が低下すると考えられます。

2 個体の内部環境を3つの視点から判断する

　個体の内部環境を分析する際には，**正常性，標準性，日常性**の3つの視点で分析し，その結果を総合的に判断することが必要です。

▶正常性

　検査データなどが基準値の範囲内か否かを分析します。たとえば，図4-5の事例AはS状結腸がんであるため，注腸造影X線検査などによって腸の通過障害があるかどうかを確認し，排便回数や量を問診し，腹部の状態について視診，聴診，打診，触診を行い，腸管運動などが正常かどうかを分析します。

　注腸造影X線検査では，S状結腸に腫瘍があるものの，狭窄の典型像であるアップルコア徴候（図4-6，➡ 76ページ）[14]はなく，排便回数が3〜4日に1回と少量であり，打診では左側腹部・腸骨窩部に濁音があることから，左側の腸管内に便

事例 A

患者：70歳　女性　身長 152 cm　体重 50 kg
医学的診断：S状結腸がん
既往歴：なし
術前の排便状量：1回/3～4日，少量
術前のフィジカル・アセスメント
　触診にて，腹部全体にソフトで膨満なし。
　打診にて，左側腹部・腸骨窩部に濁音がある。
　それ以外は鼓音である。
　右下腹部にて低音の腸蠕動音が5～6回/分聴取
　できる。
術前の検査結果
注腸造影X線検査：S状結腸に腫瘤あり，アップ
　ルコア徴候なし。
心電図：異常なし。
腎機能：eGFR 105.3 mL/分/1.73 m^2
止血機能：Plt 15.8 × 10^4/μL，APTT 24.4秒，
　PT 11.2秒
呼吸機能：% VC 107%，FEV$_1$%（G）80%
栄養状態：血清総蛋白　8.0 g/dL，Na 140 mEq/L，
　K 4.4 mEq/L，Cl 101 mEq/L
手術
手術日：8月15日

手術時間：10：00～13：00（3時間）
術式：S状結腸切除術
麻酔：全身麻酔（AOS），硬膜外麻酔（T 11/12）
術中経過：術中出血量は25gであり，輸血はして
　いない。BP 100～118/68～76 mmHg，P 72～
　88回/分，T 35.4～36.7℃で推移した。
手術直後の経過から術後第4病日
　覚醒良好で個室へ帰室する。創部痛はオピオイ
ドと局所麻酔薬の硬膜外持続注入によってコント
ロールされた。術後，BP 94～104/60～72 mmHg，
P 86～92回/分，T 36.7～37.8℃，尿量 50～60
mL/時で推移した。
　術後第1病日に，排液 100 mL で胃管が抜去さ
れた。その後は悪心・嘔吐なく，腹部単純X線
写真では小腸ガスが認められた。
　術後第3病日に，排ガスが認められず，腸蠕動
音が弱かった。
　術後第4病日に，軽度の腹痛があり，緑色様の
ものを嘔吐し，胃管が再挿入された。腹部単純
X線写真では，大腸・小腸ガスによる腸管拡張
像が認められた。

月/日（ope 病日）		8/15（OPE）	8/16（OPE1）	8/17（OPE2）	8/18（OPE3）	8/19（OPE4）
実測値	INPUT　輸液	3,900 mL	2,300 mL	2,100 mL	2,100 mL	2,600 mL
	OUTPUT					
	出血量	25 g				
	ドレーンの排液量	30 mL	45 mL	40 mL	20 mL	10 mL
	胃管の排液量	150 mL	100 mL			1,140 mL
	尿量	1,850 mL	1,550 mL	2,800 mL	1,800 mL	900 mL
	嘔吐					500 mL
	合計	2,055 mL	1,695 mL	2,840 mL	1,820 mL	2,550 mL
	水分出納（①実測）	＋1,845 mL	＋605 mL	－740 mL	＋280 mL	＋50 mL
予測値	INPUT　代謝水	177 mL	250 mL	250 mL	250 mL	250 mL
	OUTPUT　不感蒸泄	981 mL	862 mL	862 mL	862 mL	750 mL
	水分出納（②予測）	－804 mL	－612 mL	－612 mL	－612 mL	－500 mL
水分出納（①＋②）		＋1,041 mL	－7 mL	－1,352 mL	－332 mL	－450 mL
累積水分出納		＋1,041 mL	＋1,034 mL	－318 mL	－650 mL	－1,100 mL
腹痛		無	無	無	無	有
嘔吐		無	無	無	無	有
腸蠕動音		無	無	弱	弱	無
排ガス		無	無	無	無	無

水分出納＝ INPUT 合計－ OUTPUT 合計
注）8/16～8/18 の不感蒸泄は，体温が平熱により 1℃上昇したため 15%増加して計算。

図 4-5　事例 A

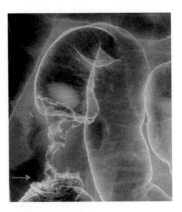

図 4-6　アップルコア徴候
大腸癌によってまるで食べ残したリンゴの芯のように全周性に狭窄
した欠損像を示す。
〔田中信治：第4章　消化管疾患　腸疾患4腫瘍5大腸癌，矢﨑義
雄（監修）：新臨床内科学　第10版デスク判，p.570，医学書院，
2020 より転載〕

の貯留が考えられます。しかし，触診で腹部膨満の所見がなく，腸蠕動音は1分間
に5〜6回低音で聴診されたことから，腸管運動は正常範囲内であると考えます。

▶標準性

　成長・発達に応じた標準値であるかどうかを分析します。たとえば，70歳と
高齢のため，排便回数・量から便秘傾向にあるかどうかを分析します。排便回数
が3〜4日に1回と少量であるため，加齢の影響を受けている可能性があると考
えます。

▶日常性

　その対象の日常と同じであるかどうかを分析します。たとえば，術前の腹部の
状態を視診，聴診，打診，触診した結果を分析します。聴診では腸蠕動音の回数
や強さ，打診ではガスや便の貯留の有無，触診では腹部膨満，圧痛などの有無な
どを診査します。そうすることで，術後の腹部状態として腸蠕動音や腹部膨満の
有無などをアセスメントする際，術前と比較して分析することができます。

3　手術侵襲の大きさが消化器系への反応に影響する

　消化器系に影響する手術に関する内容には，**手術部位，術後疼痛**および**鎮痛薬**
などがあります。

▶手術部位

　開腹術の場合，開腹という外部からの**腹膜刺激**が，反射によって腸管運動の抑制を助長します。さらに，長時間外気にさらされることによる**腸管の乾燥，腸管や腸間膜の過度の牽引**などの手術操作が，腸管運動の抑制を助長すると考えます。通常，生理的腸管麻痺の期間である「48〜72 時間以内」は開腹術後の目安であり，開腹術以外の乳腺・肺の手術では術後第 1 病日に排ガスがみられます。

▶術後疼痛および鎮痛薬

　術後疼痛は**交感神経を興奮**させ，腸管運動を抑制します。さらに，疼痛を軽減するモルヒネなどの**麻薬性鎮痛薬**を大量に長時間投与することによっても，腸管運動が抑制されます。

　硬膜外麻酔が術後疼痛コントロールとして用いられることが多くなっています。硬膜外麻酔は胸椎中央部近傍で行うと交感神経からの遠心線維を部分的にブロックし，副交感神経優位となるため，生理的腸管麻痺からの回復を促進するという報告[15]があります。また，硬膜外麻酔は，麻酔薬・麻薬性鎮痛薬を節減するとともに，術後疼痛を軽減し，早期離床を促すことができます。

4　消化器系への影響を総合的に判断する

　事例 A について，麻痺性イレウスに対するリスクを総合して判断していきます。

　手術・麻酔の影響においては，全身麻酔下で 3 時間の開腹による S 状結腸切除術を施行されることから，全身麻酔，開腹手術による腹膜への機械的刺激によって腸管運動の抑制が助長されます。事例 A が受ける手術では，手術操作が直接 S 状結腸に及び，腸管が露出し乾燥しやすいことによって腸管運動の抑制がさらに助長されます。患者の身体内部の状態として，検査データから低蛋白血症，低カリウム血症はありませんが，70 歳という年齢の影響と S 状結腸がんの病態から便の貯留の可能性があり，術前の腸管前処置が不十分であると麻痺性イレウスのリスクが高くなると考えられます。

5　術前における消化器系への援助

　麻痺性イレウスを予防するために，消化器系に影響する患者の身体内部の状態を，術前から整えることが必要です。年齢と開腹術の既往には介入できませんが，**低栄養・電解質異常**，**術前の排便状態**には介入することができます。

　血清総蛋白，血清電解質などの検査データや摂取カロリーから低栄養・電解質異常と判断された場合には，医師の指示のもと高カロリー輸液や電解質の補正を実施します。経口摂取が可能であれば，高蛋白食品などの摂取を促します。

　そして，**腹部のフィジカル・アセスメント**，便の性状や量などから**排便状態**を観察します。手術部位に応じて低残渣食や禁食の指示がなされ，腸管前処置として下剤，浣腸が指示されます。できるかぎり腸管内容を空虚にしておく必要があり，**下剤や浣腸後の便の性状や量，腹部の状態**を観察することが必要です。腸管に病変があり，通過障害が認められる場合，術前から減圧チューブを留置し，腸管内容を排除しておくことがあります。この際も便の性状や量を観察します。

　ERAS® プロトコルでは，下剤や浣腸などの腸管前処置や術前絶飲食は，電解質異常と脱水の原因となることから，これらの廃止を推奨しています[8]。日本麻酔科学会『術前絶飲食ガイドライン』では，**清澄水の摂取は麻酔導入 2〜3 時間前**まで，人工乳・牛乳の摂取は麻酔導入 6 時間前まで安全とし，固形物の摂取については明確な絶食時間を示していません[16]。医師の指示に従って，腸管前処置の実施，患者が絶飲食を守れるように援助をしていきます。

　事例 A は，低栄養・電解質異常はありませんが，疾患・年齢から便の貯留が考えられるため，腸管前処置後の便の性状や腹部の状態を観察することが必要です。

6 　術後の消化器系への影響を判断する

　表4-2 の O-Plan に示した観察項目を観察し，術後の腸管運動が正常か異常か，また術前と比較して判断します。具体的には，術前と同様に**腹部のフィジカル・アセスメント**を行い，腹部膨満の触診や腸蠕動音の聴診をしていきます。また，腸管の減圧を目的に挿入された**胃管からの排液量と性状**は，腹部の蠕動運動の回復状況を示します。排液が黄褐色の場合は胆汁が胃へ逆流していることを示しています。排液が透明になれば，胃液が流出していることを示し，蠕動運動が回復していると判断することができます。

　国際コンセンサス委員会では，**術後麻痺性イレウス**を，術後第 4 病日に①悪心あるいは嘔吐，②過去 24 時間以上にわたる経口摂取不能状態，③過去 24 時間以上にわたる排ガスの停止，④腹部膨満，⑤腹部 X 線検査での小腸・大腸のガス像のうち 2 つ以上の症候が認められる状態と定義しています[17]。

　さらに**麻痺性イレウス**か，**腸閉塞**かによって介入の方法も変わるため，その鑑別が重要です。鑑別内容を**表 4-3**(➡ 80 ページ)に示し，特徴的な所見を赤字で示しました。双方とも，悪心・嘔吐，腹部膨満などの類似点がありますが，すで

表 4-2　RC：麻痺性イレウスに対する看護計画

目標

1. 術後 48～72 時間までに排ガスがある
2. 腹部単純 X 線写真上に小腸ガス像がない

看護計画

[O-Plan]

1. 術前の排便状況，下剤・浣腸による反応便の観察
2. 腸管の機能を観察し，異常を早期に発見する
   1）腹部の視診：腹部膨満
   2）腹部の聴診：腸蠕動音の強さ，音の高さ，回数
   3）腹部の打診：鼓音，濁音の程度，部位
   4）腹部の触診：腹部膨満，圧痛などの有無
   5）腹部の問診：排ガス・排便の有無，腹部膨満，悪心・嘔吐，腹痛の有無
   6）胃管からの排液量，性状，胃管の固定状態
   7）水分や食事摂取後の悪心・嘔吐，腹痛など
   8）検査データ：腹部単純 X 線写真（小腸ガス像，鏡面形成），血清 Na，血清 K，血清 Cl，血清総蛋白など
3. 疼痛の有無・程度・場所，表情，硬膜外チューブから持続的に鎮痛薬が投与されているかを確認する

[T-Plan]

1. 腸管内圧の減圧をはかる
   1）医師の指示に基づいて，術前の食事制限，腸管前処置（下剤投与，浣腸など）を施行する。
   2）胃管が挿入されている間は，胃管からの排液をサイフォンの原理によって促す。
2. 腸管への機械的刺激を与えることによって腸蠕動を促す
   1）術後循環動態安定後，腸の癒着予防のために 2 時間ごとに許可された範囲内で体位変換（右側臥位→仰臥位→左側臥位）を行う
   2）座位，ベッド上起座位，立位，歩行の順に早期離床を促す
   3）日常生活行動を拡大させ，体動を促進する
   4）術後 72 時間までに腸蠕動音が弱く，排ガスがなく，腹部に炎症所見がない場合，L_4～L_5 間を中心に腰部の温罨法をする
3. 術後の疼痛を緩和する
   1）マッサージなどによってリラクセーションをはかる
   2）体動の拡大を促進する際には，鎮痛薬の最大効果出現時間を考慮して予防的に疼痛緩和を行う
   3）疼痛時には医師の指示に従う

[E-Plan]

1. 術前になされる食事制限，下剤の服用，浣腸などの必要性を説明する
2. 胃管の挿入の目的と必要性を説明する
3. 術前に体位変換，早期離床の必要性を説明する
4. 体位変換，早期離床時には創部を保護し，創痛を軽減させる体の動かし方を説明する
5. 胃管の違和感，鼻腔内の痛みがなく，拘束感が最小限になるように固定をし，体動時にひっぱらないように留意することを説明する

に学習したように腸蠕動音の聴診と腹部単純 X 線写真では相違する所見がみられるため，この情報が鑑別に有用となります。

7　術後における消化器系への援助

　術後の看護としては，生理的腸管麻痺からの回復を促進し麻痺性イレウスを予防するとともに，麻痺性イレウスの早期発見と援助をして，重症化させないこと

表 4-3　麻痺性イレウスと単純性腸閉塞の鑑別

	麻痺性イレウス	単純性腸閉塞
主な原因・誘因	・開腹手術による腹膜への機械的刺激 ・長時間の手術・腸管の露出 ・リンパ節郭清による消化管運動神経の損傷 ・腹膜炎 ・麻薬性鎮痛薬の大量使用 ・低カリウム血症などの電解質異常 ・低蛋白血症 ・長時間の臥床など	・開腹術後の腹腔内癒着(腸管と腸管,腹壁切開創,ドレーン挿入部,手術操作で傷ついた腹壁や臓器の腹膜・漿膜など)による屈曲,ねじれ ・手術時に腹腔内に貯留した血液・リンパ液など
腸管の状態	腸管運動の麻痺による蠕動運動の低下	腸管内腔の狭窄・閉塞
経過	術後の無ガス期から移行する	排ガスの既往を認めることあり
腹痛	軽度の腹痛,持続的	腸蠕動に一致して間欠的,疝痛様(差し込むような痛み)
フィジカル・アセスメント 　視診 　聴診 　打診 　触診	腹部全体に及ぶ腹部膨満 腸蠕動音の消失,減弱 鼓音 腹部膨満,圧痛軽度 腹膜炎が原因である場合は圧痛,筋性防御などの腹膜刺激症状あり	腹部膨満,蠕動不穏[*1] 腸蠕動音の亢進,有響性の金属音(高く響く) 鼓音 腹部膨満,蠕動不穏[*1]
腹部所見	圧痛なし	圧痛あり
腹部単純 X 線写真[*2]	・大腸・小腸のガス像,拡張像 ・立位像と仰臥位像の所見間に差異がない	・大腸ガス欠如 ・小腸の通過障害が多いので,小腸ガス像を認める場合が多い ・立位像と仰臥位像の所見間に差が明瞭 ・立位像には鏡面形成

[*1] 蠕動不穏では,腸管の拡張と蠕動運動を視診・触診できる。
[*2] 正常成人の場合,約 100 mL のガスが胃・結腸内に存在する。腹部単純 X 線写真では,胃泡,小さな十二指腸ガス像,大腸ガス像はみられるが,小腸ガス像はみられない。

が必要です。

　生理的腸管麻痺からの回復を促進する予防的援助の計画を表 **4-2** の T-Plan に示しました。

腸管内圧の減圧をはかるための援助 (表 4-2　T-Plan 1)

　腸管内圧の減圧のために胃管が挿入されますが,ERAS® プロトコルでは開腹術後の比較的早期に胃管を抜く傾向にあります。しかし,胃内容停滞によって起こる悪心などの症状に留意することが必要です。加えて胃管の挿入に伴う不快感や苦痛を軽減するために,固定の工夫や体動時の留意事項を患者に説明することが必要です。

🔵 腸管運動を促進する予防的援助 (表4-2　T-Plan 2)

　腸管運動を促進するため，循環動態安定後すぐ**体位変換**を第一に行います。術後3〜6時間で腸管癒着が完成するため，癒着予防のためにも循環動態安定後すぐに体位変換を行います。その後，指示された安静度をふまえて，**早期離床**への援助を開始します。早期離床を円滑に促すためには，術後疼痛がコントロールされていることが前提になります。

　また，術後72時間以降に炎症所見がなく，腸管運動が低下している場合に，L_{4-5}(第4〜5腰椎)間を中心に**腰部の温罨法**[18]を行います。炎症所見がある，単純性腸閉塞のように腸管運動が亢進しているときに温罨法を行うことは，炎症や腹痛を増強することが考えられるため，援助する際には腹部の聴診などを行い，麻痺性イレウスか単純性腸閉塞かを鑑別することが重要となります。

🔵 術後疼痛への援助 (表4-2　T-Plan 3)

　術後疼痛による交感神経への刺激を最小限とするために，術後疼痛をコントロールして患者の緊張を緩和します。ERAS® プロトコルにおいて，術後イレウスの発生を最小限に抑えるためにオピオイドの投与量を制限し，**多角的(マルチモーダル)鎮痛法**(➡ 126ページ)などを推奨しています[8]。

　事例A(図4-5，➡ 75ページ)では硬膜外持続注入によって疼痛がコントロールされています。術後疼痛が増強してから鎮痛薬を使用すると，鎮痛効果が弱いばかりでなく，効果を引き出すために鎮痛薬の量がかえって多くなります。したがって，腸管運動を促す日常生活行動の拡大を促進する際には，鎮痛薬の最大効果出現時間を考慮して予防的に鎮痛薬を使用して疼痛緩和を行います。

Column　術後悪心・嘔吐(Postoperative nausea and vomiting：PONV)

　麻痺性イレウスの症状に悪心・嘔吐があります。術後早期には麻酔後の合併症の1つである術後悪心・嘔吐(PONV)を生じることがあるため，区別する必要があります。
　PONVはさまざまな中枢および末梢のメカニズムによって引き起こされます。危険因子には，患者側因子として①女性，②PONVの既往，③非喫煙，④年齢などが，麻酔因子として①吸入麻酔薬の使用，②亜酸化窒素の使用，③麻酔時間，④術後のオピオイド使用などがあります[1]。

文献
1)　長嶺祐介：術後悪心・嘔吐(PONV) どのような項目でリスク評価を行い，どう対応すべきか?，LiSA，別冊27(別冊20秋号)：171-176，2020．

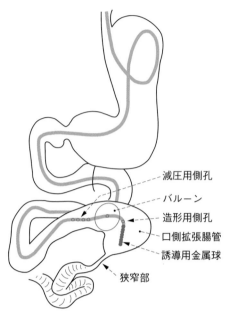

減圧用側孔
バルーン
造形用側孔
口側拡張腸管
誘導用金属球
狭窄部

図4-7　イレウスチューブ

🅰 麻痺性イレウスの早期発見と援助

　上述の援助を行っても麻痺性イレウスになってしまった場合，その早期発見と援助が必要です。事例Aは術後72時間以降に排ガスがなく，腹痛と胆汁様の嘔吐を生じ，麻痺性イレウスになっています。麻痺性イレウスの治療として，症状の強いものに対して拡張腸管の減圧のために胃管や**イレウスチューブ**(図4-7)が挿入されます[19]。腸蠕動改善のための薬物療法として，パントテン酸(パンテノール)，プロスタグランジンF2αの点滴や，飲水可能であれば，漢方薬(大建中湯)，5-HT$_4$受容体作動薬(ガスモチン®)などが指示されることがあります[12]。

　イレウスチューブは，腸閉塞の保存的治療に用いられ，経鼻的に挿入され閉塞部の口側腸管の減圧により腸管壁の浮腫の軽減，閉塞の解除を目的とします。チューブの先端にはバルーンがついており，X線透視下で幽門輪を越え目的部位(主に空腸)まで挿入し，バルーンを膨らませます。チューブにたるみをもたせて固定することで蠕動運動によりチューブが腸管の肛門側に運ばれます[20]。イレウスチューブの挿入後は，間欠的に低圧吸引を行い，腸内容物の排出を促すことがあります[21]。

　この際に問題となるのが，胃管やイレウスチューブなどから消化管内容物が排液されることによって大量の水分と電解質が喪失し，脱水や低ナトリウム血症，低クロール血症などをきたしやすい状態となることです。最悪の場合には，循環

血液量減少性ショックを起こすことがあります。水分出納を計算することによって**循環血液量の減少**を観察し，さらに**血清電解質の異常の有無**を把握することが重要です。事例 A では，術後第 2 病日の累積水分出納が− 318 mL で，サードスペースから機能相へ細胞外液が移動するリフィリングが生じていることがわかります(第 1，2 章を参照)。しかし，術後第 4 病日で嘔吐と胃管からの排液量（合計 1,640 mL）によって OUTPUT が多くなり，輸液を前日より 500 mL 増加させることによって補正していますが，OUT バランスとなっています。

Column　バクテリアルトランスロケーション（Bacterial translocation）

消化管は，食物の消化・吸収・排泄器官であるとともに免疫系器官でもあります。腸管には腸内微生物が存在しますが，**粘膜バリアや消化管関連リンパ組織**(gut-associated lymphoid tissue：GALT)などによって腸内微生物と腸管組織が分け隔てられ，腸内微生物による過度な免疫応答が起こることなく恒常性が維持されています。

腸管の粘膜バリアには**物理的バリアと化学的バリア**があります。前者には**粘液層，糖衣，細胞間接着装置**などが，後者には**抗菌ペプチド**などがあります[1]。**GALT** では，消化管に異物が入るとその抗原に対して特異的な T 細胞，B 細胞が生み出され，それが粘膜に移動して獲得免疫反応を発揮します[2]。さらに，腸管では胃酸と胃酸によって活性されるペプシン，キチナーゼ，胆汁酸による殺菌作用があります[1,2]。

手術侵襲などによって，①腸管バリア機能が破綻，②腸管細菌が異常繁殖，③免疫が抑制されることによって，腸管から細菌やエンドトキシンなどの毒素産物が腸管粘膜上皮のバリアを越えて，血流やリンパ流を介して体内に移行し，感染や全身性炎症反応を引き起こす病態，**バクテリアルトランスロケーション**[3]を生じることがあります。

腸管バリア機能が破綻する要因としては，手術侵襲に伴う循環血液量の減少による腸管血流量の減少や交感神経の刺激による粘液や胃酸・胆汁の分泌の低下，微小循環障害による急性粘膜障害[4]，絶食期間が長いことによる粘膜の萎縮[4]などがあります。**腸管細菌が異常繁殖する要因**としては，手術侵襲による腸管血流量の減少や交感神経刺激に伴う腸管運動の低下による腸管細菌の増殖，広域抗菌薬の投与による細菌叢の変化・増殖[5]，H_2 遮断薬による胃酸の pH の上昇[5]や胆管狭窄・腸閉塞による胆汁酸の腸肝循環障害による細菌の増殖などがあります。

文献
1) 奥村龍：重症病態における腸管粘膜バリアの重要，ICU と CCU，44(7)：407-414，2020.
2) 植松智，武村直紀：E　免疫防御，本間研一(監修)：標準生理学　第 9 版，pp.841-844，医学書院，2019.
3) Berg RD, Garlington AW：Translocation of certain indigenous bacteria from the gastrointestinal tract to the mesenteric lymph nodes and other organs in a gnotobiotic mouse model, Infection and immunity, 23(2)：403-11, 1979.
4) 福島亮治：第 2 章外科侵襲の病態生理　B 生体反応により引き起こされる，北野正剛，坂井義治(監修)：標準外科学　第 16 版，p.16，医学書院，2022.
5) 大上晋太郎：消化管系反応，道又元裕(監修)：イラストでわかる ICU ナースの生体侵襲ノート，pp.98-101，日総研，2015.

　また，嘔吐物による誤嚥性肺炎や，腹部膨満からの横隔膜挙上による肺への圧迫など，呼吸器への影響をきたすことも忘れずに援助することが必要です。

＊　　　　　　　　＊　　　　　　　　＊

　消化器系の異常も呼吸器系と同様に，看護師が腹部の聴診のみならず視診・打診・触診を経時的に行うことで早期に発見することができます。術後の異常を早期に発見し，すぐにその異常の状態に応じた看護を行うことが必要です。

● 文献
1) 中野昭一(編)：図解　生理学(第2版)，pp.186-187，医学書院，2000.
2) 赤城正信，守且孝，三隅厚信：術後の管理，中山恒明，榊原仟(監修)：新臨床外科全書第1巻，p.377，金原出版，1977.
3) Holte K, Kehlet H：Postoperative ileus：a preventable event, Br J Surg, 87(11)：1480-1493, 2000.
4) 上野淳二：13．消化管・腹部一般，西谷弘，遠藤啓吾，松井修ほか(編)：標準放射線医学　第7版，pp.338-340，医学書院，2011.
5) 鈴木武志，前谷容：腸閉塞(イレウス)，小俣政男，千葉勉(監修)：専門医のための消化器病　第2版，pp.278-281，医学書院，2013.
6) T. ヘザー・ハードマン，上鶴重美，カミラ・タカオ・ロペス(原書編集)：NANDA-I 看護診断　定義と分類 2021-2023　原著第12版，p.244，医学書院，2021.
7) リンダ J. カルペニート(著)，黒江ゆり子(監訳)：看護診断ハンドブック　第12版，pp.885-886，医学書院，2023.
8) Gustafsson UO, Scott MJ, Hubner M, et al：Guidelines for Perioperative Care in Elective Colorectal Surgery：Enhanced Recovery After Surgery (ERAS®) Society Recommendations：2018, World J Surg, 43(3)：659-695, 2019.
9) 佐藤和良：看護学生のための物理学第6版，pp.90-92，医学書院，2022.
10) 深田順子，鎌倉やよい，日比野友子ほか：背部温罨法の温度の相違による効果の検討，日本看護研究学会誌，30(4)：75-83，2007.
11) 神田達夫，中村茂樹，畠山勝義：術後腸蠕動障害，外科治療，80(増刊)：1065-1067，1999.
12) 小倉直人，小野里航，内藤正規ほか：術後の主な合併症とその対策　術後腸管癒着，外科治療，104(増刊)：767-771，2011.
13) 立川勲：慢性腹膜炎，和田達雄(監修)：新外科学大系第25巻　A 腹壁・腹膜・イレウスの外科 I，pp.234-236，中山書店，1991.
14) 田中信治：第4章　消化管疾患　腸疾患4腫瘍5大腸癌，矢﨑義雄(監修)：新臨床内科学　第10版デスク判，p.570，医学書院，2020.
15) Ahn H, Bronge A, Johansson K, et al.：Effect of continuous postoperative epidural analgesia on intestinal motility, Br J Surg, 75(12)：1176-1178, 1988.
16) 日本麻酔科学会(編)：術前絶飲食ガイドライン，2012.
　　https://anesth.or.jp/files/pdf/kangae2.pdf
17) Vather R, Trivedi S, Bissett I：Defining postoperative ileus：results of a systematic review and global survey, J Gastrointest Surg, 17(5)：962-972, 2013.
18) 菱沼典子，平松則子，春日美香子ほか：熱布による腰背部温罨法が腸音に及ぼす影響，日本看護科学学会誌，17(1)：32-39，1997.
19) 齋藤剛太，山本聖一郎：術後合併症とその管理　消化器系　麻痺性イレウス，消化器外科，43(5)：861-863，2020.
20) 岩井俊文：第7章基本的外科処置，北野正剛，坂井義治(監修)：標準外科学　第16版，pp.79-80，医学書院，2022.
21) 石塚満，窪田敬一，渋井由花：2消化器①上部消化管チューブ　イレウスチューブ，窪田敬一(編)：ドレーン・カテーテル・チューブ管理　完全ガイド．pp.155-160，照林社，2015.

第 5 章

創傷治癒の過程と看護

A 手術侵襲の影響を知る

1 共通する変化に個別の情報を重ねる

　創傷治癒への看護においても，手術によって必然的に引き起こされる**生体反応**を軸に，患者**個別の情報**を重ね合わせて，術後の状態を予測していきます。個別の情報とは，「患者が受ける手術に関する内容」と「患者の身体内部の状態」です。

　生体反応としては，侵襲に伴い糖代謝，蛋白代謝，脂質代謝などのエネルギー代謝がどのように変動するかを理解すること，次に，創傷治癒のプロセスを理解することが必要です。

　手術に関する情報としては，「術式，手術侵襲の大きさ，ドレーン挿入・留置，創傷ドレッシング材など」，患者に関する情報としては，「年齢，栄養状態，薬物療法，喫煙歴，除毛方法，皮膚の保清状態など」の情報を重ねて，術後の患者の創傷治癒への影響を予測します。

　このようなプロセスを経て，術後の看護診断，介入方法を検討し，術前から術後までを見通した個別のケアを提供することができます。

2 術後のエネルギー代謝の変動を理解する

　ここでは，侵襲時の糖代謝，蛋白代謝，脂質代謝がどのように変動するかを理解しましょう。手術侵襲に伴う内分泌反応として，アドレナリン，ノルアドレナリン，グルカゴン，糖質コルチコイド(コルチゾール)，成長ホルモン(GH)などの分泌が増加します(図 1-3，➡ 5 ページ)。これらはストレスホルモンとも呼ばれ，糖代謝，蛋白代謝，脂質代謝が異化に傾きます[1](図 5-1)[2]。

ⓐ 糖代謝

　糖代謝は術後には血糖を上昇させるように働きます。これは，脳・赤血球などの細胞がエネルギー基質としてグルコースを優先的に利用するため，生体にとって合目的な反応であるといえます。このときストレスホルモンは，肝臓・筋肉に

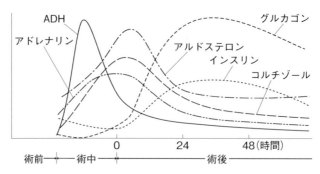

図 5-1　周術期ホルモン変動
〔岡本和美ほか：消化器外科予定手術における標準的輸液計画，消化器外科，9：1079-1087，1986 より一部改変〕

おける**グリコーゲンの分解**，肝臓における**糖新生**，遊離脂肪酸の放出，膵臓からのインスリン放出抑制に作用します。その結果，**血糖値は上昇**しますが，血中のインスリン濃度は相対的に低いため，**一過性に高血糖**の状態がみられます。これを外科的糖尿病といいます。空腹時におけるグルコース値の基準値は 70〜110 mg/dL ですが，術前に基準値の範囲内であっても，術後の値は一過性に上昇します。これは，正常な反応といえます。

蛋白代謝

蛋白質には平均 16% の窒素が含まれているとされ，尿中に排泄された窒素量（N）を 16% で除す（N ÷ 16/100），言い換えれば「N × 6.25」によって代謝された蛋白質量がわかります[3]。摂取した蛋白質量よりも代謝された蛋白質量が多いとき，**窒素平衡が負**であると表現します。

術後には，補給される蛋白質量はわずかですが，ストレスホルモンによって骨格筋を構成する**蛋白質が異化**されて代謝されるため，窒素平衡は負となります。そして筋肉から遊離したアミノ酸は肝臓で**糖新生**に用いられ，さらに肝臓では C 反応性蛋白質（CRP）を中心とした**急性相反応物質が合成**されて，血液凝固，創傷治癒など種々の生体防御に働きます[4]。血清総蛋白値の基準値は 6.7〜8.3 g/dL ですが，侵襲によって術後は術前値に比して減少します。

脂質代謝

ストレスホルモンは脂肪組織の分解を亢進させ，遊離脂肪酸とグリセロールが血中に放出されます。遊離脂肪酸は脳などの一部を除く各組織のエネルギー源として利用され，グリセロールは肝臓での**糖新生**に用いられます[1]。その結果生じ

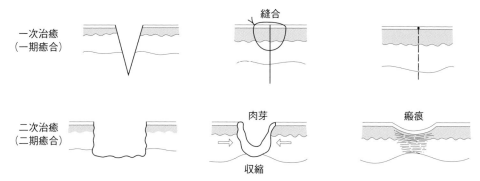

図 5-2 創傷の治癒形式

たケトン体は，同様に脳など一部の組織以外でエネルギーとして利用されます[1]。侵襲時は糖質が欠乏すると各組織は①ケトン体，②遊離脂肪酸，③グルコースの順に利用し，糖質の利用を節約します[1]。

3 創傷治癒のプロセスを理解する

　生体は損傷を受けた組織を修復する機能をもっています。創傷の治癒形式には，**一次治癒**（縫合により創縁同士が正しく接着して治癒）と**二次治癒**（褥瘡など，創縁同士の接着がなく開放した状態での治癒，肉芽形成や瘢痕を残して治癒）がありますが[5]，無菌的に行われた手術創の治癒は，一次治癒の代表例といえます（図 5-2）。治癒形式に差はあっても，創傷治癒過程そのものは受傷直後から始まり，**凝固・止血期**（受傷 1～2 日），**炎症期**（受傷 1～7 日），**増殖期**（3 日～2 週間），**組織再構築期**（5 日～3 週間），**成熟期**（2 週間～2 年）へと重なり合いながら進行します（図 5-3）[6,7]。

凝固・止血期，炎症期

　受傷反応として一過性に血管は収縮し，血小板が凝集することによって止血され（凝固・止血期）[6]，炎症期に続きます。炎症反応として障害された血管内皮細胞や，肥満細胞から産生されるヒスタミンやセロトニンなどの働きによって，血管の拡張，血管透過性の亢進が起こり，さらに顆粒球の主体をなす好中球やマクロファージが遊走して，菌や死細胞の貪食を行います。続いて，リンパ球が出現します[6]。

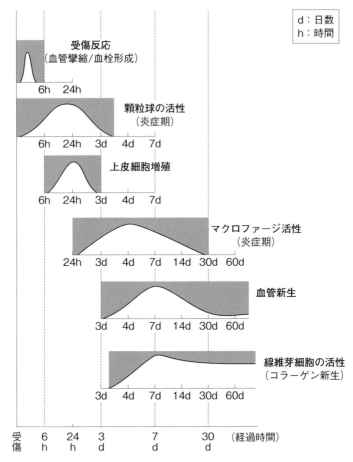

図 5-3　正常の創傷治癒過程
〔関洲二：術後患者の管理　改訂新版, p.12, 金原出版, 2000 より転載〕

増殖期

　増殖期に入ると，血管外へ漏出したフィブリノゲンは凝固過程によってフィブリンとなり，**フィブリン網**が創腔中に形成されます。このフィブリン網の中に**線維芽細胞**が出現して活発に増殖を始めますが，さらにコラーゲンなどを合成・分泌して**細胞外基質**が合成されます[6]。また，**上皮細胞**が増殖されて創部への細胞遊走が活発となります。

　そして，毛細血管系においては血管新生が始まります。これは，既存の血管から新しい血管が形成されることを示しますが，血管内皮細胞が増殖して間質へ遊走し，互いに接着してネットワークが形成されます[6]。

◎ 組織再構築期，成熟期

　線維芽細胞が成熟して盛んにコラーゲンを分泌し，コラーゲン線維に架橋が形成されて創をつなぎ合わせ，創の物理的強度は増大します[6]。健康な肉芽組織が形成されると，筋線維芽細胞などが関与して創収縮が起こり，創部の上皮細胞は多層化して創が閉鎖します。その後，血管系が退縮し，瘢痕化して創が成熟していきます（成熟期）[6]。

4　創傷治癒に影響する因子を理解する

◎ 阻害する因子

　創傷治癒を阻害する全身的因子には，**低栄養状態，糖尿病の合併，ステロイド**や**抗がん薬**などの薬剤の使用などがあります。局所的因子としては，創感染，壊死組織の存在，創の乾燥，創の血行不良，機械的外力などがあります[8]。創部の縫合糸は術後第 7 病日で抜糸されることが一般的です[8]が，この時の創傷強度は無傷の場合のおよそ 10％であるとされています。その後の 4 週間でその強度は急速に増大し 35％に達し，術後 3 か月までに 70～80％に達します[7]。

◎ 促進する因子

　創傷治癒を促進する局所環境因子は，創面の**閉塞・湿潤環境**であることが確認されています。

　湿潤環境では，上皮細胞が創面を覆う現象は，上皮細胞が増殖することによってではなく，移動することで生じます[9]。創面を乾燥させることは，上皮細胞を死滅させ，線維芽細胞をも死滅させることになります[9]。また，閉塞による低酸素環境では血管新生が著明に亢進することが報告されています。これは，マクロファージが低酸素環境に反応して放出する血管新生因子によると考えられ，線維芽細胞にとっても好条件であるとされています。一方，マクロファージの貪食作用には酸素が必要であると報告されていますが，総合的には酸素分圧を低く維持することによって，創傷治癒が促進されます[9]。

▶ドレッシングによる閉塞・湿潤環境

　創傷が治癒するための最適な局所環境をつくることを目的として，創傷を被覆することを**ドレッシング**といいます。閉塞・湿潤環境をつくる**ドレッシング材**が

表5-1　ドレッシング材の機能と特徴

種類	機能	特徴
フィルムドレッシング材	過剰な滲出液を吸収 疼痛緩和	創傷接触面が非固着性ポリウレタン，中央が親水性ポリウレタンフォーム，外層がポリウレタンフィルムの3層構造である。過剰な滲出液を毛細管現象により吸収し，フォーム内の小孔にとどめ，あと戻りしない。粘着性はないため創傷表面を傷つけにくく，痛みを最小限にする。全体がやわらかくクッション性があるため，身体の屈曲部位に密着し追従しやすい。
ハイドロコロイドドレッシング材	創面を閉鎖し，創面に湿潤環境を形成	外層は防水性で，内層は親水性のコロイドを含み粘着面になっている二重構造である。粘着部分が皮膚に密着し，閉鎖性の湿潤環境を作る。吸水するとゲル化・膨張し湿潤環境を維持する。滲出液が多い創面には向かない。
アルギン酸塩（アルギネート）ドレッシング材	滲出液を吸収し保持する	海藻類から抽出したアルギン酸のナトリウム塩やカルシウム塩を繊維化したもの。粘着性はない。創内に軽く充填し，その上に被覆材を貼付する。創面の滲出液を吸収しゲル化し，湿潤環境を保つ。ゲルに血小板が吸引，凝縮し止血効果がある。
ハイドロゲル（ハイドロジェル）ドレッシング材	乾燥した創を湿潤させる	親水性ポリマー分子がマトリックス構造をとり，その中に水分を含み，透明/半透明のゲル状になっている創傷被覆材である。粘着性はない。乾燥した創に対して，水分を与え自己融解を促進させる。

開発され，創傷に用いられるようになってきています。日本皮膚科学会では，「**ドレッシング材**とは創における湿潤環境形成を目的とした近代的な創傷被覆材をいい，従来の滅菌ガーゼを除く」としています[10]。

　湿潤環境を形成するドレッシング材の種類は，**フィルムドレッシング材，ハイドロコロイドドレッシング材，アルギン酸塩（アルギネート）ドレッシング材，ハイドロゲル（ジェル）ドレッシング材**に大きく分けられます。

　この中で，一次治癒創によく使用されるのは透明で創の観察が可能なフィルムドレッシング材です。フィルムからのガスと水蒸気の透過によって滲出液をコントロールして湿潤環境を維持します。また，ハイドロコロイドドレッシング材は，皮膚からの蒸散を親水性コロイド粒子が吸収して湿潤環境が維持されますが，多くは不透明であるため創を観察することは難しくなります。また，両ドレッシング材では，滲出液が多すぎると皮膚の浸軟，滲出液の漏出などの欠点があります。表5-1にドレッシング材の機能と特徴を示します[11, 12]。

5　術後の創傷治癒への影響を理解する

　手術によって創ができることは必然的な結果であり，正常の創傷治癒過程は，きわめてコンスタントなタイムスケジュールに従って，整然と進行する生体反応です。その中でも，炎症期と増殖期は以後の組織修復に必要な材料を作る時期

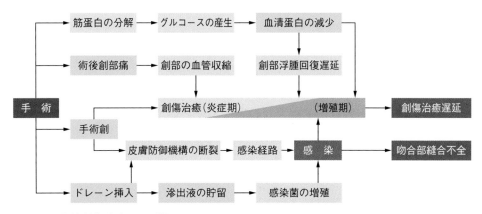

図 5-4　術後創傷治癒への影響

で，この時期の適切なコントロールにより，創傷治癒過程は促進されます。この過程に影響する因子とその結果起こりうる問題を図 5-4 に示します。

　すでに述べた手術侵襲に伴うエネルギー代謝の変動をみると，糖代謝の変動によって筋蛋白からグルコースが産生されるために，窒素平衡が負となり，代謝される蛋白質量が増大することがわかります。実際，術後の血清総蛋白値は術前に比較して減少することが確認されます。術後急性期には**炎症反応**によって**創部は浮腫**をきたしますが，血清アルブミン値が減少すると浮腫が継続され，血管新生も傷害されることが考えられます。また，創部痛は侵害刺激となり，局所の運動神経を興奮させたり，**血管を収縮**させるため，創部の血行は悪くなり創傷治癒に影響します。

　さらに，手術によって手術創ができ，ドレーンが挿入されることは，皮膚の防御機構が断裂しているということです。これは**感染経路**となりうるため，感染菌が侵入すれば感染が成立する可能性があります。これらの結果，**創傷治癒が遅延**することが考えられます。

　次に，ドレーンが挿入されていることは**感染菌の侵入**の機会があることであり，滲出液の貯留によって感染菌が増殖する培地として作用することが考えられます。感染が成立した場合，**吻合部の縫合不全**につながります。

　手術操作が及んだ部位に発する感染は**手術部位感染**（surgical site infection：SSI）と定義されます[13]。

6　個別の情報を重ねる

　ここまで，手術によって必然的に引き起こされる生体反応を軸にして，創傷治癒を阻害する因子が加わると，どのような問題を導くかについて検討してきた結果，**創傷治癒の遅延**と**吻合部の縫合不全**という2つの問題が確認されました。これに，患者個別の情報を重ね合わせて，術後においてこれらの問題が引き起こされるリスクがどの程度であるか，どこに介入すれば予防しうるかを検討していきます。

　まずは，術後の生体反応として筋蛋白が減少するのであれば，術前の血清総蛋白値，血清アルブミン値，グルコース値などをはじめとした個別のデータによって，**栄養状態を評価**しましょう。また，糖代謝に大きく影響する**糖尿病の既往**についても患者の情報として確認しなければなりません。

　次にタバコの煙に含まれる一酸化炭素(CO)は，酸素とヘモグロビン(Hb)との結合を阻害し血液の酸素含有量を低下させます。一方で，COはHbと結合した酸素の結合をより強くし組織での酸素利用を阻害します。喫煙は創感染のリスクを高めること[14]から**喫煙歴**を把握しましょう。

　さらに，手術に関する情報として，**術式，手術侵襲の大きさ，ドレーン挿入・留置**などを把握することが必要です。ここでは，手術創ができることを前提条件としてとらえることが肝要です。むしろ，**術前の除毛方法，皮膚の保清状態**，術後の創傷がフィルムドレッシング材による管理であるのか，ガーゼによる被覆であるか，ドレーンが留置されているのか，などが重要な情報となります。

　このように，個別の情報を重ねてリスクを確認します。これらのリスクを回避

Column　周術期感染症

　周術期感染症は，**手術部位感染(SSI)**と**遠隔感染症(remote infection：RI)**に分類されます[1]。
　SSIは，「手術操作が及んだ部位に発生する感染」であり，浅部(表層)切開創SSI(皮膚・皮下組織)，深部(深層)切開創SSI(筋膜，筋層)，臓器/体腔SSIに大別されます[2]。RIは，手術操作が直接及ばない部位の感染症であり，呼吸器感染症，血管内留置カテーテル関連血流感染症，尿路感染症，抗菌薬関連性腸炎などが含まれます[1]。

文献
1) 渡邉学，浅井浩司：周術期感染対策と抗菌薬投与，消化器外科，43(5)：527-531，2020.
2) 日本外科感染症学会，消化器外科SSI予防のための周術期管理ガイドライン作成委員会(編)：消化器外科SSI予防のための周術期管理ガイドライン2018，p.10，診断と治療社，2018.

するためには，**感染を予防する介入**が重要であり，次に**術後創部痛への介入**が可能です（図5-4，➡91ページ）。

7 看護診断「手術部位感染リスク状態」

ここまで，術後のエネルギー代謝の変動，創傷治癒のプロセス，創傷治癒を促進する因子と阻害する因子を説明し，術後創傷治癒への影響を述べてきました。手術療法が行われる以上，手術創は避けることができない必然的な結果であって，感染経路となりうるといえます。さらに，ドレーンが留置されれば，病原微生物が侵入する経路ができてしまいます。

これらを「**手術部位感染リスク状態**」[15]のNANDA-I看護診断名を用いて表現します。その定義は「手術部位に病原体が侵入しやすく，健康を損なうおそれのある状態」であり，**危険因子**としては「喫煙」「肥満」などが，**ハイリスク群**としては「ASAのPS分類（アメリカ麻酔科学会全身状態分類）2度以上の人」などが，関連する状態としては「観血的処置（侵襲的処置）」「全身麻酔」「糖尿病」「高血圧」「免疫抑制」「抗菌薬の予防投与が不十分」「手術創汚染」などがあります。

Column 偶発的な合併症としての縫合不全

縫合部・吻合部の一部あるいはすべてがなんらかの原因で哆開（しかい）した状態を広義の**縫合不全**といい，具体的には，消化管吻合部や閉鎖部の離開により内容物が漏出したとき，縫合不全が生じたといいます。縫合糸による機械的接着の限界は，術後第7〜14病日であり，その期間に創傷治癒が完成しないと縫合不全を起こします。原因としては，吻合部の緊張・虚血・感染，消化管内圧の上昇などがあり，誘因としては，低栄養，糖尿病，ステロイドの使用などがあります。

縫合不全を起こすと，内容液による創傷治癒遅延や細菌感染を生じ，膿瘍形成さらには敗血症，多臓器不全へと移行することもありますから，感染リスクと同様に，術前から縫合不全を引き起こすリスクについて，栄養状態や既往歴などからアセスメントします。また，消化管手術の場合，術前に消化管内容物の除去をはかる必要があります。

術後は，縫合不全が疑われる症状や徴候である**持続した発熱**，**頻脈**，**局所の自発痛**，**圧痛**，**白血球・CRP値の再上昇**，**ドレーンからの排液の性状の変化**，**ドレーン挿入部の皮膚の変化**などを観察し，早期発見に努めます。たとえば，大腸の手術であれば，発熱があり，吻合部付近に挿入されたドレーンから漿液性の排液であったものが茶褐色の性状に変化したときは縫合不全を疑います。

縫合不全から腹膜炎となった場合，反跳痛，筋性防御などの腹膜刺激徴候が出現したり，腹部X線写真で腸管麻痺像が観察されます。

8　術前・術後の栄養状態を評価する

　感染予防のためには，まず**術前の栄養状態を把握**することが重要です。栄養状態を評価する指標を**表5-2**に示します[16, 17]。最も簡便な指標は**BMI**で，日本肥

Column　手術部位感染(SSI)の発症の危険因子

　『消化器外科SSI予防のための周術期管理ガイドライン2018』では，消化器外科手術におけるSSIの危険因子は，**アメリカ麻酔科学会の全身状態**(American Society of Anesthesiologists-Physical Status；ASA-PS)**分類3以上**，**創分類(汚染および感染創)**，**手術時間延長**，**糖尿病**，**高度肥満(BMI 30 kg/m² 以上)**，**低栄養**，**喫煙**，**術中輸血**が示されています[1]。

表　アメリカ麻酔科学会の全身状態(ASA-PS)分類と具体例

PS分類	定義	一例
ASA Ⅰ	(手術となる原因以外は)健常人	健康，喫煙なし，アルコールを飲まないか少しだけ飲む人
ASA Ⅱ	軽度の全身性疾患をもつ患者	(軽度の疾患のみで，実質的に機能制限がない) 現在の喫煙者，つきあい酒を飲む人，妊娠，肥満(30＜BMI＜40)，よくコントロールされた糖尿病/高血圧，軽度の肺疾患
ASA Ⅲ	重度の全身性疾患をもつ患者	(実質的な機能制限：1つ以上の中等度〜重度の疾患がある) コントロールの悪い糖尿病/高血圧，慢性閉塞性肺疾患(COPD)，高度肥満(BMI≧40)，急性肝炎，アルコール依存または中毒，ペースメーカー患者，左室駆出率(EF)の中等度低下，定期的に透析を受けている末期腎不全，60週未満の早産児，3か月以上経過した以下の既往〔心筋梗塞，脳血管障害，一過性脳虚血(TIA)，冠動脈疾患/ステント留置〕
ASA Ⅳ	常に生命を脅かすほどの全身性疾患をもつ患者	最近(3か月未満)の心筋梗塞，脳血管障害，TIAや冠動脈疾患/ステント留置，進行中の心虚血や重度の弁膜症，左室駆出率(EF)の高度低下，敗血症，播種性血管内凝固症候群(DIC)，定期的に透析されていない急性腎疾患や末期腎不全
ASA Ⅴ	手術なしでは生存不可能な瀕死状態の患者	腹部/胸部動脈瘤破裂，重症外傷，脳圧亢進を伴う頭蓋内出血，重大な心臓病変または多臓器機能不全に陥っている腸閉塞
ASA Ⅵ	臓器摘出時の脳死患者	

〔American Society of Anesthesiologists：ASA Physical Status Classification System. approved by the ASA House of Delegates on October 15, 2014 and last amended on December 13, 2020. https://www.asahq.org/resources/clinical-information/asa-physical-status-classification-system より筆者翻訳〕

文献

1)　日本外科感染症学会，消化器外科SSI予防のための周術期管理ガイドライン作成委員会(編)：消化器外科SSI予防のための周術期管理ガイドライン2018, pp.16-18, 診断と治療社，2018.
2)　American Society of Anesthesiologists：ASA Physical Status Classification System. approved by the ASA House of Delegates on October 15, 2014 and last amended on December 13, 2020. https://www.asahq.org/resources/clinical-information/asa-physical-status-classification-system(2022年11月22日アクセス)

表5-2　栄養状態のアセスメント指標

指標	計算式	評価
BMI(body mass index)(kg/m²)	体重(kg)÷身長(m)²	標準値 22 低体重＜18.5 ≦正常＜25 ≦肥満
%理想体重 (%IBW：ideal body weight)	現体重÷ IBW(22 ×身長 m²)× 100	栄養不良軽度：80〜90% 中等度：70〜79% 高度：0〜69%
%平常時体重 (%UBW：usual body weight)	現体重÷ UBW(平常時体重)× 100	栄養不良軽度：85〜95% 中等度：75〜84% 高度：0〜74%
体重減少率(%)	(UBW －現体重)÷ UBW × 100	1〜2%以上/1 週間 5%以上/1 か月 7.5%以上/3 か月 10%以上/6 か月以上 これらの場合，有意な体重変化と判定
上腕三頭筋皮下脂肪厚(%)[1] (TSF：triceps skin fold thickness)	TSF ÷基準値[2]× 100	栄養不良軽度：80〜90% 中等度：60〜79% 高度：0〜59%
上腕筋囲(%) (AMC：arm muscle circumference)	〔上腕周囲長[3](cm)－ 3.14 × TSF (mm)〕÷基準値＊＊× 100	蛋白消耗軽度：80〜90% 中等度：60〜79% 高度：0〜59%

[1] 測定方法：利き腕と反対側の上腕背側で肩峰突起と尺骨肘頭突起の中点の1cm 上方の皮膚と皮下脂肪を皮脂厚計で測定する。
[2] 基準値：日本人の新身体計測基準値(JARD2001)を示す。
[3] 上腕周囲長：上腕三頭筋の皮下脂肪厚計測点での周囲長を測定する。

満学会では BMI 22 kg/m² を標準体重としています。BMI 以外にも，**上腕三頭筋皮下脂肪厚**，**上腕筋囲**により判断する方法があります。さらに，免疫能に関する評価として**総リンパ球数**の検査があります。2012 年米国静脈経腸栄養学会(American Society for Parenteral and Enteral Nutrition)と米国栄養士会(Academy of Nutrition and Dietetics)の共同の報告では，血清アルブミン値は炎症の重症度を反映する指標ですが，栄養状態を具体的に示すものではないとしています[17]。また，血清アルブミン値の低下は，肝疾患や腎疾患の影響が大きく，栄養不良であるとは限らないとされています[16]。

　また，**推定必要エネルギー量の計算式**を**表 5-3**[18]に，**脱水のアセスメント**を**表5-4** に示します。基礎エネルギー消費量(basal energy expenditure：BEE)の推定にはハリス・ベネディクトの式を用いますが，BEE の平均値は体重 1 kg 当たり25 kcal となります。

　これらの計算式を用いて栄養状態を把握することによって術後感染のリスクを検討し，術前から介入することが重要となります。

表5-3　推定必要エネルギー量

推定必要エネルギー量(kcal/日)＝基礎エネルギー消費量(BEE)×活動係数×ストレス係数	
●基礎エネルギー消費量(kcal/日) 　(ハリス・ベネディクトの式)	男性(kcal)＝66.5＋13.7×体重(kg)＋5.0×身長(cm)－6.8×年齢 女性(kcal)＝655.1＋9.6×体重(kg)＋1.7×身長(cm)－4.7×年齢
●活動係数	安静1.0，歩行可能1.2，労働1.4～1.8
●ストレス係数	術後3日間 軽度(胆のう・総胆管切除・乳房切除)：1.2 中等度(胃亜全摘・大腸切除)：1.4 高度(胃全摘・胆管切除)：1.6 超高度(膵頭十二指腸切除・肝切除・食道切除)：1.8 体温上昇1℃ごとに0.2を加算する (37℃：1.2，38℃：1.4，39℃：1.6，40℃以上：1.8)

BEEを計算する際には，一般的に基準体重は，現体重を用いるが，術前・術後に体重減少が多くみられることから，標準体重を用いることもある[19]。侵襲因子は，術後は術式・体温上昇のうち高い値を用いる。

表5-4　脱水のアセスメント

INPUT(飲水量＋食物の水分量＋代謝水)≒OUTPUT(尿量＋便の水分量＋不感蒸泄量)	
●1日必要水分量	35 mL×体重(kg)
●代謝水(/日)	5 mL×体重(kg)
●1日必要尿量	1 mL×体重(kg)×24時間
●不感蒸泄量(/日)	15 mL×体重(kg)(平熱から1℃上昇で15％増加)

9　手術部位感染(SSI)を予防する

　SSIを予防するためのガイドラインが数多く示されています。日本外科感染症学会(Japan Society for Surgical Infection)による『消化器外科SSI予防のための周術期管理ガイドライン2018』[20]，米国外科学会・米国外科感染症学会(American College of Surgeons and Surgical Infection Society：ACS/SIS)によるガイドライン[21]，米国疾病予防管理センター(Centers for Disease Control and Prevention：CDC)の『手術部位感染防止ガイドライン』[22,23]，および世界保健機関(World Health Organization：WHO)によるガイドライン[24,25]に示された予防内容を表5-5に抜粋して示します。本書では主に『消化器外科SSI予防のための周術期管理ガイドライン』(以後，『周術期管理ガイドライン』)で示された内容をふまえて手術部位感染予防について説明します。

　手術部位感染を予防するためには，**①術中に汚染が起こりにくいように術前準備をすること，②SSIが発症しないように危険因子を少なくする**ことが必要です。

　術中に汚染が起こりにくくする術前準備には，剃毛と腸管前処置があります。手術野となる部位とその周辺の皮膚の準備として行われてきた剃毛はSSIの発

表 5-5　SSI 予防ガイドライン推奨事項

項目	JSSI 2018[*1]	ACS/SIS 2016[*2]	CDC 2017[*3]	WHO 2016[*4]
禁煙期間	4 週間	最小 4〜6 週間		
術前の保清	クロルヘキシジングルコン酸塩を用いたシャワー浴や入浴には予防効果がない	クロルヘキシジングルコン酸塩による術前の入浴はエビデンスがない	手術前夜に消毒薬または石けんでシャワー浴または入浴をする	普通石けんまたは抗菌性石けんによる入浴またはシャワー浴を推奨
剃毛・除毛	剃毛は行わない。クリッパー，除毛クリーム，除毛なしに SSI の発生率に差がない	剃毛は行わない。必要な場合クリッパーを用いる	剃毛は行わない。除毛が必要な場合クリッパーを用いる。除毛クリームは推奨しない[22]	剃毛を行わない。必要な場合はクリッパーを用いる
術前腸管処置	大腸手術で機械的腸管前処置と経口抗菌薬による準備の併用を推奨	大腸手術で機械的腸管前処置と経口抗菌薬による準備の併用を推奨	記載なし	大腸手術で経口抗菌薬と機械的腸管前処置を併用する。経口抗菌薬を単独で使用しない
創部管理	ガーゼで覆うよりは何らかの保護材を使用することが望ましい	早期のシャワー（術後 12 時間）は SSI のリスクを増加させない。開腹による大腸の手術では陰圧閉鎖療法が SSI を減少させる	24〜48 時間は無菌のドレッシング材を用い，創を密閉する[22]	標準ドレッシング材より高度なドレッシング材を使用しない。高リスク患者の創部に予防的に陰圧閉鎖療法を行うことを推奨
ドレーン管理	術式により見解が異なる	記載なし	必要がなくなれば早期に抜去[22]	ドレーン留置期間中の予防抗菌薬の継続はすべきではない
血糖管理目標値	糖尿病の有無にかかわらず 150 mg/dL 以下を目標に管理することが望ましい	心臓手術では 180 mg/dL 未満，それ以外は糖尿病の有無にかかわらず 110〜150 mg/dL	糖尿病の有無にかかわらず 200 mg/dL 未満	積極的な周術期血糖管理を行う。目標となる血糖値は示されていない
術前の予防的抗菌薬の投与	エビデンスは乏しいが，執刀前 60 分以内の投与が望ましい	皮膚切開前 60 分以内に投与，バンコマイシン塩酸塩またはフルオロキノロン系抗菌薬の場合は 2 時間以内に投与する	皮膚切開時に血清および組織に殺菌濃度が確立されるように投与する	半減期を考慮して皮膚切開前の 120 分以内に投与することを推奨
術後の抗菌薬の投与	準清潔手術における術後の予防抗菌薬投与を継続する有効性は明らかではない	閉創終了後に予防抗菌薬を投与することの有用性のエビデンスはない。予防抗菌薬は切開閉鎖時に中止すべきである	清潔および準清潔手術では，ドレーンが留置されていても追加で抗菌薬を投与しない	SSI 予防の目的で手術終了後には抗菌薬の予防投与を延長する
高濃度酸素投与	大腸手術で術中および術後 2〜6 時間の高濃度酸素投与（Fio_2 0.8）は SSI の発生率を低下させる可能性がある	全身麻酔の患者では術後に 80％の酸素投与を行うことを推奨	正常呼吸機能の患者で，気管挿管による全身麻酔の場合，術中および術後早期に高濃度酸素投与を行う	気管挿管による全身麻酔の成人患者では術中および術後 2〜6 時間の 80％の酸素投与を行うことを推奨

[*1] JSSI2018：日本外科感染症学会「消化器外科 SSI 予防のための周術期管理ガイドライン」2018

[*2] ACS/SIS2016：米国外科学会・米国外科感染症学会（American College of Surgeons and Surgical Infection Society：ACS/SIS）「SSI ガイドライン」2016

[*3] CDC2017：米国疾病予防管理センター（Centers for Disease Control and Prevention：CDC）「予防ガイドライン」2017

[*4] WHO2016：世界保健機関「SSI 防止のためのガイドライン」2016

生率が高いため行わず[26]，除毛が必要な場合はクリッパーを使用します[21, 23, 24]。

　腸管前処置については，大腸手術時に機械的腸管処置や経口抗菌薬の投薬が，術前に腸管内の便を排除し，腸管切離時に術野の汚染を防ぐ目的で指示されます。『周術期管理ガイドライン』では，術前の機械的腸管処置のみでは SSI 予防効果は認められないが，経口抗菌薬を加えた術前の機械的腸管処置は SSI 予防効果がある可能性があるとしています[27]。

　SSI の危険因子については，術前に喫煙していた者の SSI の発生率は，非喫煙者の 1.25 倍であり[28]，**術前からの禁煙**が必要です。糖尿病についても，糖尿病がある者の SSI の発症は，糖尿病がない者の 1.73 倍になるため[28]，術前からの**血糖コントロール**が必要です。そして，術後の創部にどのようなドレッシング材が使用されているかを把握することが必要であり，局所の炎症反応を観察するとともに，全身反応を観察することも重要です。

10　ドレーンからの排液を促進する

　創腔内にドレーンを留置して排液をはかることを**ドレナージ**といい，手術時には予防的ドレナージが行われることがあります。吻合部の縫合不全や感染のリスクがある場合，滲出液の貯留を防ぎ感染を予防します。

　ドレーンの種類は，①フィルム型，②チューブ型，③マルチスリット型(ブレイク型)，④サンプ型の4種類に分類されます。①フィルム型には，軟らかく屈曲しても排液ができ，毛細管現象を利用して排液するペンローズなどが，②チューブ型には筒状で形状が安定し洗浄や入れ替えなどができるデュープル型，プリーツ型などがあります。①フィルム型は開放式ドレナージで，②チューブ型は閉鎖式ドレナージに用いられます。また，③マルチスリット型は低圧持続吸引システムと接続することにより持続吸引ができ，④サンプ型には2腔型(ダブルルーメン)，3腔型(トリプルルーメン)があり，一方の腔から空気が流入し，他方の腔から排液することができ，粘稠性が高い排液が予測される場合など治療的ドレーンとして用いられます[29]。

　感染を早期発見するには**ドレーンからの排液量・性状を観察**することが，排液を促すためには**体位変換**を行うことが重要です。また，ドレーン挿入部の皮膚について発赤・腫脹などの有無を観察し，ドレーンの体外の長さを観察して抜去していないことを確認することも重要です。

＊　　　　　　　＊　　　　　　　＊

　ここまで，創傷治癒への影響と看護を述べてきましたが，術後には抗菌薬が使

用されますから，血中濃度を最適に維持するための管理を行うことも重要です。さらに，術後創部痛については第6章「術後の急性疼痛と看護」において取り扱います。

B 創傷治癒への援助を組み立てる

　手術侵襲によって必然的に引き起こされる創傷とその治癒プロセス，創傷治癒に影響する術後の栄養代謝の変動について，具体的な事例をふまえて，手術侵襲による**生体反応**を軸に，患者の身体内部の状態である**年齢，栄養状態，糖尿病，薬物療法，喫煙，皮膚の状態**などと，患者が受ける手術に関する内容である**手術創の清浄度，手術侵襲の大きさ，ドレーン挿入・留置，創傷ドレッシング法**などの情報を重ねて，術後の創傷治癒への影響を予測します。特に，手術部位感染（SSI）の影響を予測し，その結果から「**手術部位感染リスク状態**」に対する看護援助を組み立てていきます。

1　個体の内部環境が創傷治癒に影響する

　創傷治癒に影響する患者の内部環境である身体内部の状態には，**年齢，栄養状態，糖尿病，薬物療法，喫煙，皮膚の状態**などがあります。

▶年齢
　高齢であるほどSSIなどの感染の発生頻度が高くなります。高齢者は，糖尿病などの慢性疾患を合併し，感染に対する抵抗力が低下しています。また，慢性疾患の治療で多種類の薬物を投与されているため，感染が発生すると重症化します。

▶栄養状態
　必要な栄養素が質的・量的に不足する栄養不良は，創傷治癒遅延，免疫能低下を引き起こす要因の1つです。術前に栄養不良を抽出する重要なポイントは，経口摂取不良や体重減少です[30]。%理想体重（%IBW）が70%未満，%平常時体重（%UBW）が75%未満であると高度栄養不良とされます（表5-2，➡95ページ）。

▶糖尿病
　SSIに対する防御機能は，主として好中球の酸素依存性の殺菌作用に依存して

おり，高血糖がこの機能を抑制します。胸部手術の報告[31]では，糖尿病がある場合にSSIの発症は2.76倍に，術後高血糖（> 200 mg/dL）がある場合に2.02倍になるとされています。日本糖尿病学会では「手術前血糖コントロールの目標」を空腹時血糖値100〜140 mg/dL もしくは食後血糖値160〜200 mg/dL，尿糖は1＋以下，または1日の糖質摂取量10%以下の尿糖排泄量，尿ケトン体陰性としています[32]。HbA1cは，過去1〜2か月間の平均血糖値を表すことから術直前の血糖コントロールを反映しないことに留意する必要があります。

▶ 薬物療法

ステロイドは免疫機能を抑制するうえに耐糖能を低下させるため，長時間の高用量のステロイドの服用は，SSIの発症の危険因子になります。しかし，術前に減量することによってSSIが低減するとの報告はありません[33]。また，術前に**がん薬物療法**を受けている場合，骨髄抑制や好中球の減少に伴い白血球の貪食作用が低下し，免疫機能が低下するため易感染状態となります。

▶ 喫煙

タバコの煙に含まれる一酸化炭素（CO）は，酸素とヘモグロビン（Hb）との結合を阻害し血液の酸素含有量を低下させ，ニコチンは，血管を収縮させて組織への酸素の供給を減少させるため創傷治癒が遅れると考えられています。『周術期管理ガイドライン』ではSSIのリスクを避けるために，**術前に4週間の禁煙**を勧めています[34]。

▶ 皮膚の状態（除毛方法と皮膚の保清状態）

術前の除毛は微細な切創ができ，そこに細菌が繁殖するため，いかなる方法であってもSSIのリスクを高めます。そのため，手術の支障にならない限り除毛を行わないのが原則です。もし除毛が必要な場合，クリッパーを使って手術直前に行うのがよいとされています[26]。除毛クリームの使用は，皮膚の過敏反応を起こし，感染のリスクを高めるため留意が必要です。

術前のクロルヘキシジングルコン酸塩を用いたシャワーや入浴が，SSIや皮膚常在菌を減少させることが報告され，さまざまな検討がなされています。『周術期管理ガイドライン』では，クロルヘキシジングルコン酸塩を用いたシャワーや入浴はSSIを予防する効果がないとし[35]，術前には皮膚を保清するために普通の石けんでシャワーや入浴を行います。

2 個体の内部環境を 3 つの視点から判断する

　個体の内部環境を分析する際には，**正常性**，**標準性**，**日常性**の 3 つの視点で分析し，その結果を総合的に判断することが必要です。

▶ 正常性

　検査データなどが基準値の範囲内か否かを分析します。たとえば，図 5-5 に示す事例 A では，術前の栄養状態を示す血液検査データの血清総蛋白(TP)，赤血球数(RBC)，ヘモグロビン(Hb)，ヘマトクリット(Ht)，血糖は基準値の範囲内であり，栄養状態に問題がありません。炎症反応を示す WBC(白血球数)，急性相反応物質の CRP も基準値の範囲内であり，炎症はありません。

▶ 標準性

　成長・発達に応じた標準値であるかどうかを分析します。たとえば，事例 A の年齢や身長に応じた必要エネルギー量(kcal/日)を求めます(表 5-3，➡ 96 ページ)。基礎エネルギー消費量(ハリス・ベネディクトの式)を用いて計算すると，655.1＋9.56 × 52(体重 kg)＋1.8 × 160(身長 cm)－4.68 × 75(年齢)＝ 1,089 kcal となります。これに活動係数(歩行可能 1.2)を乗じると 1,307 kcal となります。術前で発熱などがなければストレス係数がないので，この値が必要エネルギー量となります。これに対し，摂取エネルギーを食事摂取量から求めると 1,440 kcal(1,800 kcal × 0.8)となり，十分に必要エネルギー量を摂取できています。事例 A の理想体重は 56.3 kg で，%理想体重は 92%であり，栄養状態に問題ありません。

▶ 日常性

　その対象の日常と同じであるかどうかを分析します。たとえば，事例 A の体重が，罹患前や入院前と同じかどうかを確認します。事例 A では，平常時体重を入院 6 か月前の体重 56 kg とすると，%平常時体重 92.9%，6 か月間における体重減少率は 7.1%であり，栄養状態には問題がありません。

事例A

患者：75歳　女性　身長160 cm　体重52 kg（入院時）
医学的診断：直腸がん
既往歴：なし
術前の状況
　入院6か月前の体重56 kg，食事摂取量は，低残渣全粥（1,800 kcal/日）を80％摂取。
　術野となる皮膚の状態は，乾燥，発疹，発赤，切傷がない。
　手術前日に，サージカルクリッパーを用いた陰毛の除毛と臍処置を行い，その後入浴する。非吸収性抗菌薬を内服する。
　21時に下剤を内服し，手術当日に浣腸を実施する。
術前の検査結果
心電図：異常なし
腎機能：eGFR 105.3 mL/分/1.73 m²
止血機能：Plt 15.8 × 10⁴/μL，APTT 24.4秒
　PT 11.2秒
呼吸機能：%VC 107%，FEV₁%（G）80%
手術
手術日：10月25日
手術時間：10：00〜13：00（3時間）
手術体位：直腸高位前方切除
麻酔：全身麻酔（AOS），硬膜外麻酔（T 11/12）
術中経過：術中出血量は25 gであり，輸血はしていない。BP 100〜118/68〜76 mmHg，P 72〜88回/分，体温35.4〜36.7℃で推移した。ドレーンがダグラス窩に留置され，排液バッグ

に接続された。正中創は，閉鎖性ドレッシング材で被覆された。
手術直後の経過から術後第7病日
　覚醒良好で個室へ帰室する。創部痛は，フェンタニル®の硬膜外持続注入によってコントロールされた。術後，BP 94〜104/60〜72 mmHg，P 86〜92回/分，T 36.7〜38.0℃，尿量50〜60 mL/時間で推移した。
　術後第1病日：ドレーンから淡血性の排液が70 mLある。創部の発赤・腫脹はない。創部痛は動作時に生じるが，自発痛はない。末梢静脈栄養として輸液（350 kcal/2,000 mL）が実施される。
　術後第3病日：ドレッシング材をていねいに除去する。正中創の癒合は良好で，発赤・腫脹がない。ドレーンからの排液が淡々血性で30 mLである。創部痛が軽減し，午後に硬膜外カテーテルが抜去される。輸液（1,200 kcal/2,000 mL）が実施される。排ガスがあり，翌日から食事が開始される。
　術後第5病日：ドレーンからの排液が漿液性で15 mLとなりドレーンが抜去される。三分粥（1,300 kcal/日）を全量摂取する。輸液（600 kcal/1,000 mL）も実施される。
　術後第7病日：正中創を抜糸し，創部の癒合は良好である。発赤・腫脹がない。ドレーン抜去からの排液がなく，癒合良好である。輸液はなくなり，経口摂取のみとなり七分粥（1,650 kcal/日）を80％摂取する。

	検査データ	術前	OPE1		OPE7	
WBC	（/μL）	7,460	13,730	H*¹	6,800	
RBC	（× 10⁴/μL）	477	437		397	
Hb	（g/dL）	14.9	14.2		13.1	
Ht	（%）	44.0	42.0		38.4	
PLT	（× 10⁴/μL）	15.8	17.3		25.3	
TP	（g/dL）	8.0	6.0	L*¹	6.5	
Alb	（g/dL）	4.7	3.4	L	3.8	L
血糖	（mg/dL）	98	158	H	120	H
CRP	（mg/dL）	0.2	12.6	H	0.7	H
体温	（℃）	36.0〜36.4	37.4〜38.1		36.0〜36.6	

		術前	OPE1	OPE7
①基礎エネルギー（kcal）		1089	1089	1089
②活動係数		歩行：1.2	安静：1.0	歩行：1.2
③ストレス係数：発熱，手術*²		—	38.0℃，大腸手術から総合的に1.4	—
必要エネルギー量A　（kcal）＝①×②×③		1307	1525	1307
摂取エネルギー量B　（kcal）		1440	350	1320
栄養バランスB－A　（kcal）		＋133	－1175	＋13

*¹ Hは基準値より高値（High）であることを，Lは基準値より低値（Low）であることを示す。
*² 術後3日間はストレス係数として手術侵襲の程度に応じた数字を乗じる。ただし，発熱などのほかのストレス係数を併せて総合的に値を決定する。

図5-5　事例A

表 5-6　手術創のクラス分類

創クラス	定義
Ⅰ. 清潔創 clean wound	1. 炎症のない非汚染手術創 2. 呼吸器，消化器，生殖器，尿路系に対する手術は含まれない 3. 1 期的縫合創 4. 閉鎖式ドレーン挿入例 5. 非穿通性の鈍的外傷
Ⅱ. 準清潔創 clean- contaminated wound	1. 呼吸器，消化器，生殖器，尿路系に対する手術 2. 著しい術中汚染を認めない場合が該当 3. 感染がなく，清潔操作がほぼ守られている胆道系，虫垂，腟，口腔・咽頭手術 4. 開放式ドレーン挿入例 5. 虫垂炎，胆囊炎，絞扼性イレウス(小範囲)で，周囲組織・臓器を汚染することなく病巣を完全に摘出・切除した症例
Ⅲ. 不潔創 contaminated wound	1. 早期の穿通性外傷(事故による新鮮な開放創) 2. 早期の開放骨折 3. 清潔操作が著しく守られていない場合(開胸心マッサージなど) 4. 術中に消化器系から大量の内容物の漏れが生じた場合 5. 胃十二指腸穿孔後 24 時間以内 6. 適切に機械的腸管処置が行われた大腸内視鏡検査での穿孔(12 時間以内) 7. 急性非化膿性炎症を伴う創
Ⅳ. 汚染-感染創 dirty-infected wound	1. 壊死組織の残存する外傷 2. 陳旧性外傷 3. 臨床的に感染を伴う創 4. 消化管穿孔例(クラスⅢ，5，6 以外)

3　手術内容が創傷治癒に影響する

　創傷治癒に影響する手術に関する内容には，**手術創のクラス分類**，**手術侵襲の大きさ**，**ドレーン挿入・留置**，**創傷ドレッシング法**などがあります。

▶手術創のクラス分類

　手術創のクラス分類(表 5-6)[36]別に創感染率をみると，清潔創となる心臓・血管外科系手術では 0.2〜3.4％に対して，準清潔創では胃手術 7.3％，大腸手術 8.8％，直腸手術 11.1％と高くなります[37]。

▶手術侵襲の大きさ

　術後は，ストレスホルモンによって糖・蛋白代謝が異化に傾き，筋蛋白からグルコースが産生され，血清蛋白量の減少と血糖値の上昇が起こり，感染防御力の低下をきたします。さらに肝臓では急性相反応物質である CRP が合成されて，血液凝固，創傷治癒など種々の生体防御に働きます。この反応は，手術侵襲の大きさによって異なります。

事例 B				
検査データ	術前	OPE1	OPE2	OPE5
WBC（/μL）	6,360	9,710　H*	9,920　H	5,100
RBC（×10⁴/μL）	429	357　L*	365　L	403　L
Hb （g/dL）	15.7	12.9　L	13.2　L	14.4
Ht （%）	45.0	37.2　L	38.3　L	41.9
Plt （×10⁴/μL）	21.1	17.7	15.1	23.7
TP （g/dL）	7.4	5.5　L	5.8　L	6.9
Alb （g/dL）	4.2	3.0　L	3.0　L	3.5　L
血糖 （mg/dL）	90	123　H	105	104
CRP （mg/dL）	0.2	8.6　H	17.5　H	6.7　H
体温 （℃）	36.0〜36.9	37.6〜38.4	36.5〜37.0	36.0〜36.6

患　者：65歳　男性　体重68kg
　　　　身長174cm
診断名：肺がん
術　式：左開胸，左上葉切除，
　　　　縦隔リンパ節郭清
麻　酔：全身麻酔（AOS），
　　　　硬膜外麻酔
手術時間：10：20〜13：20
　　　　　（3時間）
出血量：55g
　　　　（循環血液量は68kgの
　　　　8％＝約5.4L。55gは循
　　　　環血液量の約1％の出血）

事例 C			
検査データ	術前	OPE1	OPE2
WBC（/μL）	3,750	11,610　H	14,730　H
RBC（×10⁴/μL）	390　L	369　L	345　L
Hb （g/dL）	13.7	11.9　L	11.2　L
Ht （%）	39.9	33.8　L	32.3　L
Plt （×10⁴/μL）	17.6	24.9	19.1
TP （g/dL）	6.3	4.4　L	3.6　L
Alb （g/dL）	4.2	2.5　L	1.8　L
血糖 （mg/dL）	98	173　H	252　H
CRP （mg/dL）	0.1	9.4　H	12.5　H
体温 （℃）	36.2〜36.5	36.8〜38.2	36.6〜38.0

患　者：68歳　男性　体重50kg
　　　　身長160cm
診断名：食道がん
術　式：右開胸胸部食道全摘術，
　　　　開腹胃管作成，空腸瘻造
　　　　設，胸骨後頸部食道吻合，
　　　　頸部リンパ節郭清
麻　酔：全身麻酔（AOS），
　　　　硬膜外麻酔
手術時間：10：15〜17：15
　　　　　（7時間）
出血量：320g
　　　　（循環血液量は50kgの
　　　　8％＝約4.0L。320gは
　　　　循環血液量の約8％の出
　　　　血）

*Hは基準値より高値（High）であることを，Lは基準値より低値
（Low）であることを示す。

図5-6　術前・術後の栄養代謝の変動

　肺がんで手術をした事例B（図5-6上段）では，血清総蛋白値（TP）が術前7.4g/dLに対して，術後第1病日に5.5g/dLに減少しますが，術後第2病日では5.8g/dLと増加しています。CRPは，術前0.2mg/dLに対して，術後第1病日は8.6mg/dLと上昇しています。一方，食道がんで手術をした事例C（図5-6下段）では，血清総蛋白値（TP）が術前6.3g/dLに対して，術後第1病日では4.4g/dL，術後第2病日では3.6g/dLとさらに減少しています。CRPは，術前0.1mg/dLであるのに対して，術後第1病日は9.4mg/dLと上昇しています。血糖値をみると，事例Bでは術前が90mg/dLと基準値の範囲内ですが，術後第1病日では123mg/dLと増加し，術後第2病日には基準値の範囲内に戻っています。一方，事例Cでは，術前が98mg/dLと基準値の範囲内ですが，術後第1病日では173mg/dL，術後第2病日には252mg/dLとさらに増加しています。

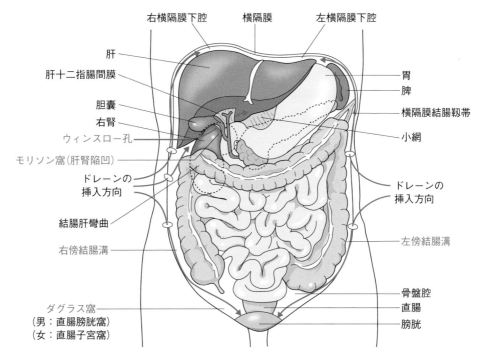

右横隔膜下腔 横隔膜 左横隔膜下腔

肝
肝十二指腸間膜
胆囊
右腎
ウィンスロー孔
モリソン窩(肝腎陥凹)
ドレーンの挿入方向
結腸肝彎曲
右傍結腸溝
ダグラス窩
(男:直腸膀胱窩)
(女:直腸子宮窩)

胃
脾
横隔膜結腸靱帯
小網
ドレーンの挿入方向
左傍結腸溝
骨盤腔
直腸
膀胱

図 5-7　術後のドレーンの位置
〔深田順子, 鎌倉やよい:周術期の臨床判断を磨くⅡ　術式による機能変化から導く看護, p.169, 医学書院, 2021 より転載〕

食道がんのように手術侵襲が大きいと, 血清蛋白量の減少や血糖値の増加の程度が大きいことがわかります。

▶ドレーン挿入・留置

　①ドレーンの種類:体内に貯留した液体(滲出液, 血液, 消化液, 膿など)を感染原因の除去や減圧目的で体外に排泄することを**ドレナージ**といい, ドレナージのために体内に挿入・留置する管を**ドレーン**といいます。ドレナージには, 腹膜炎, 膿胸など, 術野に感染を伴う手術の際に遺残膿瘍の排出・洗浄を目的とした**治療的ドレナージ**と, 術後に予測される出血, 滲出液などの体液の貯留防止を目的とした**予防的ドレナージ**, 出血, 縫合不全, 胆汁漏, 膵液漏などの術後合併症を早期に発見することを目的とした**情報ドレナージ**があります[38]。予防的ドレーンは, 主に図5-7に示したモリソン窩やダグラス窩など仰臥位で液体が貯留しやすい部位に挿入されます。手術によって挿入される部位が異なります(表5-7)。

　また, ドレナージには, ドレーン先端を切離・開放して排液を誘導し, 滅菌

表5-7　術式別のドレーンの留置部位

術式	ドレーンの留置部位
胃全摘術	ウィンスロー孔・左横隔膜下
幽門側胃切除術	ウィンスロー孔
結腸右半切除	右傍結腸溝・モリソン窩
結腸左半切除	左傍結腸溝
S状結腸切除術	ダグラス窩・左傍結腸溝
低位前方切除術	仙骨前面
肝切除術	ウィンスロー孔・右横隔膜下
胆嚢切除術	肝下面・モリソン窩・結腸肝彎曲部
膵頭十二指腸切除術	肝管空腸吻合部・膵管空腸吻合部

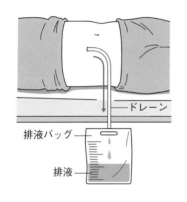 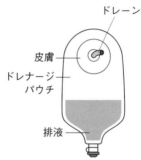 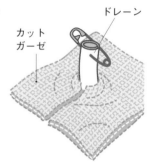

閉鎖式ドレナージ	半閉鎖式ドレナージ	開放式ドレナージ
排液バッグや持続吸引器に接続して，閉鎖的にドレナージする方法	先端が切離・開放されたチューブを用いて，パウチで覆ってドレージする方法	ドレーン端を切離したまま滅菌ガーゼで被覆してドレナージする方法

図5-8　閉鎖式ドレナージと開放式ドレナージ

　ガーゼで覆う**開放式ドレナージ**と，ドレーンをチューブで排液バッグに接続して排液を閉鎖的にバッグ内に誘導する**閉鎖式ドレナージ**，開放式ドレナージと同様に先端が切離・開放されたチューブを用いて，パウチで覆う**半閉鎖式ドレナージ**があります(図5-8)[38,39]。閉鎖式ドレナージでは，重力や腹腔内外圧差によって自然に排液が流出する**受動的ドレナージ**と，持続吸引器に接続して陰圧によりドレナージする**能動的ドレナージ**があります。いずれにしてもドレーンが挿入されることは，その挿入部位が感染経路となり，ドレッシング交換時に感染の機会をつくります。開放式ドレナージでは，ドレーンが滅菌ガーゼで覆われ，排液が大気に触れ，ドレーンに逆流防止機構がないため外部からの病原体が侵入する逆行性感染の危険が高く，ガーゼを交換するたびに感染の機会となります。閉鎖式ド

レナージでは,排液が大気にふれず,排液バッグを挿入部より高く上げなければ,逆行性感染の危険がありません。

②ドレーンの留置期間:留置期間が長くなるほど感染リスクが高くなります。SSI を予防するためのドレーンの抜去時期のエビデンスはなく,臨床的に適切な時期にドレーンが抜去されています。

▶創傷ドレッシング法

ガーゼドレッシングは,湿潤環境を保てないうえ,交換のたびに新生した上皮を剝離してしまい,治癒遅延の原因になります。**閉鎖式ドレッシング法**は,湿潤環境を保ち,外部からの細菌侵入を防ぎ,創内を低酸素状態にし,血管新生・肉芽形成を促進するとされ,一次治癒の清潔創に適しています。このようにドレッシングの方法によって創傷治癒が影響されます。

4 創傷治癒への影響を総合的に判断する

事例 A(図 5-5,➡ 102 ページ)について,創傷治癒を妨げるリスクを総合して判断していきます。血液検査データは基準値の範囲内であり,BMI は 20.3 kg/m²,%理想体重は 92%,6 か月間の体重減少率は 7.1%で,必要エネルギー量を食事から摂取できており,術前の栄養状態は問題ありません。また,皮膚の異常,喫煙歴や糖尿病の既往歴がなく,ステロイドの内服をしていないため創傷治癒を妨げるリスクが少ないと考えます。しかし,術後は筋蛋白が分解されて糖新生されるために,血清蛋白量の減少が起こり,感染防御力の低下をきたす危険があります。また,ダグラス窩にドレーンが挿入され,閉鎖式にドレナージされていますが,手術創のクラスは直腸の手術のため準清潔創であり,創感染のリスクがあります。

5 術前における創傷治癒への援助

創傷治癒を促進するために,創傷治癒に影響する患者の身体内部の状態を,術前から整えることが必要です。**栄養状態,糖尿病,薬物療法,喫煙,皮膚の状態**には術前から介入することができます。

栄養状態不良な患者に対しては,術前に**栄養状態を改善**することが推奨されています[40]。欧州臨床栄養代謝学会(European Society for Clinical Nutrition and Metabolism:ESPEN)のガイドラインでも,①6 か月で 10〜15%以上の体重減

少がある場合，②BMI が 18.5 kg/m² 未満，③主観的包括的評価(subjective global assessment：SGA)がグレード C(高度低栄養)の場合，④血清アルブミン 3.0 g/dL 未満の場合(肝臓・腎臓機能異常は除く)には，術前栄養管理を推奨しています[41]。栄養管理の方法は，通常食の摂取を促進させ，それでも不十分な場合は，通常食に加えて**経口的栄養補助**(Oral Nutrition Supplement：ONS)が指示されます。ESPEN では，がんで大きな手術を受ける患者には周術期(術前)に**免疫栄養素(アルギニン，ω-3 系脂肪酸，核酸)**が強化された特別な経腸栄養剤(免疫調整栄養剤)を術前 5〜7 日間投与してもよいとしています[41]。しかし，『周術期管理ガイドライン』では，栄養不良のない患者に対して SSI 予防の目的で術前から免疫調整栄養を行うことの有効性が明らかではないとしています[42]。

　体重，血清総蛋白値などの検査データや摂取エネルギー量などから低栄養と判断された場合には，高カロリー輸液が必要となり，医師の指示により実施します。経口摂取が可能であれば，高蛋白食品などの摂取を促します。糖尿病に関しては，**血糖値がコントロール**できるように医師の指示に基づき，経口薬が中止され，血糖値の測定とスライディングスケールによるインスリン投与などを実施します。ステロイドを内服している場合は，医師の指示によって中止または減量します。喫煙している場合は，手術で入院が必要であると決定されたらすぐに禁煙を勧めます。皮膚に関しては，手術に支障が生じる硬毛を手術直前に除毛し，その際に傷を作らないようにします。また，除毛後に石けんまたは消毒薬を用いたシャワー浴，あるいは入浴をしてもらいます。

6　術後の創傷治癒への影響を判断する

　SSI は，術後の回復を遅らせるばかりではなく，ときに敗血症や全身性炎症反応症候群(Systemic Inflammatory Response Syndrome：SIRS)や多臓器不全に進展し，重篤な状態を招くことがあります。術後においては，SSI の防止と早期発見が重要なケアになります。

　SSI を早期に発見するために，表 5-8 に示した O-Plan にある観察項目を観察し，創傷治癒のプロセスが正常か，感染徴候はないか，感染に対する抵抗力として栄養状態に問題はないか，感染経路が遮断されているかなどを判断します。

▶感染徴候の早期発見

　まず**感染徴候**として，創部やドレーン挿入部の**発赤・腫脹・疼痛**および**発熱**の有無を観察し，**ドレーンからの排液の性状・量・臭気**なども観察します。

表 5-8　看護診断「手術部位感染リスク状態」に対する看護計画

目標
1.　術後第 7〜10 病日までに皮膚切開創の癒合が良好で，発赤・腫脹がない
2.　ドレーン抜去時まで，ドレーンの排液が淡血性から淡黄色に変化する
3.　ドレーン抜去時までに発熱がなく，ドレーン挿入部に発赤・腫脹がない
4.　代謝に必要な栄養を摂取できる

看護計画

[O-Plan]

1.　感染に関する患者の反応などを観察し，異常を早期に発見する
　　1）発熱の有無，熱型
　　2）創部やドレーン挿入部の発赤，腫脹の有無
　　3）痛みの部位，強さ，性質，持続時間，誘因など
　　4）ドレーンからの排液の性状（腸内容物や膿などの混入），色（出血，膿性など），量（急激な増加・減少），臭気
　　5）閉鎖式のドレーンの屈曲，閉塞，ねじれなどの有無，排液バッグが挿入部より低い位置にあるかを確認
　　6）能動的ドレナージとして持続的吸引器を使用するときには，陰圧，エアリークなどの有無
　　7）感染（炎症）を示す血液検査データ：WBC，CRP など
2.　栄養状態を観察する
　　1）血液検査データ：TP，RBC，Hb，Ht，血糖，血清電解質など
　　2）経口，経静脈・経腸栄養からの摂取エネルギー量など

[T-Plan]

1.　感染経路の遮断に対する援助
　　1）スタンダードプリコーションを遵守する。
　　　血液，体液，分泌物，創のある皮膚・粘膜に接触する場合，ディスポーザブルの手袋を着用し，手袋を外したら手洗いをする。
　　2）創部を清潔に維持する。
　　　①閉鎖性ドレッシング材を用いる場合は，空気が入らないように外部との閉鎖状態をつくれるように貼用する。閉鎖状態が保持されていれば原則として定期的な交換は必要ない。
　　　②ドレッシング材をはがす際は愛護的に行う。
　　　③ドレッシング交換時は，無菌操作によって行う。
　　　④開放式ドレーンが挿入されている場合は，ガーゼの上層汚染があればすぐに交換する。
　　　⑤開放式ドレーンの場合，滲出液がドレーン挿入部周囲の皮膚を刺激するときは，皮膚保護剤を用い，ドレーン挿入部にパウチを貼用し，ドレーンからの排液を閉鎖的にパウチ内に貯留させる。
2.　感染源の除去に対する援助
　　1）手術部位やその周辺の体毛（硬毛）があれば，手術前日（できれば手術直前）にクリッパーで除毛（必要時は臍処置）を行い，入浴してもらう。
　　2）ドレーンからの排液を促す。
　　　①術後循環動態安定後 2 時間ごとに体位変換を行う。
　　　②閉鎖式ドレーンからの排液の流出が悪い場合は，ミルキングを行う。
　　　③閉鎖式ドレーンと持続チューブの接続部が外れないようにテープなどで固定する。体動などによって抜けることがないように，体幹にテープなどで固定する。
　　　④閉鎖式ドレーンが屈曲，閉塞していたら，有効なドレナージができるように固定しなおし，屈曲・閉塞がないようにする。
　　　⑤陰圧のかかっていない閉鎖式ドレーンの場合，排液の逆流による逆行性感染を予防するために，排液バッグをドレーン挿入部の位置より上方に持ち上げないようにする。特に体位変換時など留意する。
　　　⑥閉鎖式ドレーンが挿入されている場合，排液バッグにカバーを掛けるなどプライバシーやボディイメージの変化に対して配慮する。
3.　抵抗力を増強させる援助
　　1）糖尿病や大きな手術侵襲がある場合には，医師の指示に基づき血糖値を測定し，スライディングスケールによるインスリン投与を行う。
　　2）適切なエネルギー補給がなされるように，経静脈・経腸栄養を医師の指示に基づき実施する。
4.　抗菌薬の予防的投与
　　1）大腸の手術の場合，医師の指示のもとに，手術前日に下剤あるいは浣腸によって大腸を機械的に洗浄し，また非吸収性の抗菌薬を分割して経口的に投与する。
　　2）医師の指示のもとに，術前，術後に抗菌薬を投与し血中濃度を最適に維持するように管理する。

[E-Plan]

1.　ドレーンが挿入されている場合は，ドレーンの目的とドレーンからの排液を促すために体位変換をする必要性を説明する
2.　体を動かすときには閉鎖式ドレーンの接続チューブに屈曲，ねじれがないか，排液バッグがドレーン挿入部より低い位置にあるかを留意しながら行うように指導する
3.　創部やドレーン挿入部のドレッシング材が汚れたり，汚染された場合は，看護師に伝えるように指導する

　事例Aでは正中創とダグラス窩ドレーンが閉鎖式にドレナージされています。術後第1病日において，動作時に創痛はありますが，創部の発赤，腫脹はなく感染徴候がないと判断することができます。

　術後早期の発熱は，手術侵襲によって局所に炎症性サイトカインが産生され，その働きにより視床下部における**プロスタグランジンE_2**の分泌を介し，**体温調節中枢**が刺激されて起こります[43]。手術直後から高熱が持続するか，術直後に上昇した熱がいったん解熱後，再び上昇することがあれば，感染を疑います。そして，感染経路となる正中創，ドレーン，中心静脈栄養カテーテル，尿道（膀胱留置）カテーテルなどからの感染徴候がないかどうかを観察します。なお，感染の部位・程度は，X線検査，超音波検査，CT検査，消化管造影検査などにより診断されます。

　ドレーンからの排液は，一般的に術後24時間を経過するとヘモグロビンを含む**赤色**から**淡血色，淡々血性，黄色，淡黄色**と変化します。**出血**が生じると鮮紅色に，**リンパ液**は黄色になります。悪臭を伴う場合は吻合部の**縫合不全**を疑います。事例Aでは，術後第1病日はドレーンからの排液は淡血性で，その後，淡々血性，漿液性となり正常の経過と判断します。

▶ 栄養状態

　術後はストレスホルモンによって筋蛋白からグルコースが産生されるため，血清蛋白量の減少と血糖値の上昇が起こり，感染防御力の低下をきたします。事例Aにおいても，血清総蛋白値が術前8.0 g/dLに対して術後第1病日に6.0 g/dLに減少し，血糖値が術前98 mg/dLに対して術後第1病日では158 mg/dLと増加しています。血糖値の上昇は一過性であり，翌日には120 mg/dLに低下しています。術後のアルブミン値も3.4 g/dLと低下し，感染防御力が術前よりは低下しています。

　術後に検査値を判断する際には，それが真の値かどうかを見極めることが必要です。術後において，サードスペースに移行した細胞外液が機能相へリフィリングして循環血漿量が増加している場合には，検査値は真の値より低くなります。また，術後第1病日にINバランスであると，血漿量が多くなっているため，検査値は真の値よりも低くなります。そのため，出血量が少ないにもかかわらず，赤血球数やヘモグロビン値が極端に低くなっているときには留意する必要があります。

　次に術後第1病日の必要エネルギー量（kcal/日）を求めると，事例Aでは，基礎エネルギー消費量1,089 kcal ×活動係数（安静）1.0 ×ストレス係数（発熱38℃，

中等度手術)1.4 ＝ 1,525 kcal となります。それに対して輸液からのエネルギーは 350 kcal で，1,175 kcal 不足しています。このようになる理由は，手術当日から術後第 1 病日くらいまでは手術侵襲に対する神経・内分泌反応が亢進し，異化に傾いているからです。糖を投与しても有効に利用されず，むしろ血糖管理を困難にするため，栄養療法は施行せずに，水・電解質の補充と循環動態の安定を優先して電解質液が投与されるのです。その後は，徐々に投与エネルギーを増やしていくことが必要となります[44]。

▶感染経路からの遮断

事例 A では，SSI を起こす感染経路としては，正中創とダグラス窩のドレーンがあります。正中創は閉鎖性ドレッシング材で被覆され，ドレーンも閉鎖式にドレナージされているため，ガーゼドレッシング，開放式ドレナージと比較すると感染経路が遮断されている状態と判断します。

7 術後における創傷治癒への援助

SSI を予防するための術後の看護としては，スタンダードプリコーション，無菌操作の徹底はもちろんのこと，**感染経路の遮断，感染源の除去，宿主の抵抗力の増強**が必要です。計画を**表 5-8**（➡ 109 ページ）の T-Plan に示しました。

ⓠ感染経路の遮断に対する援助（表 5-8　T-Plan 1）

手術創は，上皮化される術後第 2～3 病日までは，滅菌されたドレッシング材で外部と閉鎖状態をつくれるようにし，その状態が維持されればドレッシング交換を行いません。ドレッシング材をはがす際は，形成された上皮を剝離することがないように愛護的にはがすことが必要です。上皮化によるバリアが形成されたあとの創処置について SSI 防止に対するエビデンスはありませんが，基本的に消毒の必要がなく，**ドレッシング材で被覆して抜糸まで観察**します。

術後第 3 病日以降の創感染は，創内の汚染によるものより創周囲の皮膚からの細菌の侵入，外部からの感染が考えられるため，**創周囲の皮膚の清潔を保つ**ことも必要です。

ⓠ感染源の除去に対する援助（表 5-8　T-Plan 2）

ドレーン留置が SSI の予防に必要かどうか，議論されています。ドレーンを挿入する際は，閉鎖式ドレーンを使用し，できるだけ早期に抜去することが

CDC ガイドラインでは推奨されています[23]。予防的ドレーンは感染源となる体内に貯留した血液や滲出液を体外に誘導するために挿入されています。早期に抜去するには**効果的なドレナージ**が必要です。ドレーンからの排液を促し血液や滲出液が体内に貯留しないように，**体位変換**などを行います。また，閉鎖式ドレーンでは，逸脱，屈曲，ねじれ，閉塞などがあるとドレナージができませんので，**ドレーン管理**も重要です。

◎ 抵抗力を増強させる援助（表5-8　T-Plan 3）

抵抗力を増強させる援助には，**組織の酸素分圧を高める**こと，**血糖管理**，**栄養管理**があります。

▶ 組織の酸素分圧を高める

SSI に対する防御機能は，主として好中球の酸素依存性の殺菌作用に依存しています。組織の酸素分圧を高めて好中球の貪食能を良好に保つために**高濃度の酸素療法**が推奨されています。『周術期管理ガイドライン』では，大腸手術で術中および術後 2〜6 時間の高濃度酸素投与(Fio_2 0.8)は SSI の発生率を低下させる可能

Column　陰圧閉鎖療法

表5-5 に示されている**陰圧閉鎖療法**(negative pressure wound therapy：NPWT)とは，創傷をフィルムや創傷被覆材で密閉し，持続的または間欠的に陰圧を負荷することにより創傷治癒を促進させる物理療法の 1 つです[1]。創傷に陰圧をかけることで，①創収縮の促進，②過剰な滲出液の除去と浮腫の軽減，③細胞・組織に対する物理的刺激，④創傷の血流の増加，⑤感染性老廃物の軽減の作用があると考えられています[2]。原則的に 125〜150 mmHg の陰圧になるように吸引されます[3]。

適応は難治性創傷で，外科的デブリードメントを行い，壊死組織が除去された状態とされています[1]。

禁忌は，①悪性腫瘍のある創傷，②臓器と交通している瘻孔および未検査の瘻孔がある創傷，③陰圧を負荷することによって瘻孔が難治化する可能性がある創傷，④痂皮を伴う壊死組織を除去していない創傷，⑤血管の吻合部位などです[1]。

文献
1) 丹羽光子：第Ⅱ部 4．②陰圧閉鎖療法に用いる機器，田中秀子(監修)：最新創傷管理・スキンケア用品の上手な選び方・使い方　第 4 版，pp.174-176，日本看護協会出版会，2019.
2) 市岡滋：局所陰圧閉鎖療法，宮地良樹(編)：まるわかり創傷治癒のキホン，pp.217-222，南山堂，2014
3) 日本皮膚科学会，創傷・褥瘡・熱傷ガイドライン策定委員会(編)：創傷・褥瘡・熱傷ガイドライン 2018，p.6，金原出版，2018.

性があるが，高濃度酸素には吸収性無気肺，酸素毒性などの合併症リスクを勘案して適応には慎重な判断を必要としています[45]。

▶血糖管理

　糖尿病や大きな手術侵襲がある場合には，特に血糖コントロールが必要で，医師の指示に基づき血糖値を測定し，**スライディングスケール**によるインスリン投与を行います。術後の**血糖コントロールの目標値**を，糖尿病の合併にかかわらず，『周術期管理ガイドライン』では 150 mg/dL 以下としています[46]。

▶栄養管理

　SSI 制御には栄養管理が重要な役割を担います。術後は，早期からエネルギー消費量が増大し，異化が亢進するため，適切なエネルギー補給がなされるように経静脈・経腸栄養を医師の指示に基づき実施することが必要です。

　術後の栄養管理には，**免疫調整栄養，早期経腸(経口)栄養の開始**があります。ERAS® プロトコルでは手術侵襲からの回復を促進する目的で**術後早期に経腸栄養，経口摂取を開始**することを促進しています（第 1 章，➡ 7〜8 ページ）。ESPEN では，がんで大きな手術を受ける栄養不良の患者には周術期(術後)に免疫栄養素が強化された特別な経腸栄養剤(免疫調整栄養剤)を投与すべきとしています[41]。早期経腸(経口)栄養の開始は，代謝亢進の抑制，蛋白質代謝の改善，免疫能の改善が得られ[47]，水分摂取は術後数時間以内に開始し，術後第 1 病日または第 2 病日に水分摂取を含む通常の食事を早期に摂取しても吻合部の治癒に支障をきたさないとされています[48]。早期経腸栄養(24 時間以内)は，早期経口栄養を開始できず，7 日以上経口摂取が不十分(< 50%)になる患者で開始されます[41]。ただし，SSI 予防において早期経腸(経口)栄養の開始の有効性は示されていません[49]。

　侵襲時には消化管粘膜上皮の萎縮をきたし，消化管の機能が障害されますが，早期経腸栄養によってこの消化管粘膜上皮の形態を正常に保ち，腸内細菌の**バクテリアルトランスロケーション**(bacterial translocation)を予防します。バクテリアルトランスロケーションとは，「腸管バリア機構が障害されることにより，腸内細菌，あるいは産生されるエンドトキシンなどの毒素が腸内粘膜上皮のバリアを越えて体内に移行し，感染や全身性炎症反応を引き起こす病態」[50〜52] のことです（第 4 章コラム，➡ 83 ページ）。

抗菌薬の予防的投与（表 5-8　T-Plan 4）

　術中に汚染する可能性がある細菌に対して，手術直前に有効な**抗菌薬の投与**が行われます。『術後感染予防抗菌薬適正使用のための実践ガイドライン』では予防抗菌薬の目的は，SSI 発症率の減少とし，手術が始まる時点で十分な殺菌作用を示す血中濃度，組織中濃度が必要なため，皮膚切開前の 60 分以内に投与を開始するとしています[53]。長時間手術の場合には術中に半減期の 2 倍の間隔で追加投与が必要であり，術後も抗菌薬投与を継続する場合の投与間隔は，セフトリアキソン（CTRX）を除くセファロスポリン系薬では 8 時間（1 日 3 回）を基本としています。予防抗菌薬の適応手術創は，準清潔手術や不潔手術とされています[53]。『周術期管理ガイドライン』では皮膚切開前の 60 分以内の投与が望ましいとしていますが，術中の再投与の有効性は定かでないとしています[54]。医師の指示に従い，確実に抗菌薬を投与することが必要です。

　SSI の予防には，感染経路を遮断し，抵抗力を増強させることが必要ですが，予防しても感染が生じることがあります。**術後の異常を早期に発見**し，すぐにその異常の状態に応じた看護を行うことが必要です。異常の早期発見には，**五感**を使った「昨日と何か違う，いつもの経過と何か違う」という気づきも大切です。

● 文献
1)　山口康雄：第 3 章 4 エネルギー代謝，小川道雄（編著）：知っておきたい新・侵襲キーワード，pp.64-67，メジカルセンス，2003.
2)　岡本和美，森昌造：消化器外科予定手術における標準的輸液計画，消化器外科，9(7)：1079-1087，1986.
3)　和田孝雄，近藤和子：輸液を学ぶ人のために第 3 版，pp.181-184，医学書院，1997.
4)　江上寛：第 3 章 1 急性相反応，小川道雄（編著）：知っておきたい新・侵襲キーワード，pp.52-55，メジカルセンス，2003.
5)　渡部祐司：第 10 章損傷　B 創傷治癒，北野正剛，坂井義治（監修）：標準外科学　第 16 版，pp.100-102，医学書院，2022.
6)　山下純一：6 創傷治癒，小川道雄（編著）：知っておきたい新・侵襲キーワード，pp.72-77，メジカルセンス，2003.
7)　関洲二：術後患者の管理　改訂新版，pp.12-13，金原出版，2000.
8)　北島正樹，吉田昌：第 9 章　創傷治癒 3.　創傷治癒の遅延・障害因子，出月康夫，古瀬彰，杉町圭蔵（編）：NEW 外科学　改訂第 3 版，pp.86-87，南江堂，2012.
9)　倉本秋，味村俊樹，山崎一樹：創傷治癒に必要となる局所環境因子　ドレッシング理論の変遷と展開，臨床外科，52(3)：291-298，1997.
10)　日本皮膚科学会，創傷・褥瘡・熱傷ガイドライン策定委員会（編）：創傷・褥瘡・熱傷ガイドライン 2018，p.5，金原出版，2018.
11)　日本皮膚科学会，創傷・褥瘡・熱傷ガイドライン策定委員会（編）：創傷・褥瘡・熱傷ガイドライン 2018，pp.28-34，金原出版，2018.
12)　田中秀子（監修）：最新創傷管理・スキンケア用品の上手な選び方・使い方　第 4 版，pp.70-114，日本看護協会出版会，2019.

13) 日本外科感染症学会, 消化器外科 SSI 予防のための周術期管理ガイドライン作成委員会(編)：消化器外科 SSI 予防のための周術期管理ガイドライン 2018, pp.10-11, 診断と治療社, 2018.

14) 日本麻酔科学会周術期禁煙ガイドラインワーキンググループ(編)：周術期禁煙プラクティカルガイド, pp.7-9, 2021.
https://anesth.or.jp/files/pdf/kinen-practical-guide_20210928.pdf (2022 年 11 月 22 日アクセス)

15) T. ヘザー・ハードマン, 上鶴重美, カミラ・タカオ・ロペス(原書編集)：NANDA-I 看護診断定義と分類 2021-2023 原著第 12 版, p.462, 医学書院, 2021.

16) 白木亮：第 2 章 II 栄養評価 B 身体計測, 日本臨床栄養代謝学会(編)：日本臨床栄養代謝学会 JSPEN テキストブック, pp.139-149, 南江堂, 2021.

17) White JV, Guenter P, Jensen G, et al：Consensus statement：Academy of Nutrition and Dietetics and American Society for Parenteral and Enteral Nutrition：characteristics recommended for the identification and documentation of adult malnutrition(undernutrition), JPEN J Parenter Enteral Nutr, 36(3)：275-283, 2012.

18) 川口恵, 東口髙志：2 章 4 臨床栄養プロセス③栄養プランニング, 東口髙志(編)：JJN スペシャル No.87「治る力」を引き出す実践！臨床栄養, p.108, 医学書院, 2010.

19) 髙田守康, 萩原喜代美, 井上繁治ほか：食道癌術後回復期における栄養管理 空腸瘻併用事例, 栄養-評価と治療, 31(3)：189-192, 2014.

20) 日本外科感染症学会, 消化器外科 SSI 予防のための周術期管理ガイドライン作成委員会(編)：消化器外科 SSI 予防のための周術期管理ガイドライン 2018, 診断と治療社, 2018.

21) Ban KA, Minei JP, Laronga C, et al：American College of Surgeons and Surgical Infection Society：Surgical site infection guidelines, 2016 update, J Am Coll Surg, 224(1)：59-74, 2017.

22) Berríos-Torres SI, Umscheid CA, Bratzleret DW, et al：Centers for disease control and prevention guideline for the prevention of surgical site infection, 2017, JAMA Surg, 152(8)：784-791, 2017.

23) Mangram AJ, Hora TC, Pearson ML, et al：Guideline for prevention of surgical site infection 1999. Centers for Disease Control and Prevention (CDC) Hospital Infection Control Practices Advisory Committee, Am J Infect Control, 27(2)：97-132, 1999.

24) Allegranzi B, Bischoff P, Jonge S, et al：New WHO recommendations on preoperative measures for surgical site infection prevention：an evidence-based global perspective. Lancet Infect Dis, 16 (12)：e276-e287, 2016.

25) Allegranzi B, Zayed B, Bischoff P, et al：New WHO recommendations on intraoperative and postoperative measures for surgical site infection prevention：an evidence-based global perspective, Lancet Infect Dis, 16(12)：e288-e303, 2016.

26) 日本外科感染症学会, 消化器外科 SSI 予防のための周術期管理ガイドライン作成委員会(編)：消化器外科 SSI 予防のための周術期管理ガイドライン 2018, pp.69-72, 診断と治療社, 2018.

27) 日本外科感染症学会, 消化器外科 SSI 予防のための周術期管理ガイドライン作成委員会(編)：消化器外科 SSI 予防のための周術期管理ガイドライン 2018, pp.63-66, 診断と治療社, 2018.

28) 日本外科感染症学会, 消化器外科 SSI 予防のための周術期管理ガイドライン作成委員会(編)：消化器外科 SSI 予防のための周術期管理ガイドライン 2018, pp.16-18, 診断と治療社, 2018.

29) 加藤正人：ドレナージに用いられる器具 ドレーンチューブ(ドレーン), 窪田敬一(編)：ドレーン・カテーテル・チューブ管理完全ガイド, pp.24-27, 照林社, 2015.

30) 新原正大, 比企直樹：第 5 章 G 外科周術期の栄養療法 1)上部消化管周術期の栄養療法, 日本臨床栄養代謝学会(編)：日本臨床栄養代謝学会 JSPEN テキストブック, pp.435-439, 南江堂, 2021.

31) Latham R, Lancaster AD, Covington JF, et al：The association of diabetes and glucose control with surgical-site infections among cardiothoracic surgery patients, Infect Control Hosp Epidemiol, 22 (10)：607-612, 2001.

32) 日本糖尿病学会(編)：糖尿病専門医研修ガイドブック改訂第 8 版, pp.411-414, 診断と治療社, 2020.

33) 日本外科感染症学会, 消化器外科 SSI 予防のための周術期管理ガイドライン作成委員会(編)：消化器外科 SSI 予防のための周術期管理ガイドライン 2018, pp.59-62, 診断と治療社, 2018.

34) 日本外科感染症学会, 消化器外科 SSI 予防のための周術期管理ガイドライン作成委員会(編)：消化器外科 SSI 予防のための周術期管理ガイドライン 2018, pp.53-56, 診断と治療社, 2018.

35) 日本外科感染症学会, 消化器外科 SSI 予防のための周術期管理ガイドライン作成委員会(編)：消

化器外科 SSI 予防のための周術期管理ガイドライン 2018, pp.67-68, 診断と治療社 , 2018.

36）日本化学療法学会/日本外科感染症学会　術後感染予防抗菌薬適正使用に関するガイドライン作成委員会（編）：術後感染予防抗菌薬適正使用のための実践ガイドライン, p.9, 2016. http://www.chemotherapy.or.jp > guideline > jyutsugo_shiyou_jissen.pdf（2022 年 11 月 22 日アクセス）

37）厚生労働省院内感染対策サーベイランス事業　JANIS（一般向け）期報・年報　2020 年. https://janis.mhlw.go.jp/report/ssi.html（2022 年 11 月 22 日アクセス）

38）高山由理子, 高山忠利：ドレナージの方法と管理　一般手術時のドレーンの処置, 窪田敬一（編）：ドレーン・カテーテル・チューブ管理完全ガイド, pp.9-12, 照林社, 2015.

39）小林慎二郎, 大坪毅人：術後ドレーンの種類とドレナージ方法, 消化器ナーシング 2021, 春季増刊：p.28, 2021

40）日本外科感染症学会, 消化器外科 SSI 予防のための周術期管理ガイドライン作成委員会（編）：消化器外科 SSI 予防のための周術期管理ガイドライン 2018, pp.46-49, 診断と治療社, 2018.

41）Weimann A, Braga M, Carli F, et al：ESPEN guideline：Clinical nutrition in surgery, Clin Nutr, 36（3）：623-650, 2017.

42）日本外科感染症学会, 消化器外科 SSI 予防のための周術期管理ガイドライン作成委員会（編）：消化器外科 SSI 予防のための周術期管理ガイドライン 2018, pp.50-52, 診断と治療社, 2018.

43）江上寛：第Ⅲ章生体反応 1. 急性相反応, 小川道雄（編著）：知っておきたい新・侵襲キーワード, pp.52-55, メジカルセンス, 2003.

44）樋口陽二郎, 望月英隆：周手術期の栄養療法, 日本静脈経腸栄養学会（編）：コメディカルのための静脈・経腸栄養ガイドライン, pp.112-117, 南江堂, 2000.

45）日本外科感染症学会, 消化器外科 SSI 予防のための周術期管理ガイドライン作成委員会（編）：消化器外科 SSI 予防のための周術期管理ガイドライン 2018, pp.166-170, 診断と治療社, 2018.

46）日本外科感染症学会, 消化器外科 SSI 予防のための周術期管理ガイドライン作成委員会（編）：消化器外科 SSI 予防のための周術期管理ガイドライン 2018, pp.159-161, 診断と治療社, 2018.

47）日本静脈経腸栄養学会（編）：静脈経腸栄養ガイドライン第 3 版, pp.222-234, 照林社, 2013

48）Weimann A, Braga M, Carli F, et al：ESPEN practical guideline：Clinical nutrition in surgery, Clin Nutr, 40（7）：4745-4761, 2021.

49）日本外科感染症学会, 消化器外科 SSI 予防のための周術期管理ガイドライン作成委員会（編）：消化器外科 SSI 予防のための周術期管理ガイドライン 2018, pp.171-172, 診断と治療社, 2018.

50）大塚英郎, 海野倫明：腸内細菌と microbiome　腸内細菌と胆膵外科手術, 肝胆膵, 70（6）：907-944, 2015.

51）Berg RD, Garlington AW：Translocation of certain indigenous bacteria from the gastrointestinal tract to the mesenteric lymph nodes and other organs in a gnotobiotic mouse model, Infect immun, 23（2）：403-411, 1979.

52）Alexander JW, Gianotti L, Pyles T, et al：Distribution and survival of Escherichia coli translocating from the intestine after thermal injury, Ann Surg, 213（6）：558-566, 1991.

53）日本化学療法学会/日本外科感染症学会　術後感染予防抗菌薬適正使用に関するガイドライン作成委員会（編）：術後感染予防抗菌薬適正使用のための実践ガイドライン, 2016. http://www.chemotherapy.or.jp/guideline/jyutsugo_shiyou_jissen.pdf（2022 年 11 月 22 日アクセス）

54）日本外科感染症学会, 消化器外科 SSI 予防のための周術期管理ガイドライン作成委員会（編）：消化器外科 SSI 予防のための周術期管理ガイドライン 2018, pp.78-81, 診断と治療社, 2018.

第 **6** 章

術後の急性疼痛と看護

A 手術侵襲の影響を知る

1 共通する変化に個別の情報を重ねる

　術後の急性疼痛への看護においても，手術によって必然的に引き起こされる**生体反応**を軸に，患者**個別の情報**を重ね合わせて，術後の状態を予測していきます。個別の情報とは，「患者が受ける手術に関する内容」と「患者の身体内部の状態」です。

　侵襲によって組織が損傷されると，生体反応として，**侵害刺激**が侵害受容線維の興奮によって**脊髄後角**に送られ，さらに**脊髄視床路**を上行して脳まで伝達され痛みを感じます。それが術後の**急性疼痛**です。また，疼痛の抑制系の機能，侵害刺激が持続的に反復されたときの変化などが共通する変化です。

　手術に関する情報としては，「手術部位，手術侵襲の大きさ，ドレーン挿入・留置，麻酔方法，術後鎮痛法」など，患者に関する情報としては，「年齢，不安・恐怖の程度，疼痛に対する日常の対処方法，疼痛・手術の経験」などの情報を重ねて，術後の患者の疼痛への影響を予測します。

　このようなプロセスを経て，術後の看護診断，介入方法を検討し，術前から術後までを見通した個別のケアを提供することができます。

2 痛みを理解する

　2020 年に国際疼痛学会（IASP）は**痛みの定義**[1,2]を「実際の組織損傷もしくは組織損傷が起こりうる状態に付随する，あるいはそれに似た，感覚かつ情動の不快な体験」と改定しました。また，定義の主文中に記しきれない内容として，以下の 6 項目が付記されています。

　①痛みは常に個人的な経験であり，生物学的，心理的，社会的要因によってさまざまな程度で影響を受けます。

　②痛みと侵害受容は異なる現象です。感覚ニューロンの活動だけから痛みの存在を推測することはできません。

③個人は人生での経験を通じて，痛みの概念を学びます。

④痛みを経験しているという人の訴えは重んじられるべきです。

⑤痛みは，通常，適応的な役割を果たしますが，その一方で，身体機能や社会的および心理的な健康に悪影響を及ぼすこともあります。

⑥言葉による表出は，痛みを表すいくつかの行動の1つにすぎません。コミュニケーションが不可能であることは，ヒトあるいはヒト以外の動物が痛みを経験している可能性を否定するものではありません。

体のどこかに痛みを感じることは，誰であっても不快な感覚，情動反応を引き起こしますが，「痛み」を感じるからこそ組織の傷害に気づくことができるのです。言い換えれば，「痛み」には異常を知らせる**警告機能**としての重要な役割があります。

このように，痛みの感覚は「侵害刺激に対する**警告信号**」と「痛みに対する**人間の反応**」という2つの側面があります。そのため，侵害刺激の原因を把握すること，痛みの程度はあくまでも本人の**主観的評価**にゆだねられることが重要です。

しかし，術後の急性疼痛は，手術による組織の傷害に対する生体反応であるため警告信号が鳴り続けても警告機能としての役割は乏しくなります。

3　術後の急性疼痛は侵害刺激と炎症反応に起因する

手術時の痛みは，侵害受容性疼痛と炎症性疼痛が主体です。

◎ 侵害受容性疼痛

痛みは，「侵害受容性疼痛」「神経因性疼痛」「心因性疼痛」に分類されています。神経組織以外の組織を傷害するなどの侵害刺激が加わったときに発生する痛みが**侵害受容性疼痛**です。**神経因性疼痛**は神経系の病変に伴う痛みであり，組織の傷害が治癒しているにもかかわらず痛みが遷延するような場合に疑われます。**心因性疼痛**は身体的異常が認められない痛みであり，心理的な因子が関与している痛みです。

術後の急性疼痛は侵害受容性疼痛であり，**体性痛**と**内臓痛**に分けられます。

体性痛は，さらに切開創からの**表面痛**と，筋膜・筋肉・胸膜・腹膜の損傷による**深部痛**に分けられます[3]。その特徴として，術後12〜24時間までが最も強い疼痛として出現し，術後第2〜3病日で徐々に軽減するという経過をたどります。したがって，術後48時間以上経過したあとに安静時の疼痛が増強した場合，感染などの新たな侵害刺激の出現を疑うことが重要です。

内臓痛は，内臓の損傷，牽引，虚血，炎症，平滑筋運動の亢進による内臓の拡張などによって生じる鈍い，びまん性の痛みです[3]。

炎症反応による発痛物質の産生（炎症性疼痛）

組織が損傷されると同時に，侵害受容線維が興奮して痛みを感じますが，この痛みがいったん消えてから約20秒の間隔をおいて，次の痛みが始まります[4]。この痛みは，組織が傷害されたことによって炎症反応が惹起され，局所で産生されたプラズマキニン（ブラジキニン，カリジンなど），セロトニン，ヒスタミン，カリウムイオン（K^+）などの**発痛物質**によるものです[4,5]。

4 侵害刺激は伝達され大脳へ投射される

侵害刺激と侵害受容線維

侵害刺激は侵害受容器によって検知され，侵害受容線維の興奮が**脊髄後角**に送られます。侵害受容線維には**Aδ線維（有髄）**と**C線維（無髄）**があります。Aδ線維とC線維の中には非侵害性の機械的刺激や温度刺激を伝えるものもあります[6]。脊髄の二次ニューロンは，まずAδ線維，次にC線維のインパルスに反応して興奮します[4,6]。痛みの感じ方も，Aδ線維は刺すような速い痛み，C線維は疼くような遅い痛みであるといわれています[5,6]。

侵害刺激の伝導路

脊髄後角に入力された体性痛のインパルスは，後角内でシナプスを介して二次ニューロンに伝達され，**脊髄視床路**を上行します。この脊髄視床路は脳幹で外側系と内側系に分かれ，外側系を上行したインパルスは視床に入り，さらに大脳皮質の**体性感覚野**に投射されて，痛みの**感覚**を識別します。内側系を上行したインパルスは，脳幹網様体を経由して**大脳辺縁系**に投射され，痛みによる**情動反応**を引き起こします[4]（図6-1A）[7]。

内臓痛のインパルスは，その臓器を支配している交感神経を経て脊髄後角に送られ，脊髄を上行します[4]。

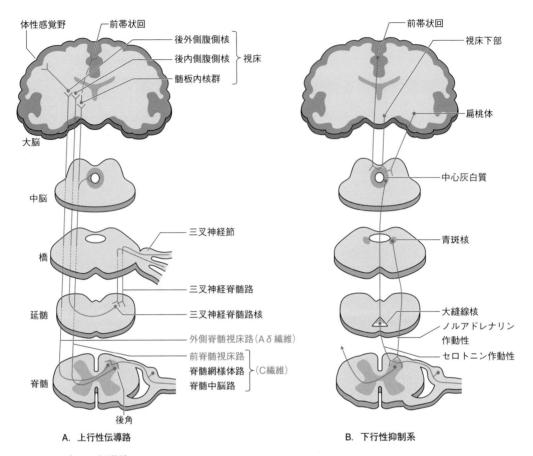

図 6-1　痛みの伝導路
〔小幡英章, 齋藤繁：第2章　2-1手術侵襲による痛み，川真田樹人（専門編集）：新戦略に基づく麻酔・周術期医学，麻酔科医のための周術期の疼痛管理，p.16, 19, 中山書店，2014 をもとに作成〕

5　侵害刺激に対する痛みの抑制系を理解する

下行性疼痛抑制系

　侵害刺激が伝達される二次求心性ニューロンには，侵害受容線維のみから入力を受ける**特異的**侵害受容ニューロンと，非侵害刺激線維と侵害受容線維の両者からの入力を受ける**広作動域**ニューロンの2種類があり，それぞれ一次求心性ニューロンの神経線維終末とシナプスを形成しています[6]。体性痛のインパルスが脳に到達し，中脳の中心灰白質あるいは背側縫線核が刺激を受けると，そのインパルスは延髄の大縫線核で中継されたあと，脊髄の後外側索を下行して脊髄後角に達し，そこで2つのニューロンが容易に興奮しないよう抑制します。この中脳から脊髄後角へ下行して侵害受容線維の情報伝達を抑制する神経系を**下行性**

疼痛抑制系と呼んでいます[8]（図6-1B）。

内因性鎮痛物質

　脳や脊髄内には，モルヒネ同様の効果をもつ**内因性オピオイドペプチド**（エンケファリン系，β-エンドルフィン系，ダイノルフィン系など）が存在することが明らかにされています[9, 10]。急性疼痛やストレスの際にこれらが遊離され，内因性鎮痛物質として作用します[6]。下行性疼痛抑制系は，内因性オピオイドペプチドによって賦活され，鎮痛効果を発揮すると考えられています[5, 10]。

6　鎮痛が遅延したときの影響を理解する

痛みが悪循環する

　すでに述べたように，侵害刺激は脊髄を経由して脳へ伝達されますが，一部の刺激は侵害刺激を受けている局所の運動神経を興奮させたり，血管を収縮させたりします。この状態が長く続けば，局所の血流は悪くなり，組織の酸素不足の状

Column　ゲートコントロール説

　1965年にメルザック（Melzack, R.）とウォール（Wall, P. D.）によって提唱されたゲートコントロール説では，触覚など非侵害刺激を伝えるAβ線維によって刺激された膠様質ニューロンが，Aδ線維やC線維による侵害刺激をシナプス前で抑制すると考えられていました[1]。たとえば，机にすねをぶつけたとき，思わずその部位をさすることよって痛みが緩和されることを体験します。つまり，すねをぶつけると，Aδ線維やC線維によって侵害刺激が伝達されますが，「さする」というAβ線維から入力された刺激が膠様質ニューロンを賦活させ，侵害刺激の伝達をシナプス前で抑制するために，痛みが軽減するというものです。ゲートコントロール説はこのようなシナプス前抑制を門（ゲート）にたとえた理論であり[2]，Aβ線維が刺激されると侵害刺激が伝達されにくくなると考えられていました。日常で経験する現象を説明できる学説でしたが，その後，ウォールによって下行性疼痛抑制系がシナプス前抑制に影響することが加えられた修正がなされています[3]。

文献
1) 佐藤昭夫：基礎編　1. 痛みについて，高倉公朋，森健次郎，佐藤昭夫（編）：Pain —痛みの基礎と臨床，pp.3-14，朝倉書店，1988.
2) 柳田尚：看護に役立つ臨床疼痛学，p.22，日本看護協会出版会，1993.
3) 横田敏勝，黒政一江，坂井靖子ほか：ナースのための痛みの知識　改訂第2版，pp.16-17，南江堂，2000.

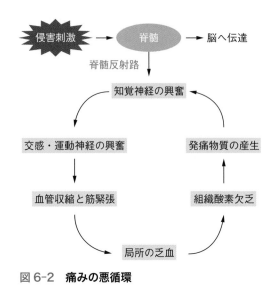

図6-2   **痛みの悪循環**

態から発痛物質の産生が促進されます。その結果，末梢の知覚神経が刺激されて痛みが循環することとなります（図6-2）。

　また，侵害刺激が持続的に反復されると脊髄の二次ニューロンの過敏化が起こり，痛みを記憶するような変化が生じ，通常では痛いと感じない刺激に対しても反応して痛みを感じるようになると考えられています。

術後合併症の誘因となる

　術後疼痛に対する鎮痛が不十分であると，患者は疼痛を誘発する胸・腹部の運動や体動を抑制するようになります。そのため，**低換気，血圧上昇，離床の遅延**などによって，呼吸器合併症，生理的腸管麻痺の遷延などの誘因となります。

痛みの閾値が低下する

　生体に反応を引き起こす最小の刺激の強さを**閾値**と表現しますが，痛みが繰り返されることによって閾値は低下します。また，痛みの閾値には個人差があり，同一人物であっても状況によって変化することが知られています。臨床では，夜間に痛みの訴えが多くなります。これは，痛みの閾値が昼間に比べて低くなると言い換えることができます。また，疼痛に関する過去の経験によって，同程度の手術侵襲であってもその訴えには個人差があります。

　閾値を低くするものとしては，不快感，不眠，疲労，不安，怒り，悲しみ，抑うつ，孤独感などがあり，**閾値を高めるもの**としては，症状の緩和，睡眠，休

息，理解，仲間との交友，心配の減少，気分の高揚などがあります。また，温罨法あるいは冷罨法を用いて皮膚刺激を与えること[11]，面接によって励ましながら感覚情報を与えること[12]なども，痛みの閾値を高めることにつながると考えられています。

7 術後の急性疼痛に対する鎮痛法を理解する

　現在，術後疼痛は警告信号としての疼痛とは区別され，積極的に除去すべきであると考えられています。

先制鎮痛法

　手術の間，侵害刺激は侵害受容線維を経て脊髄後角に送られ，脊髄視床路を上行し大脳皮質に伝達されます。そうすると，中枢神経は過敏化され，末梢の侵害受容器の閾値が下がることになります。全身麻酔のみでは脊髄後角も感作され，術後に疼痛が増強すると考えられています。

　そのため手術侵襲という侵害刺激が加えられる前に完全な鎮痛を行う**先制鎮痛法**で，侵害刺激のインパルスにより中枢神経が感作されるのを防ぎ，術後疼痛の遷延化を防ぎます[3]。具体的には侵害刺激が加えられる前に**硬膜外麻酔**を開始することによって，中枢神経が痛みによって感作されないように先制的に鎮痛する方法です。硬膜外麻酔はバランス麻酔として全身麻酔に併用されており，硬膜外腔に局所麻酔薬を注入し，脊髄視床路の侵害刺激伝達を可逆的に遮断することにより，鎮痛作用と筋弛緩作用が期待されています。

　硬膜外腔は，硬膜とその外側にある黄靭帯あるいは脊椎骨膜に囲まれ，腔内は結合組織，脂肪組織などで満たされています（図6-3）。ここに硬膜外カテーテルを留置して局所麻酔薬を注入することで硬膜外麻酔が行われますが，手術部位によって目標とする麻酔域が決まり，**穿刺部位**が調整されます。たとえば，胃全摘術では穿刺部位はT_{8-10}（第8〜10胸髄）であり，直腸の手術ではL_{2-3}（第2〜3腰髄）であるとされています[13]。

持続硬膜外鎮痛法

　持続硬膜外鎮痛法とは，硬膜外麻酔時に留置された硬膜外カテーテルを利用して，術後にオピオイドなどの鎮痛薬あるいは局所麻酔薬を併用して持続的に注入する鎮痛法です。硬膜外腔に投与された薬物は，いくつかの経路を経て作用部位に到達します。主に硬膜外腔に存在する神経，神経節さらに硬膜を浸透して脊髄

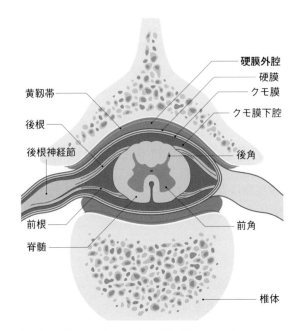

黄靱帯
後根
後根神経節
前根
脊髄
硬膜外腔
硬膜
クモ膜
クモ膜下腔
後角
前角
椎体

図6-3　硬膜外腔と周囲組織との位置関係

神経根に作用します。また，薬物は硬膜外腔の血管に吸収されて体循環に入り，血管内や筋肉内に投与された場合と類似した機序で鎮痛効果を生じます[13]。

硬膜外麻酔の副作用には，血圧の低下，徐脈などがあります。血圧低下は血管拡張，静脈還流の減少，心臓交感神経遮断による心拍出量の減少などが原因で起こり，徐脈は心臓交感神経が遮断された場合に認められます。また使用する薬剤によっても副作用が起こります[13]。**局所麻酔薬**を使用した場合，血圧低下，知覚・運動神経麻痺など[14]が，**オピオイド**を使用した場合は呼吸抑制，悪心・嘔吐，瘙痒感などが生じることがあります[13,14]。そのため，術後疼痛を観察することはもちろんですが，**硬膜外カテーテルの穿刺部位・薬剤の種類・注入量**を把握すること，さらに前述した**症状を観察**することが重要です。

また，持続硬膜外鎮痛法が実施されていても術後疼痛が増強する場合には，**非ステロイド性抗炎症薬**(Non-Steroidal Anti-Inflammatory Drugs：NSAIDs)を併用して鎮痛がはかられます。

患者自己調節鎮痛法(Patient Controlled Analgesia：PCA)

PCAとは，患者自身が痛みを感じたときにボタンを押すことによって即時的に鎮痛薬を投与するシステムであり，術後疼痛のコントロールに用いられてきています。投与経路には硬膜外と静脈内があります。前者を**硬膜外自己調節鎮痛法**

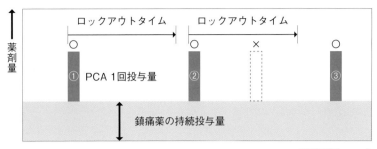

図 6-4 持続注入＋ PCA モードによる薬剤の注入
持続注入として一定の量の鎮痛薬が投与され，疼痛が増強したときに PCA ボタンを押す
と，「PCA 1 回投与量」が追加投与される。また，ロックアウトタイムが設定されてお
り，その間はボタンを押しても反応しないシステムになっている。①でボタンを押し薬
剤が注入された後，設定されたロックアウトタイムを経過後にボタンを押したタイミン
グ②において薬剤が注入される。②のあとに再度ボタンを押してもロックアウトタイム
内であれば薬剤は投与されない。

(Patient Controlled Epidural Analgesia：PCEA)，後者を**経静脈的自己調節鎮痛
法**(Intravenous Patient Controlled Analgesia：IV-PCA) といいます[3]。PCA は，
持続注入に PCA 投与が組み合わされたシステムと，PCA 投与のみのシステムが
あります。過剰投与を防止するために，1 回ボタンを押してから，不応期(**ロッ
クアウトタイム**)内にボタンを押しても薬剤が投与されない機構を有していま
す[3](図 6-4)。

　PCA がうまく機能するためには，患者が PCA ボタンを押したとき，即時的に
鎮痛が得られることが重要です。しかし，投与経路と鎮痛薬の種類によって，ま
たボタンを押したときの術後疼痛の程度によっても，鎮痛効果が即時的であった
り，遅延したりすることがあります。術後疼痛が増強したあとに使用した場合，
鎮痛効果が発現するまでに遅延が生じ，ロックアウトタイム内に PCA ボタンを
頻回に押し続けた患者も存在することから[15]，ボタンを押すタイミングを術前に
十分説明すること，術後は鎮痛を患者に任せてしまうのではなく十分観察するこ
とが必要です。

末梢神経ブロック

　神経ブロックとは，主として末梢神経(脳脊髄神経や交感神経節)に直接または
その近傍で局所麻酔薬を投与し，神経興奮伝達を遮断する方法です。投与部位に
より末梢神経(幹または叢)ブロック，傍脊椎神経ブロック，硬膜外ブロックおよ
び脊髄くも膜下ブロックに分類されます。超音波ガイド下での神経ブロックの普
及により，末梢神経ブロックが安全かつ確実に施行できるようになり，術後鎮痛

法として広く使用されるようになっています[3]。末梢神経ブロックにおいて，長時間作用の局所麻酔薬を用いることで単回投与でも長時間の鎮痛効果を得ることができますが，神経ブロックの効果が切れたときに，**リバウンドペイン**と称した強い痛みが出現することがあります[16]。侵襲の大きい術式ではカテーテルを留置し，局所麻酔薬を持続投与することで長時間にわたって鎮痛を得ることができます[3]。

🔵 多角的鎮痛法（Multimodal Analgesia：MMA）

　多角的（マルチモーダル）鎮痛法（MMA）とは，作用機序や作用部位の異なる複数の鎮痛薬または鎮痛法を組み合わせ，相乗的な鎮痛効果を保ちつつ，各薬剤の必要量を少なくし副作用を減少させる方法です。末梢レベルで作用する鎮痛法（薬），脊髄レベルで作用する鎮痛法（薬），大脳皮質レベルで作用する鎮痛法（薬）を組み合わせることを意味します。

　たとえば，持続硬膜外鎮痛法が実施されていても術後疼痛が増強する場合には，**非ステロイド性抗炎症薬（NSAIDs）**を併用して鎮痛をはかります。

8　個別の情報を重ねる

　ここまで，手術侵襲による侵害刺激に対して，生体がどのように反応して急性疼痛を感じるのか，さらにそれに対する鎮痛方法について述べてきました。これらは，共通する変化としてとらえることができます。ここに，「手術に関する情報」と「患者の状態に関する情報」を重ねます。

　手術に関する個別の情報を確認しましょう。**体性痛**のうち，表面痛は切開創に由来し，**深部痛**は筋膜・胸膜・腹膜に由来するため，術後疼痛は体表の乳房切除術よりも開腹術のほうが強く，さらに開胸術でより強く現れます。また，麻酔管理では，先制鎮痛法として**硬膜外麻酔が併用**されるのであれば，術後鎮痛が容易になります。さらに，持続硬膜外鎮痛法であれば，侵害刺激のインパルスが脊髄を上行する途中でブロックされるため，鎮痛効果が期待できます。ただし，同じ持続鎮痛法でも皮下からの注入では効果の発現が遅れます。また，薬剤によっても効果と副作用が異なります。

　次に，患者の状態に関する情報として，**疼痛・手術の経験**の有無が重要ですが，**術後疼痛に対する認識**，**痛みに対する価値観**などを知ることが，患者の情動反応を予測するうえで重要です。痛みは我慢すべきであると考えている人がいることも忘れてはなりません。

9 主観的感覚としての痛みを把握する

▶痛みの部位

どこが痛むのか，どの範囲が痛むのか，その痛みは表面痛か深部痛か，それとも内臓痛か，などを観察します。また，術後には手術体位による影響，緊張による筋肉痛などに起因する疼痛もあること，**術後48時間以上経過**して増強する疼痛は**新たな侵害刺激**であることを念頭において観察することが重要です。そのとき，牽引性，放散性，拍動性，疝痛様の痛みであるのか，反復性あるいは持続性であるのか，なども観察します。

▶痛みの強さ

痛みの強さを患者が評価する方法として，**視覚的アナログ評価尺度**（Visual Analogue Scale：VAS），**数値評価尺度**（Numeric Rating Scale：NRS），**フェイススケール**が利用されています（図6-5）。VASは10 cmの線上に，0を痛みのない状態，10を耐えきれない痛みとして，現在感じている痛みの強さに印をつける方法です。NRSは，痛みの段階を0〜10の数値で表し，現在感じている痛みの強さに印をつける方法です。フェイススケールは，笑顔から苦痛へと段階別に示された痛みの表情に関して，現在感じている痛みに適する表情を選択する方法です。いずれも，患者の主観的評価にゆだねることによって，その患者の痛みの推移を定量化する方法です。

● 視覚的アナログ評価尺度 VAS

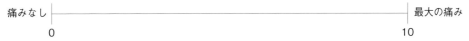

● 数値評価尺度 NRS

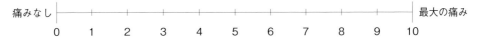

● フェイススケール ＊3歳以上の小児に望ましい。

図6-5　**痛みの強さの評価尺度**

▶痛みに対する患者の反応

どのような表情，どのような言葉で痛みを表現しているか，痛みのある部位を
かばう動作や日常生活動作の制限などの痛みの表現，痛みに対する不安・興奮・
喜怒哀楽・焦燥感などの情緒的反応などを観察します。

10　看護診断「急性疼痛」

術後疼痛に関連した NANDA-I 看護診断には「**急性疼痛**」があります[17]。その
定義は「実在する，あるいは潜在する組織損傷に伴う，もしくはそのような損傷
によって説明される，不快な感覚的および情動的経験（出典：国際疼痛学会）。発
症は突発的または遅発的で，強さは軽度から重度までさまざまあり，回復が期
待・予測でき，継続が3か月未満」と記されています。**診断指標**には，「生理的
パラメータの変化」「痛みの顔貌」「痛みを和らげる体位調整」「標準疼痛スケールで
痛みの程度を訴える」などが記され，「急性疼痛」が問題焦点型看護診断であるこ
とがわかります。

看護の視点としては，術後の急性疼痛が増強しないように予防することですか
ら，鎮痛されることが最も望ましい状態です。しかし，侵害刺激が存在するた
め，鎮痛法が実施されたとしても軽度の痛みは残ることがあります。この痛みも
急性疼痛に含まれるので，程度の差こそあれ術後疼痛が実在すると考えられま
す。そのため，「急性疼痛」の看護診断名を用います。ただし，鎮痛が不十分だ
と，循環器系，呼吸器系，消化器系の合併症の誘因となるので，当該の看護計画
においても術後疼痛の影響を確認することが必要です。

11　術後の変化をふまえて看護を組み立てる

術後疼痛は「侵害刺激に対する**警告信号**」と「痛みに対する**人間の反応**」の側面が
あります。前者に対しては薬剤による鎮痛法が実施されるため，看護師は疼痛治
療の一環として指示された鎮痛薬を適切に使用することが必要です。また，後者
に対してはその患者の疼痛閾値を高める援助が重要となります。

ⓐ 術前から疼痛閾値を高める援助を開始する

情動が疼痛閾値に影響すると考えられています。また，患者が術後疼痛を理解
しているかどうかによっても影響されます。術前から，術後疼痛に関する**感覚情
報の提供**[12]，術後24時間までは強い痛みがあり，術後第2〜3病日で徐々に軽

減するといった**経過の説明**，**痛みの評価方法**，**薬剤による鎮痛法**，**痛みを我慢する必要はない**ことなどを予期的に指導することが，疼痛閾値を高める援助となります。また，術後に必要となる痰の喀出，体位変換など，疼痛を最小限にする対処方法を練習しておきます。

　このように，術前に十分に情報提供し，疼痛が軽減される見通しを患者がもつことができるようにすることが重要です。

◎ 術後には侵害刺激の反応としての疼痛そのものを緩和する

　鎮痛法として指示された医療の範囲内で，鎮痛薬を適切に使用することが重要です。術後疼痛を脳に記憶させないことが望ましいのですが，鎮痛法によって脳への伝導路でブロックしているのか，脳に記憶されたあとの鎮痛なのかによっても，効果の発現は変化します。また，非ステロイド性抗炎症薬(NSAIDs)を使用する場合，術後疼痛が最高に達してから使用したのでは悪循環をきたすので，強くなり始めた時点で使用することが肝要です。

　鎮痛法を熟知したうえで，VAS などを利用して**疼痛の強さ**，**副作用**などを観察し，その**効果**をアセスメントすること，これらを医師と共有することによって鎮痛法に生かすことが重要です。

◎ 術後に疼痛閾値を高めるように援助する

　疼痛閾値は術後の不安感，不快感，不眠，疲労などによって低下しますが，十分な睡眠，疼痛の緩和などによって高まります。**安楽な体位の工夫**，**順調な回復であることの情報提供**，清拭など**安楽を確保して基本的生活援助の技術**を提供することが重要です。

＊　　　　　　＊　　　　　　＊

　術後第 1 病日の朝，患者に歯ブラシによる口腔ケアを提供すると，麻酔薬の口臭が消え，「あー生き返った」という安堵の言葉が多く聞かれました。歯磨きという日常に戻ることが，無事に手術を終えたという「生」を実感させる効果があることがわかります。

B 術後疼痛への援助を組み立てる

　手術侵襲によって必然的に急性疼痛が引き起こされますが，その疼痛への対応を適切に行うことで，日常生活行動や循環器系，呼吸器系，消化器系などの影響を最小限にすることができます。ここでは，具体的な事例をふまえて，手術侵襲による影響を軸に，患者の身体内部の状態である**年齢，不安・恐怖の程度，疼痛に対する日常の対処方法，疼痛・手術の経験**などの情報と，患者が受ける手術に関する内容である**手術部位，手術侵襲の大きさ，ドレーン挿入・留置，麻酔方法，術後鎮痛法**などの情報を重ねて，急性疼痛が患者にもたらす影響を予測します。その結果から，「急性疼痛」に対する援助を組み立てていきます。

1 個体の内部環境が術後疼痛に影響する

　術後疼痛体験に影響する患者の内部環境である身体内部の状態には，**年齢，不安・恐怖の程度，疼痛に対する日常の対処方法，疼痛・手術の経験**などがあります。

▶年齢

　高齢者では加齢によって疼痛に対する知覚が低下し，疼痛の程度を実際の強さより過小評価し，小さく申告しがちです。加えて，個人的，文化的精神的な理由で自発的に疼痛を表出しない傾向があります。

▶不安・恐怖の程度

　感情的に安定している人は疼痛が軽く感じられますが，手術や麻酔に対して不安や恐怖を強く感じている人ほど，ささいな刺激が疼痛として表出されます。

▶疼痛に対する日常の対処方法

　同じ強度の疼痛刺激に対して個人差が生じるのは，疼痛閾値の差であると考えられます。疼痛閾値は，日常で生じた頭痛，腹痛，歯痛に対してどのように対処しているかで把握することができます。たとえば，軽い頭痛がある場合，放置する人は疼痛閾値が高く，すぐに鎮痛薬を内服する人は疼痛閾値が低いと考えられます。

▶疼痛・手術の経験

　過去の手術などによる疼痛の経験は，その疼痛刺激を大脳皮質でどのように認

識し，意味づけたかによって影響されます。疼痛の経験を否定的にとらえている人は疼痛が強く感じられます。

2　手術内容が術後疼痛に影響する

　術後疼痛に影響する手術に関する内容には，**手術部位**，**手術侵襲の大きさ**，**ドレーン挿入・留置**，**麻酔方法**，**術後鎮痛法**などがあります。

▶手術部位

　術後疼痛は手術操作に伴う組織損傷によって生じます。手術部位によって体性痛あるいは内部痛がかかわってきます。**体性表面痛**にかかわる皮膚の手術は術後疼痛が比較的軽いものの[18]，皮膚と粘膜の移行部（肛門，眼瞼，口唇など）の手術では疼痛が強くなります。また，**体性深部痛**にかかわる四肢の骨，関節，脊椎の手術では，反射性の筋肉痙攣による疼痛と創部の疼痛が重なり，かなり強い疼痛が生じます[6]。**内臓痛**にかかわる開腹術，開胸術後の疼痛はさらに強いといわれます[6]。開腹術では，下腹部より上腹部の手術後の疼痛が強いことが多く，その理由は，深呼吸や咳嗽によって上腹部にある創部に緊張が加わり，疼痛が誘発されやすいためと考えられます[6]。上腹部手術において，肋骨下縁に沿った横切開は，縦切開に比べて疼痛が弱く[19]，鎮痛薬の追加量が少ない[20]ことが報告されています。開胸術では，開胸器などによる肋骨や肋間神経の損傷などによって疼痛が遷延します[21]。

▶手術侵襲の大きさ

　創が大きいほど，そして深いほど，疼痛を強く感じます。

▶ドレーン挿入・留置

　挿入されるドレーンの数が多いほど，ドレーンの材質が硬く太いほど疼痛を強く感じます。

▶麻酔方法

　前節で説明したように，術後疼痛は侵害刺激によって引き起こされるため，手術による侵害刺激が加わる前に，刺激伝達を遮断させる硬膜外麻酔で先制鎮痛法を行うかどうかで，術後疼痛の経験が異なります。

▶術後鎮痛法

　術後鎮痛法は大きく2つに分かれ，**局所投与法**である硬膜外鎮痛法と，**全身投与法**があります。全身投与法の鎮痛効果は，投与経路(静脈，筋肉，皮下，経口または直腸)によって異なり，硬膜外鎮痛法に比べて劣ります。

3　術後疼痛がもたらす影響を理解する

　術後疼痛の経験は，図6-6に示したように，患者の身体内部の状態と患者が受ける手術内容によって異なります。また，術後疼痛は軽減されないと，神経・内分泌系への影響(第1章参照)ばかりか循環器系，呼吸器系，免疫系，消化器系，精神面などに悪影響をもたらし，術後の回復を遅延させます。

▶循環器系

　疼痛は交感神経系を亢進させ，末梢血管の収縮，血圧・脈拍の上昇，不整脈，心筋酸素消費量の増大などが起こります[3]。冠動脈疾患を有する患者では，労作性狭心症や心筋梗塞の発症リスクが増加します[6]。さらに，交感神経系の亢進

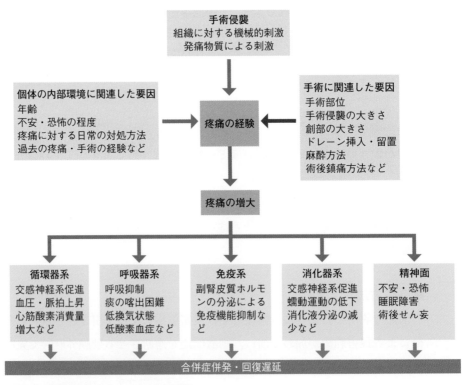

図6-6　**術後疼痛が生体に及ぼす影響**

は，血管収縮，血小板活性化により出血部位における止血に役立ちますが，正常組織における血流低下と血栓形成を引き起こします[22]。さらに疼痛が強く離床が遅れると深部静脈血栓を形成しやすくなり，肺塞栓症などの重篤な合併症をきたすことがあります[3]。

呼吸器系

疼痛は，呼吸に重要な肋間筋や横隔膜の動きを抑制し，一回換気量，肺胞換気量および機能的残気量を低下させます。咳嗽による痰喀出が困難となるため，気道内分泌物が貯留し，無気肺による低酸素血症や肺炎を引き起こします[3]。

免疫系

侵襲によって分泌される副腎皮質ホルモンには，免疫系を抑制する性質があります。また，疼痛はリンパ球の減少，網内系抑制，キラーT細胞の機能低下をきたします[14]。

消化器系

術後は，麻酔や腸管への手術操作によって腸蠕動が停止した生理的腸管麻痺，すなわち麻痺性イレウス（第4章参照）の状態にありますが，疼痛があると交感神経優位となり，腸蠕動の低下や消化液分泌の減少など消化管全体の活動が低下します。

精神面

疼痛が大脳皮質に伝達されることで不安や恐怖などの情動反応を引き起こすため，疼痛があると不安や恐怖を助長します。さらに，不安や恐怖があると疼痛閾値が低くなり，疼痛を増大させます。

日常生活行動

疼痛は睡眠や休息を妨げ，不眠状態が長く続くと正常な精神活動ができなくなる術後せん妄状態を引き起こすことがあります。また，疼痛は早期離床を妨げ，早期離床が遅れることによって上記に示した循環器系・呼吸器系・消化器系などの影響を助長させます。また，清潔・排泄などのセルフケアを妨げます。

4　術前に疼痛の影響を総合的に判断する

　表6-1に示した事例Aは，高齢であるため術後疼痛を我慢する可能性があります。また，手術の経験がなく，術後疼痛の程度や鎮痛方法などの正確な知識がないことから，手術に対して不安や恐怖があり，睡眠不足をきたしていると考えられます。睡眠不足は睡眠薬で軽減されていますが，手術に対する不安や恐怖が軽減されないと，術後疼痛が増強する可能性があります。なお，上腹部手術の予

表6-1　事例A

事例A
患者：78歳　女性　身長154cm　体重60kg
医学的診断：胃がん
既往歴：70歳時に狭心症
術前の精神面：「手術ははじめてでわからないので，先生にすべておまかせします。手術のことを考えると怖いので，考えないようにしています。術後の痛みはどれくらいなのかしら」と言う。睡眠不足のため睡眠薬が毎晩投与され，中途覚醒がない。
喫煙歴：なし
術前の検査結果
心電図：心室性期外収縮
腎機能：eGFR 81.7 mL/分/1.73 m²
止血機能：Plt 20.5×10⁴/μL　APTT 26.5秒　PT 11.2秒
呼吸機能：%VC 75%　FEV₁%(G) 70%　Pao₂ 82.7 mmHg　Paco₂ 37.1 mmHg　Sao₂ 95.4%
手術
手術日：1月13日
手術時間：9：50〜12：50（3時間）
術式：胃全摘術（Roux-Y法），リンパ節郭清
手術体位：仰臥位
麻酔：T₇₋₈に硬膜外カテーテルが挿入され，開腹する前に局所麻酔薬（0.2%アナペイン®），フェニルピペリジン系オピオイド（フェンタニル®）が投与された。全身麻酔（GOS），硬膜外麻酔（0.2%アナペイン®，フェンタニル®）を併用。
術中経過：手術開始時にBPが80/45 mmHgとなり，β刺激薬（エフェドリン塩酸塩）を使用し，その後110〜140/60〜90 mmHgで経過した。Pは60〜80回/分前後で経過した。術中出血量は130gであり，輸血はしていない。ドレーンは挿入されなかった。
手術直後の経過から術後第3病日
覚醒良好でICUへ入室する。帰室後すぐに胃管が抜去された。BP 110〜122/75〜88 mmHg，P 78〜88回/分，R 16〜18回/分であった。経鼻カニューレで酸素4L/分吸入した。術後疼痛管理として，硬膜外カテーテルに0.2%アナペイン®，フェンタニル®の混合液が3mL/時で持続注入された。持続注入には陰圧式持続注入ポンプを用いた。呼吸は促すとできるが，すぐに浅表性の呼吸になる。疼痛の程度は，数値評価尺度（NRS）で2であった。咳をすると疼痛があったが，深呼吸時にはなかった。夜間に眉間にしわを寄せ，疼痛がNRS 4となったために5mL/時へ流量を変更し，その後に疼痛は1となり，BP 104〜110/68〜78 mmHg，P 70〜78回/分，R 15〜17回/分であった。
術後第1病日には，0.2%アナペイン®のみの硬膜外持続注入となった。起立し，病室内を1回歩行した際に疼痛が4となったが，安静にしたら疼痛は2となった。夜間に疼痛が5となり，眠れなかったため，医師の指示に従い，ベンゾモルファン系オピオイド（ソセゴン®）15mgが入った生理食塩水50mLを側管から注入し，疼痛が2となり，睡眠が得られた。
術後第2病日には，疼痛が0〜1となり，硬膜外持続注入量を3mL/時に変更された。また，アセトアミノフェン（アセリオ®）が1日3回定期投与され，その後も疼痛が1〜2の状態が維持され，咳をするときに疼痛があった。咳をするときと体動時には創部を押さえて保護していた。
術後第3病日の午前には疼痛が1〜2の範囲であったため，午後に硬膜外カテーテルは抜去された。

定であるため，術後疼痛が強くなる可能性があります。疼痛によって深呼吸や咳嗽を妨げられると，呼吸機能(拘束性換気障害)に影響し，さらに狭心症の既往と心室性期外収縮があるため循環機能に大きく影響します。

5　術前における疼痛への援助

表6-2のE-Plan 1に術前に指導する内容を示します。事例Aにおいても，アセスメントの結果から以下の内容を指導することが必要です。

🄰 痛みを我慢しなくてよいことを説明する

疼痛に対して「痛みは我慢すべき，鎮痛薬は体によくない」などと誤解して，痛みを我慢する患者に対しては，我慢せずに術後は積極的に疼痛を軽減することが必要であることを説明します。

🄰 術後疼痛および鎮痛方法に関する情報を提供する

術後に遭遇する痛みの程度，持続時間，性質，鎮痛方法などの**具体的な情報提供**は，手術を現実のものとして受け止め，**術後疼痛への適切なイメージをつくる**のに役立ちます。

たとえば，術後疼痛は，一般的に麻酔から覚醒すると同時に強い痛みを訴え，術後12〜24時間で最も強くなりますが，漸減し，術後第2〜3病日には断続的になり，体動に関連した疼痛になります。しかし，その疼痛は手術開始前に硬膜外麻酔で先制鎮痛し，術後は硬膜外に持続的に局所麻酔薬とオピオイドを投与することで，軽減されることを患者が理解しやすい言葉で説明します。また，疼痛の程度を評価するためのスケール(図6-5，➡ 127ページ)を説明し，疼痛が11段階(0〜10)のNRSで0〜2になるようコントロールすることが重要です。すなわち疼痛が強くなってからでは鎮痛薬の効果がはかりにくいので，疼痛が強くなる前に，スケールが4〜5になったら疼痛を除去・軽減する必要があることを説明します。

🄰 体動時の術後疼痛を最小限にする

体動時の術後疼痛を最小限にする対処方法として，創部を押さえ，保護しながら咳をする方法や，創部を保護し，腹筋に力が加わらないように仰臥位から側臥位，側臥位から端座位，立位となる練習をしておきます。

表 6-2　**看護診断「急性疼痛」に対する看護計画**

目標

1. 疼痛の程度が数値評価尺度（NRS）0〜2 の範囲であり，咳をすると痛みがあるが深呼吸時にはない
2. 疼痛によって血圧，脈拍，呼吸数が変化しない
3. 疼痛によって日常生活行動が制限されない
4. 疼痛によって睡眠が障害されない
5. 疼痛が薬物などでコントロールされ，満足していると表現される

看護計画

[O-Plan]

1. 術後疼痛について観察する
   1) 視覚的アナログ評価尺度（VAS），数値評価尺度（NRS）を用いた患者の主観的評価値
   2) 言語的，または合図による疼痛を表す訴えの有無
   3) 疼痛の性質，程度，部位，持続時間，呼吸・体動などの関係
   4) 苦痛様顔貌（眉間にしわをよせる，しかめ面など），表情，顔色，冷汗．フェイススケールを用いて評価
   5) 防衛的・保護的行動（疼痛部に手を置く，非常にゆっくりした体動など）
   6) イライラした動作，落ち着きのない動作，怒り，周囲への関心の欠如など
   7) 疼痛の誘因として不安・恐怖，睡眠不足，ドレーンの挿入など
   8) 硬膜外持続注入時に注入される薬物，時間あたりの持続注入量，薬液残量
   9) 使用した鎮痛方法，鎮痛薬の効果・副作用（特に血圧低下，呼吸抑制）
2. 術後疼痛の悪影響について早期に発見する
   1) 循環器系に関する患者の反応：血圧・脈拍の上昇
   2) 呼吸器系に関する患者の反応：呼吸数の増加，胸郭の動きの左右差，胸郭の動きが浅い，経皮的酸素飽和度（SpO_2）の低下，痰の喀出が困難
   3) 消化器系に関する患者の反応：腸蠕動音，腹部膨満
   4) 日常生活に関する患者の反応：睡眠の状況，歩行・清潔・食事・排泄などの日常生活行動の制限
3. 疼痛を伴う合併症について観察し，異常を早期に発見する
   1) 創傷感染，縫合不全：発熱の有無，熱型，創部やドレーン挿入部の発赤・腫脹の有無，ドレーンからの排液の性状・色・量・臭気
   2) 腸閉塞：腸蠕動音の亢進，腹部膨満，腹痛

[T-Plan]

1. 術後疼痛を緩和する援助を行う
   1) 指示された持続硬膜外鎮痛法やアセトアミノフェンなどの定時投与で疼痛をコントロールする。
   2) 1)において疼痛が緩和されない場合は，時間あたりの投与量や薬剤の変更，医師の指示に基づき非ステロイド性抗炎症薬（NSAIDs），麻薬拮抗性鎮痛薬などを投与する。
   3) 疼痛への対応は，患者からの要求後，時間をあけずにすみやかに行う。
   4) 硬膜外カテーテルが挿入されている場合は，抜去しないように固定する。
2. 疼痛閾値を高くする援助を行う
   1) ファウラー位や腹壁を弛緩させるために下肢を屈曲するなど，疼痛部位の緊張を和らげ，患者にとって安楽な体位をとる。
   2) 首・肩・腰など筋緊張している部位のマッサージなどによってリラクセーションをはかる。
   3) 清拭，口腔ケアなど日常生活援助の技術を提供し，安楽を与える。
   4) 術直後の創部痛は局所的な冷罨法を行い，四肢の冷感や末梢循環不全による疼痛は電気毛布などによって保温し，末梢循環の改善をはかる。
   5) 夜間に睡眠がはかれるように，指示された睡眠薬を投与する。

[E-Plan]

1. 術前に以下の内容を指導する
   1) 疼痛があれば，我慢するのではなく，疼痛を積極的に除去することが必要であることを説明する。
   2) 術後疼痛の見通し，鎮痛方法について説明する。
   3) 疼痛評価のためのスケールについて説明し，疼痛が強くなる前に除去・軽減する必要性を説明する。
   4) 疼痛を誘発する咳嗽時や体位変換時は，創部を保護するように指導する。
2. 術後に以下の内容を指導する
   1) 術前に指導した 1)〜4)を再度説明する。
   2) 手術からの帰室後には，手術が無事に終了したこと，日々順調な回復であるなどの情報提供をして，安心感を与える。
   3) 持続硬膜外鎮痛法にディスポーサブル注入器を用いている場合，動作時に抜去しないように留意することを説明する。
   4) PCA を用いて疼痛コントロールする場合は，痛みの程度が強くなる前にボタンを押すこと，ロックアウトタイムがあることを説明する。

6　術後に疼痛の影響を判断する

　術後疼痛に対する看護として，まず，表 6-2 の O-Plan に示した観察項目を観察し，患者が体験している疼痛と術後鎮痛法について理解することが必要です。

疼痛のアセスメント

　疼痛は患者の個人的な体験に基づく主観的なものであるため，一律に対処できません。したがって，患者からどの部位が，いつから，どのように痛むかを具体的に把握する必要があります。また，訴えがなくても，苦痛様顔貌などの表情や顔色，創部に手を当てるなどの行動から疼痛の有無を観察します。さらに，疼痛は先述したように循環器系，呼吸器系，消化器系，日常生活行動などに悪影響を及ぼすため，その影響を観察します。

▶疼痛の程度のアセスメント

　疼痛を測るためには，患者自身の主観的体験をスケールに変換して表現でき，測定結果の再現性があることが必要です。それには，**視覚的アナログ評価尺度**（VAS）や**数値評価尺度**（NRS），**フェイススケール**（図 6-5，➡ 127 ページ），**プリンス・ヘンリースコア**（Prince Henry score：PHS，**表 6-3**）などを利用します。VAS は，疼痛なしを 0 点，考えうる最大の疼痛を 10 点として，10 cm の直線上に自分の状態を線で記入し評価します。NRS は，疼痛なしを 0，最悪な疼痛を 10 となるように直線を 11 段階に区切り，数字で評価します。VAS や NRS は，安静時の疼痛か，体動時の疼痛かを明確にして評価することが必要です。PHS は，行動による疼痛の評価になります。これらのスケールの結果や患者の体動や活動範囲から，疼痛の程度，鎮痛薬の効果をアセスメントします。

▶疼痛を伴う合併症のアセスメント

　手術による侵害刺激ではなく，創感染・腸閉塞などの**合併症による疼痛との鑑**

表 6-3　**プリンス・ヘンリー・スコア（PHS）**

定　義	score
咳をしても痛みなし	0
咳で痛みがあるが，深呼吸時にはない	1
深呼吸時には痛みがあるが，安静時にはない	2
安静時に何らかの痛みがあるが，ほかの鎮痛薬を欲しない	3
安静時に痛みがあり，さらに鎮痛薬を欲する	4

別のための観察が必要です。術後第3～4病日までに大部分の疼痛は軽減しますが，創部痛が続く場合は創感染を疑い，開腹術後に腹部の疼痛が続く場合は，腸閉塞などを疑う必要があります。また，硬膜外カテーテルが術後第3～4病日に抜去されることが多いため，それを抜去した影響か，合併症によるものかを判断する必要があります。

術後鎮痛法の理解

▶3大原則（ABC）に即した疼痛管理

疼痛管理の三大原則は，Around the clock（ATC）medication，Baseline analgesia（BLA），Combination analgesics（CBA）です[23]。

Around the clock（ATC）medication：時間を決めて投与

鎮痛薬の使用の原則は，定期的に投与することです。痛いときに投与（頓服）したのでは，効果発現までに時間を要し，患者に痛みの恐怖を与えることがあるからです。

Baseline analgesia（BLA）：血中・脳脊髄液中の薬剤濃度を維持

次に示す複数の鎮痛薬を組み合わせた管理をする際には，薬剤濃度を維持するために，副作用の少ない鎮痛薬をベースラインとして投与します。以下に示すStep1～3のように術後疼痛の程度に合わせて薬剤を使用します。

Step1 **軽度の術後疼痛**では，ベースラインとして非オピオイド系のNSAIDs，アセトアミノフェンなどを定時に投与し，創部局所麻酔薬による浸潤麻酔を組み合わせます。Step2 **中等度の術後疼痛**では，Step1に加えて間欠的なオピオイドの投与を組み合わせます。Step3 **重度の術後疼痛**では，Step1とStep2に加えて末梢神経ブロック，硬膜外鎮痛法が組み合わされ，場合によって持続的なオピオイドの投与が実施されます。

Combination analgesics（CBA）：複数の鎮痛薬の組み合わせ

作用機序および作用部位の異なった複数の薬剤または鎮痛法を組み合わせた疼痛管理方法で，前述した多角的鎮痛法（MMA）です。ベースラインとしてアセトアミノフェンなどの鎮痛薬を併用することでオピオイドの使用量を減少させますが，鎮痛効果は増強される方法です。図6-7 [24]に鎮痛薬の作用部位を示します。

▶局所投与法：硬膜外鎮痛法

術後の疼痛管理は，先制鎮痛法として，侵害刺激である手術の開始前に硬膜外麻酔を行い，術後にその硬膜外カテーテルを抜去せずに使用して，オピオイドや局所麻酔薬を単独あるいは混合して持続的に注入する方法が用いられています。

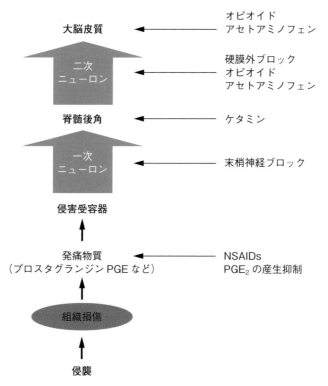

図 6-7　痛みの伝導路と各鎮痛 modality の作用部位

〔濱田宏：術後急性期痛緩和の現状と問題点，ペインクリニック，36
(12)：1591-1600，2015 を一部改変〕

　図 6-8[25)]を参考に，硬膜外カテーテルがどの椎間に挿入され，どの部位の疼痛
を軽減しているのかを把握することが必要です。脊髄神経の覚え方として，乳頭
を通る線が**T(胸髄)$_4$ または T$_5$**，臍は **T$_{10}$**，下肢の付け根前端は **L(腰髄)$_1$**，下肢
の付け根後端は **S(仙髄)$_3$** と覚えるとよいでしょう。上腹部手術であれば T$_{7-10}$ の
椎間にカテーテルが挿入されることが多く，臍上部の疼痛を軽減します。下腹部
手術であれば T$_{11}$-L$_1$ の椎間に挿入されることが多く，臍下部の疼痛を軽減しま
す。副作用として，交感神経遮断による**低血圧**や**運動神経ブロック**があるため，
注意が必要です。

　術前に血栓性疾患などがあり抗凝固薬治療を受けている患者，肺塞栓症・深部
静脈血栓症の予防や治療のために術後に抗凝固薬治療を受ける患者などでは，硬
膜外麻酔による硬膜外血腫形成などのリスクが高いため，**硬膜外鎮痛法が基本的
に禁忌**となります[3)]。手術の際に硬膜外麻酔を使用しても硬膜外カテーテルが術
後早期に抜去されることがあります。その場合は末梢神経ブロック，全身投与法
による鎮痛法が用いられます。

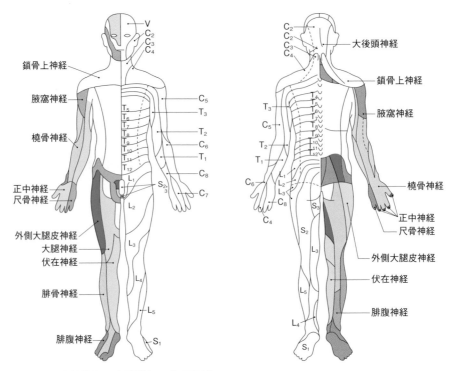

図6-8　末梢神経・脊髄神経の支配領域

▶局所投与法：末梢神経ブロック

　超音波ガイド下での神経ブロックが普及し，末梢神経ブロックが安全かつ確実に施行できるようになり，ブロックする部位が比較的浅部の場合や周囲に血管がない部位であれば，抗凝固薬療法中でも施行されます[3]。その結果，四肢の手術の神経ブロックだけでなく，体幹部の手術では，脊髄神経ブロックである**腹横筋膜面ブロック**，**胸部傍脊髄神経ブロック**，**腹直筋鞘ブロック**などが多角的鎮痛法（MMA）の一環として用いられます（**図6-9**）[26]。

　体幹に分布する神経は，第1〜12胸椎（T_{1-12}）から出る胸神経に由来し，胸壁の神経支配はT_{1-6}の胸神経の前枝，腹壁の神経支配はT_{7-11}の胸神経の前枝とT_{12}に由来する肋間神経の前枝およびL_1脊髄神経の前枝で構成されます。どこの部位のブロックであるかを確認し，鎮痛部位を確認しましょう。

　腹横筋膜面ブロックなどでは比較的大量の局所麻酔薬を使用するため**局所麻酔薬中毒**に注意が必要です。局所麻酔薬中毒の発症時間はさまざまで，半数の症例では投与後50秒以内，また3/4の症例では使用後5分以内に症状が発現します[27]。初期症状には**中枢神経症状**（舌や口唇のしびれ，金属様の味覚，多弁，呂律困難，興奮，めまい，視力障害，聴力障害，ふらつき，痙攣など）や**心血管系**

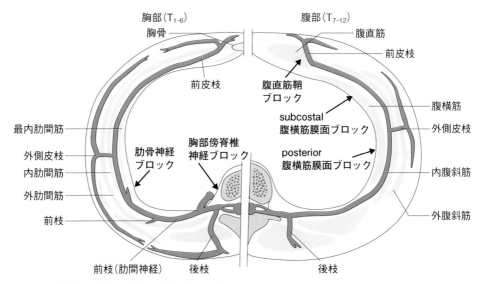

図 6-9　体幹の神経の走行と神経ブロック
〔北山眞任，廣田知美：第 6 章 周術期疼痛の治療法　6-8 末梢神経ブロック，川真田樹人（専門編集）：新戦略に基づく麻酔・周術期医学　麻酔科医のための周術期の疼痛管理，p.243，中山書店，2014 より転載〕

症状（高血圧，頻脈，心室性期外収縮など）などがあり，このような症状発現に注意することが必要です[27]。

▶全身投与法

　全身広範囲にわたる手術の場合や，硬膜外鎮痛法が適応とならない場合，また硬膜外鎮痛法の補助として，鎮痛薬の全身投与法が行われます。鎮痛薬の選択は，軽い痛みには非ステロイド性抗炎症薬（NSAIDs）が，強い痛みにはオピオイドが効果的です。全身投与法の鎮痛効果は投与経路によって異なり，硬膜外鎮痛法に比べて劣ります。

▶多角的鎮痛法（Multimodal Analgesia：MMA）

　多角的鎮痛法（MMA）は，末梢レベルで作用する鎮痛法（薬），脊髄レベルで作用する鎮痛法（薬），大脳皮質レベルで作用する鎮痛法（薬）（図 6-7，➡ 139 ページ）を組み合わせることを意味し，相乗的な鎮痛効果を保ちつつ，各薬剤の必要量を少なくし副作用を減少させる方法です。

▶使用される鎮痛薬（表 6-4）

　鎮痛薬は，その特徴を理解して使用することが必要です。

表6-4　**術後疼痛管理に用いる薬品**

	一般名(商品名)	投与量	最高血中濃度到達時間(投与量)[*1]	血中濃度半減期[*1]
オピオイド	●単回投与 **麻薬性鎮痛薬** モルヒネ塩酸塩(モルヒネ塩酸塩®)	静注・皮下 5〜10 mg/回 硬膜外 2〜6 mg/回	― ―	― ―
	フェンタニルクエン酸(フェンタニル®)	静注 0.02〜0.04 mL/kg/回 硬膜外 0.5〜2 mL/回	― ―	― ―
	非麻薬性鎮痛薬 ブプレノルフェン塩酸塩(レペタン®)	筋注 0.2〜0.3 mg/回 坐剤 0.4 mg/回	5分以内　(0.3 mg) 約2時間	約2〜3時間 ―
	ペンタゾシン(ソセゴン®)	筋注・皮下 15 mg/回	10分　(0.5 mg/kg) 30分　(1 mg/kg)	1.28 ± 0.71 時間 2.02 ± 0.5 時間
	トラマドール塩酸塩(トラマール®)	経口 100〜300 mg/日(分4) (最大 400 mg/日)	1.5 ± 0.8 時間 (100 mg)[*2]	5.31 ± 1.57 時間 (100 mg)[*2]
	●硬膜外持続投与 モルヒネ塩酸塩(モルヒネ塩酸塩®) フェンタニル(フェンタニル®)	2〜10 mg/日 0.5〜2 mL/時	― ―	― ―
局所麻酔薬	レボブピバカイン塩酸塩(ポプスカイン®) リドカイン(キシロカイン®) ロピバカイン塩酸塩(アナペイン®)	0.25%注 6 mL/時(15 mg/時) 0.5%注 25〜150 mg 6 mL/時(12 mg/時)	約0.5時間	約5.5時間
非ステロイド性消炎鎮痛薬	**血中濃度半減期：短期** フルルビプロフェンアキセチル(ロピオン®) アスピリン(アスピリン®) イブプロフェン(ブルフェン®) メフェナム酸(ポンタール®) ジクロフェナクナトリウム (ボルタレン®) ロキソプロフェンナトリウム(ロキソニン®) インドメタシン(インテバン®)	静注 50 mg/回 経口 0.5〜1.5 g/回　(最大 4.5 g/日) 経口 600 mg/回(分3)　(最大 600 mg/日) 経口 500 mg/回　(最大 1500 mg/日) 経口 25〜50 mg/回　(最大 100 mg/日) 坐剤 25〜50 mg/回 経口 60 mg/回　(最大 180 mg/日) 坐剤 25〜50 mg/回	6.7分 約2時間　(1.0 g) 2.1時間　(200 mg) 2時間　(250 mg) 2.72時間　(25 mg) 0.5〜1時間　(50 mg) 約30分 1〜2時間　(25・50 mg)	5.8時間 2〜5時間 1.8時間 ― 1.2時間 1.3時間 1.2時間
	血中濃度半減期：中間 ナプロキセン(ナイキサン®) エトドラク(オステラック®)	経口 300〜600 mg(分2〜3) 経口 400 mg(分2)	2〜4時間　(250 mg) 1.4時間　(200 mg)	約14時間 6時間
	血中濃度半減期：長期 メロキシカム(モービック®) ピロキシカム(バキソ®)	経口 10 mg/回　(最大 15 mg/日) 経口 20 mg/回　(最大 20 mg/日)	5.0 ± 1.0 時間 (10 mg食後) 2.8〜4.3時間	23.7 ± 5.3 時間 (10 mg食後) 約36時間
アセトアミノフェン	アセトアミノフェン(アセリオ®) アセトアミノフェン(カロナール®)	静注 300〜1000 mg/回(最大 4000 mg/日) 経口 300〜1000 mg/回(最大 4000 mg/日)	0.25時間 0.46 ± 0.19 時間 (400 mg)	2.83時間 2.36 ± 0.28 時間 (400 mg)

[*1] 最大血中濃度到達時間とは薬物の血中濃度が最大に達するまでの時間，血中濃度半減期とは薬物の血中濃度が半分になるまでの時間を示し，体内動態の指標となる。
[*2] 医薬品インタビューフォームを参照
〔髙久史麿，矢﨑義雄(監)：治療薬マニュアル 2022，医学書院，2022 をもとに作成〕

①**オピオイド**：オピオイドは，術直後の**強い疼痛時**に使用され，特に**内臓痛**に有効です[23]。投与経路として，経口，筋肉内，静脈内，直腸内，皮下，硬膜外腔が選択可能です。副作用としては**呼吸抑制**，**悪心・嘔吐**，**瘙痒感**，**尿閉**などがあります。

②**局所麻酔薬**：局所麻酔薬は，オピオイドと同様に**強い疼痛時**に使用され，硬膜外に投与され，神経遮断効果により安静時のみならず**体動時**の疼痛に有効です[23,28]。副作用としては**血圧低下**，**運動神経麻痺**などがあり注意が必要です。

③**非ステロイド性抗炎症薬（NSAIDs）**：持続硬膜外鎮痛法が実施されていても術後疼痛が増強した場合には，NSAIDs を併用します。経口投与が不可能な場合は，直腸内ないし静脈内に投与されます。**表 6-4** に示したように最高血中濃度到達時間，血中濃度半減期を理解して効果や副作用を観察することが必要です。また，効果発現までに時間がかかるため，疼痛が強くなってからではなく，疼痛が弱いときに予防的に投与するほうが，鎮痛効果が高まります。NSAIDs は鎮痛以外に**解熱作用**があるため，感染などの合併症を隠蔽する危険があり，注意が必要です。

④**アセトアミノフェン**：アセトアミノフェンは，悪心・嘔吐，呼吸抑制，腎機能障害，消化管潰瘍形成，血小板凝集抑制作用がないため，多角的鎮痛法（MMA）として硬膜外麻酔を含む局所麻酔薬，オピオイドや NSAIDs と併用し，これらの必要量を減少（副作用を軽減）させることが多くなってきています[24]。副作用として**肝障害**があり，注意が必要です[24]。

▶ 携帯型ディスポーザブル注入ポンプ

　携帯型ディスポーザブル注入ポンプは，局所麻酔薬やオピオイドなどの鎮痛薬を硬膜外腔，静脈内，皮下に持続投与する場合に用いられます。これは，取り扱いが簡単・安価で，回収が必要ないなどの利点があり，流量の切り替えが可能な製品や，簡易 PCA 機能付きポンプもあります。持続注入ポンプの駆動方式には，バルーンの収縮力を用いたバルーン式ポンプ，薬液充填時のピストンの移動によって発生する陰圧と大気圧との圧差を用いた陰圧式ポンプ，圧縮されたばねの復元力を用いたバネ式ポンプがあり，その特徴を理解して管理する必要があります[29]。バルーン式は，薬液容量に比較してかさばらないため，大容量化を可能としますが，流量が一律で切り替えができず，注入開始と終了時の流量増加が大きく，正確な薬液残量の確認が困難であるという欠点があります。逆に，陰圧式・バネ式は，流量の切り替えができ，流速が一定で正確な残量確認が可能ですが，薬液容量に比較してポンプ全体の体積と重さが大きくなるため，大容量化に

は向きません[29]。持続投与では薬液の残留をチェックし，適正な速度で注入されているかを確認します。

　事例 A では，手術開始前に先制鎮痛法として T_{7-8} の範囲に硬膜外麻酔がなされ，術後にはその硬膜外カテーテルを使用して，局所麻酔薬のアナペイン® とオピオイドのフェンタニル® を陰圧式持続ポンプによって持続的に 3 mL/時で注入されています。術後疼痛が強い手術当日は浅表性の呼吸となっていますが，疼痛が NRS の 2 であることから，疼痛による影響ではなく，筋弛緩薬や麻酔薬による影響と考えられます。咳をすると疼痛が増強し，呼吸器系に影響がありますが，循環器系への影響はありません。夜間疼痛が増強したことから，流量を 5 mL/時に変更しましたが，血圧低下，呼吸抑制などの副作用はなく，疼痛が NRS の 2 へ軽減しました。

7　術後における疼痛への援助

　術後疼痛は，安静時のみならず，体動時の疼痛も十分に緩和することが必要です。また，疼痛が引き起こす全身への悪影響を防ぐことも必要です。ここでは，鎮痛法として持続硬膜外鎮痛法と全身投与法を補助的に用いる方法の援助を考えます。

疼痛を緩和する援助（表6-2　T-Plan 1）

　医師の指示をもとに**血中・脳脊髄液中の薬液濃度を維持**しながら，定期的な薬剤投与に加え，作用機序や作用部位の異なる複数の薬剤，鎮痛法を組み合わせた多角的な疼痛管理を行います。そのうえで，適切に術後疼痛を鎮痛させるためには，**定期的に鎮痛効果と副作用を評価**し，それに応じて**鎮痛法の内容を調整**していくことが重要です。特に，手術直後から 24 時間以内では疼痛が最も強いため，評価を頻回に行い，鎮痛効果が安定したら評価の間隔をあけます。鎮痛効果の評価を繰り返し，鎮痛効果が強すぎる場合には，鎮痛薬を減量，もしくは弱い鎮痛法に変更します。逆に鎮痛が不十分な場合は，鎮痛薬を増量したり，ほかの鎮痛法を併用します。また，疼痛が強くなってからの鎮痛や不十分な鎮痛は，全身への悪影響を及ぼすばかりか，鎮痛薬の総投与量も増え，副作用を起こす原因となります。術前に説明したように，疼痛が NRS 0〜2 でコントロールできるように，NRS 4〜5 になったら鎮痛薬を使用して疼痛を軽減します。

　事例 A では，手術当日の夜間に NRS 4 となったときには，硬膜外麻酔投与流量を増量し，術後第 1 病日に NRS 5 となったときには，非麻薬性鎮痛薬（ソセゴ

ン ®）を併用しています．しかし，術後疼痛の陰には創感染などの合併症が隠れている可能性があるので，本当に対症的な鎮痛でよいか判断してから鎮痛する必要があります．

疼痛閾値を高くする援助（表6-2　T-Plan 2，E-Plan 2）

不安感，不快感，不眠などは疼痛閾値を低下させ，逆に，安心感，安楽，十分な睡眠などは閾値を高めます．疼痛閾値を高める援助として，順調に回復しているとの**情報提供**などによって安心感を与え，**安楽な体位の工夫，緊張している部位のマッサージ，口腔ケアなどの日常生活の援助，冷・温罨法**によって安楽を与え，**睡眠薬の投与**などによって睡眠への援助を行います．

*　　　　　　　*　　　　　　　*

術後疼痛への対応が遅れると，日常生活行動を妨げるばかりか，循環器，呼吸器，消化器，免疫系など全身への悪影響を起こすため，痛みを我慢させず，軽減あるいは除去できるように看護することが必要です．

● 文献

1) Raja SN, Carr DB, Cohen M, et al：The revised International Association for the Study of Pain definition of pain：concepts, challenges, and compromises, Pain, 161(9)：1976-1982, 2020.
2) 日本疼痛学会理事会：改定版「痛みの定義：IASP」の意義とその日本語訳について． http://plaza.umin.ac.jp/~jaspain/pdf/notice_20200818.pdf（2022年11月22日アクセス）
3) 山蔭道明：第17章術後鎮痛，古家 仁（監修）：標準麻酔科学　第7版，pp.201-206，医学書院，2018．
4) 横田敏勝，黒政一江，坂井靖子ほか：ナースのための痛みの知識　改訂第2版，pp.9-29，南江堂，2000．
5) 佐藤昭夫：基礎編　1．痛みについて，高倉公朋，森健次郎，佐藤昭夫（編）：Pain—痛みの基礎と臨床，pp.3-14，朝倉書店，1988．
6) 林田眞和，藤本幸弘，花岡一雄：術後痛の成因，花岡一雄（編）：術後痛　改訂第2版，pp.3-18，克誠堂出版，2006．
7) 小幡英章，齋藤繁：第2章　2-1手術侵襲による痛み，川真田樹人（専門編集）：新戦略に基づく麻酔・周術期医学，麻酔科医のための周術期の疼痛管理，p.16, 19，中山書店，2014．
8) 横田敏勝，黒政一江，坂井靖子ほか：ナースのための痛みの知識　改訂第2版，pp.111-114，南江堂，2000．
9) 亀井淳三：Ⅶオピオイド鎮痛法の薬理学的特性，花岡一雄（編）：術後痛　改訂第2版，p.167，克誠堂出版，2006．
10) 横田敏勝，黒政一江，坂井靖子ほか：ナースのための痛みの知識　改訂第2版，pp.124-125，南江堂，2000．
11) 深井喜代子，大名門裕子：注射痛に対する看護的除痛法の効果の実験的検討　マッサージ，温罨法，冷罨法の手背部皮膚痛覚閾値に及ぼす影響，日本看護研究学会雑誌，15(3)：47-55，1992．
12) 加藤基子：感覚情報の伝達手段が痛み反応に及ぼす影響—J. E. Johnsonの仮説に基づく実験的研究，看護研究，15(4)：412-419，1982．
13) 齊藤洋司：第10章局所麻酔法　硬膜外麻酔，古家 仁（監修）：標準麻酔科学　第7版，pp.102-111，医学書院，2018．
14) 坂部武史：麻酔後の患者管理，劒物修，花岡一雄（編）：NEW麻酔科学　改訂第3版，pp.236-

237，南江堂，2001.

15) 川口由香里，上川さゆり，三上真由，鎌倉やよい：PCA 持続皮下注入法による術後疼痛コントロールに関する検討，第 36 回日本看護学会論文集；成人看護 I，pp.95-97，2006.

16) 村田寛明：最新臨床研究レビューから読み解く次世代の周術期管理　区域麻酔領域の最新臨床研究から考える次世代の周術期疼痛管理，日本臨床麻酔学会誌，38(4)：512-518，2018.

17) T. ヘザー・ハードマン，上鶴重美，カミラ・タカオ・ロペス(原書編集)：NANDA-I 看護診断　定義と分類 2021-2023　原著第 12 版，p.560，医学書院，2021.

18) 藤本幸弘，林田眞和，花岡一雄：術後痛の生体に及ぼす影響，ペインクリニック，26(別冊春号)：S9-S13，2005.

19) Proske JM, Zieren J, Müller：Transverse versus midline incision for upper abdominal surgery, Surg Today, 35(2)：117-121, 2005.

20) Inaba T, Okinaga K, Fukushima R, et al：Prospective randomized study of two laparotomy incisions for gastrectomy：midline incision versus transverse incision, Gastric Cancer, 7(3)：167-171, 2004.

21) 弓削孟文：開胸術後の遅延する創部痛，LiSA，5(10)：976-981，1998.

22) 青木優太，山崎光章：第 4 章周術期疼痛の有害作用　4-1 循環系への作用，川真田樹人(専門編集)，新戦略に基づく麻酔・周術期医学　麻酔科医のための周術期の疼痛管理，pp.60-64，中山書店，2014.

23) 谷口英喜(監修)：術後回復を促進させる周術期実践マニュアル，pp.191-200，日本医療企画，2017.

24) 濱田宏：術後急性期痛緩和の現状と問題点，ペインクリニック，36(12)：1591-1600，2015.

25) 内海裕也：神経の診察，松岡健(編)：基本的臨床技能ヴィジュアルノート　OSCE なんてこわくない，p.87，医学書院，2003.

26) 北山眞任，廣田知美：第 6 章 周術期疼痛の治療法　6-8 末梢神経ブロック，川真田樹人(専門編集)，新戦略に基づく麻酔・周術期医学　麻酔科医のための周術期の疼痛管理，pp.234-246，中山書店，2014.

27) 日本麻酔科学会：局所麻酔薬中毒への対応プラクティカルガイド，2017.
https://anesth.or.jp/files/pdf/practical_localanesthesia.pdf (2022 年 11 月 22 日アクセス)

28) 井上荘一郎：第 1 章周術期疼痛管理の現在の動向，川真田樹人(専門編集)，新戦略に基づく麻酔・周術期医学　麻酔科医のための周術期の疼痛管理，pp.2-11，中山書店，2014.

29) 林田眞和，今村佐知子：ディスポーザブル持続注入ポンプ，麻酔，55(9)：1118-1127，2006.

第 **7** 章

術後せん妄と看護

A 手術侵襲の影響を知る

1 共通する変化に個別の情報を重ねる

　術後せん妄への看護においても，手術によって必然的に引き起こされる**生体反応**を軸に，患者**個別の情報**を重ね合わせて，術後の状態を予測していきます。個別の情報として，まず「患者が受ける手術・麻酔に関する内容」と「患者の身体内部の状態」を考えます。さらに，全身麻酔から覚醒した患者は，環境からの刺激を知覚し，術前からの時間的序列のなかで自己と環境との関連性を認識していくため，「患者の術後環境」も重要です。

　せん妄は，原因を確定することが難しく，発症した個々の患者によって異なり，いくつかの因子が影響し合って発症へ向かっていると考えられています。術後せん妄においては，全身麻酔による手術そのものが発症の要因となります。

　また，術後せん妄に関する患者個別の情報は，その患者におけるせん妄の要因として言い換えることができます。現在，せん妄の要因を「**直接原因**」「**準備因子**」「**誘発因子**」に分類[1]して検討されているので，これに即して患者個別の情報を検討していきます。

2 術後せん妄を理解する

◎ 術後せん妄の診断

　術後せん妄とは，名称が示すとおり外科的治療後に発症するせん妄ですが，「**せん妄**」の概念に含まれます。せん妄の診断基準としては，国際疾病分類（International Classification of Diseases：ICD）の ICD-10 診断ガイドライン[2]によれば，Ⓐ意識と注意の障害，Ⓑ認知の全体的な障害，Ⓒ精神運動性障害，Ⓓ睡眠-覚醒周期の障害，Ⓔ感情障害，が示されています。また，ICD-10 研究用診断基準（DCR-10）[3]によれば，Ⓐ意識混濁，Ⓑ即時想起障害・近時記憶障害・見

当識障害などの認知機能障害，©精神運動障害，⑩睡眠障害または睡眠覚醒周期障害，⑥急激な発症と日内変動など，が示されています。なお，アメリカ精神医学会の『DSM-5® 精神疾患の診断・統計マニュアル(diagnostic and statistical manual of mental disorders 5th edition：DSM-5)』における「一般身体疾患を示すことによるせん妄」の診断基準[4]を表7-1に示しました。術後せん妄に焦点化した診断基準はなく，これらが術後せん妄の診断に用いられています。さらに，DSM-5 ではせん妄と診断した際には**過活動型，低活動型，活動水準混合型**の特定を行うことが求められています[4]。

術後せん妄の特徴

　術後せん妄の多くは，麻酔覚醒後に意識清明な期間を経たあとに，術後第1～2病日をピークとして術後第4病日までに急激に発症し，一般的には7日以内に症状が消退していきます。また，重大な合併症がなければ，後遺症を残すことなく軽快します。前駆的には，不眠を訴える期間があることが観察されています。

　術後せん妄症状は，表情がうつろで視線が合わない，無気力，抑うつ症状といった**低活動型**から，不穏状態，興奮，幻視・幻覚，妄想など重篤な精神症状を

表7-1　DSM-5 によるせん妄の診断基準

A	注意の障害(すなわち，注意の方向づけ，集中，維持，転換する能力の低下)および意識の障害(環境に対する見当識の低下)
B	その障害は短期間のうちに出現し(通常数時間～数日)，もととなる注意および意識水準からの変化を示し，さらに1日の経過中で重症度が変動する傾向がある.
C	さらに認知の障害を伴う(例：記憶欠損，失見当識，言語，視空間認知，知覚).
D	基準AおよびCに示す障害は，他の既存の，確定した，または進行中の神経認知障害ではうまく説明されないし，昏睡のような覚醒水準の著しい低下という状況下で起こるものではない.
E	病歴，身体診察，臨床検査所見から，その障害が他の医学的疾患，物質中毒または離脱(すなわち，乱用薬物や医療品によるもの)，または毒物への曝露，または複数の病因による直接的な生理学的結果により引き起こされたという証拠がある.

せん妄の活動性に関するサブタイプを特定する.
過活動型：その人の精神運動活動の水準は過活動であり，気分の不安定性，焦燥，および/または医療に対する協力の拒否を伴うかもしれない
低活動型：その人の精神運動活動の水準は低活動であり，昏迷に近いような不活発や嗜眠を伴うかもしれない
活動水準混合型：その人の注意および意識は障害されているが，精神運動活動の水準は正常である，また活動水準が急速に変動する例も含む
〔American Psychiatric Association(著)，高橋三郎，大野裕(監訳)：DSM-5® 精神疾患の診断・統計マニュアル，pp.588-590，医学書院，2014 より転載〕

呈する**過活動型**まで多様です。さらに，過活動型では術後患者の身体に留置され
ているチューブやドレーン類の事故抜去やベッドから転落する事故につながるこ
ともあり，術後せん妄は患者の生命を脅かす問題となります。

　せん妄診断の鑑別で問題となるのが認知症です。**表 7-2**[5,6,7]にせん妄と**認知症**
の鑑別点について示します。認知症は，後述するせん妄の準備因子の1つです。
症状の発症が急激か，緩やかであるかの違いがありますが，プリオン病，脳血管
性認知症，レビー小体型認知症では急性に発症することがあります。せん妄の症
状は日内変動がありますが，アルツハイマー型認知症では日没症候群，レビー小
体型認知症では症状の変動があり，鑑別が困難なのが現状です[5]。せん妄の活動
性に関するサブタイプの1つである低活動型せん妄はうつ病と似ている症状が
多いため，うつ病と間違われることが知られています[7]。**表 7-3**[7]に低活動型せ
ん妄と**うつ病**の鑑別点について示します。活気がなく，表情が乏しい場合，見当
識障害，注意障害，幻視の有無を確認しましょう。

表 7-2　せん妄と認知症の鑑別

	せん妄	認知症	
		アルツハイマー型	レビー小体型
発症のしかた	急性	ゆるやか	
症状の期間	数時間〜数日 （数週の場合もある）	数か月〜数年	
経過	一過性 症状・重症度は変動する	慢性 ゆっくり進行する	
日内変動	あり． 夕刻から夜間に悪化	日没症候群	あり． 1日のなかで変動する
病態	意識障害 傾眠傾向から興奮まで多様	記憶障害 見当識障害	
特徴	可逆性 幻視あり	非可逆性 幻視少ない	非可逆性 幻視あり

表 7-3　低活動型せん妄とうつ病の鑑別

	低活動型せん妄	うつ病
発症のしかた	急性	亜急性
日内変動	一日中傾眠か夜間に悪化	午前中不調なことが多い
病態	意識障害．見当識障害，注意障害あり	意識障害．見当識障害，注意障害なし
特徴	幻視あり 脳波に徐波がみられることがある	幻視なし 脳波正常

3　重篤化した術後せん妄の事例

　現在，術後せん妄は早期に発見し対応されるようになって，重篤な症状に出会うことは少なくなりました。そこで，重篤なせん妄症状を理解するため，1995年に遡って4事例を紹介します[8]。SOADスコア[9]を導入して術後せん妄を早期に発見し，睡眠を確保するなどの対処を始めた[10]外科病棟（手術件数20件以上/月）において，重篤な術後せん妄が低減しました。その後の5か月間に重篤な症状を呈した4名を表7-4に示します。SOADスコアとは，睡眠覚醒リズムの障害（Sleep：S），見当識障害（Orientation：O），体動・言動の異常（Activity：A），要求・訴えの過多過少（Demand：D）の項目から構成され，術後せん妄症状を観察する簡易ツールです。

　2名は食道がんであり，5時間を超える予定手術が実施され，術後はICUに入室しました。症状として，見当識障害，チューブ類の事故抜去がありましたが，術後第7病日までに軽快しています。ほか2名の手術時間は2時間以内でしたが，いずれも緊急手術でした。チューブ類の事故抜去，脱衣などが観察され，術

Column　術後神経・認知機能異常（周術期神経認知障害）

　術後神経・認知機能異常（postoperative neuro-cognitive disorders：PONDs）は，手術を契機に生じる認知機能障害の総称であり，**術後せん妄**（postoperative delirium：POD）と**術後認知機能障害**（postoperative cognitive dysfunction：POCD）があります。

　術後せん妄（POD）は術後数日以内に急激に発症する一過性の認知機能障害です。一方，術後認知機能障害（POCD）は，術後数週間から数か月の間に生じる軽度の認知機能障害です。PODを発症した患者は，その後POCDおよび認知症を発症する危険性が高いです。POCDはDSM-5に記載されず，統一した診断基準が存在しません。

　PONDsに共通する中心的な病態機序として脳内神経炎症があります。これは，脳内の炎症性サイトカインが生理的範囲を超えて，増加した状態と定義されます。手術に伴うストレス，炎症反応，麻酔薬，脳低灌流・低酸素および痛みなどの周術期に生じる刺激は，脳内のミクログリアを活性化させ，過剰に炎症性サイトカインを放出させます[1]。過剰な炎症性サイトカインは，記憶過程に重要な海馬の長期増幅を抑制させます[2]。周術期の脳内神経炎症の制御は，PONDsの制御となり，術後早期の急性脳内神経炎症，つまりPODの段階を予防することが重要となります。

文献
1)　河野崇：術後神経認知異常をどう予防するか，臨床麻酔，43(12)：1590-1598，2019．
2)　河野崇：術後神経認知障害　脳内炎症を標的とした予防・治療戦略，日本集中治療医学会雑誌，25(1)：12-19，2018．

表 7-4　術後せん妄によって重篤な症状を呈した患者

事例	1	2	3	4
年齢	67 歳	82 歳	69 歳	55 歳
性別	男性	女性	女性	男性
疾患名	胃がん穿孔による汎発性腹膜炎	子宮穿孔による汎発性腹膜炎	食道がん	食道がん
術式	腹腔ドレナージ，穿孔部Tチューブドレナージ，大網被膜	開腹，腹腔ドレナージ	右開胸開腹胸部中下部食道切除，胸腔内食道胃管吻合，胃瘻造設術	右開胸開腹胸部中下部食道切除，胸腔内食道胃管吻合術
ドレーン	穿孔部・左右ウィンスロー孔・左右横隔膜下ドレーン，Tチューブ	左右横隔膜下・モリソン窩・ダグラス窩・腸骨窩にドレーン	左右横隔膜下ドレーン，右胸腔ドレーン	左右横隔膜下ドレーン，右胸腔ドレーン
手術所要時間	緊急手術 1 時間 46 分	緊急手術 1 時間 50 分	予定手術 5 時間 15 分	予定手術 5 時間 43 分
ICU 入室	ICU（3 日間）	ICU（3 日間）	ICU（2 日間）	ICU（2 日間）
初期症状	多弁，攻撃的，チューブ類を終始触る，気力なし，時に寡黙，睡眠障害	多弁，チューブ類を終始触る，傾眠傾向	攻撃的，チューブ類を終始触る	不眠を訴える，意味不明なことを言う
後期症状	幻視，チューブ類事故抜去，独語，見当識障害，ベッドから降りようとする，脱衣	チューブ類事故抜去，脱衣，叫ぶ	チューブ類事故抜去，酸素マスク除去，独語，見当識障害，ベッドから降りようとする	チューブ類事故抜去，見当識障害
発症期間	術後第 3～13 病日	術後第 2～15 病日	術後第 1～7 病日	術後第 3～6 病日
家族	1 人暮らし	1 人暮らし	兄の家族と同居	長男と同居

（囲永香：術後精神異常反応の発症に関する検討．愛知県立看護短期大学卒業研究，1995 より転載）

後第 13～15 病日まで続いたあとに軽快しました。

事例 1 にみる症状の推移

　術後せん妄事例 1 の症状の経過を表 7-5 に示しました。事例 1 ではせん妄のサブタイプは過活動型であったと考えられますが，重篤化した術後せん妄をイメージするとともに，術後せん妄が患者の安全を脅かすことを理解してください。さらに，重篤化した術後せん妄への対処が困難であることを実感してください。

4　術後せん妄の要因を理解する

　せん妄の原因は 1 つではなく，複数の要因が関与していると考えられています。従来，術後せん妄の要因として，高齢，緊急手術，手術侵襲，術後疼痛，血液ガス異常，水・電解質異常，薬剤，睡眠障害，感覚遮断，社会的孤立，手術に対する不安などが考えられてきました[11]。

表7-5　**事例1にみる術後せん妄症状の推移**

術後日数	せん妄症状
術後第1～2病日	緊急手術後ICUへ入室し，術後第2病日から不眠傾向となり，疼痛の訴えもあった．
術後第3病日	病棟に戻るが，14：00に「天井にたくさん虫が這いずっている」との発言があり，幻視と考えられた．その後，胃管，末梢静脈ラインを事故抜去した状態が発見され，鎮静薬・鎮痛薬が投与されて，輸液の刺入部に届かない範囲に上肢が抑制された．18：00に「縛られているから何もできん，外してくれ」と患者が訴えたために，抑制が解除された．脈拍の緊張は良好であったが，リズム不整がみられた．22：00，患者はもぞもぞと輸液チューブに触れていること，目がギラギラしていることから，再度上肢が抑制された．
術後第4病日	4：00に看護師が訪室したとき，不穏症状はなかった．患者は起座位が許可され，抑制が解除されたが，13：00には中心静脈ラインを事故抜去し，「友達のところへ行く」と興奮気味の状態であった．そのため，再度上肢が抑制されたが，15：30には腹部のドレーンを事故抜去していた．18：00，患者は表情険しくぶつぶつと何かつぶやいていた．21：00，強力な入眠剤を使用することによって一時的に入眠したものの，22：30には覚醒して輸液チューブを触り，体動が激しく，腹部のドレーンをもう1本事故抜去した．さらに，鎮静薬・鎮痛薬・入眠剤が使用された．
術後第5病日	1：00，患者は閉眼したまま足をゴソゴソと動かし，ぶつぶつと話し出す．この日のうちに医師は中心静脈輸液を中止し，腹部のドレーンもすべて抜去した．鎮静薬が使用され，日中入眠傾向にあった．16：00，「私の3万円はどこにある，たばこを吸わせろ」といった発言があり，期外収縮が1分間に2～3回みられていた．
術後第6病日	4：00，看護師の巡室時に患者が目を覚ましているので「おはようございます」と言うと，緩慢に挨拶を繰り返していた．苦痛の表情はみられないが，夜は眠れないと答えている．

（囲永香：術後精神異常反応の発症に関する検討．愛知県立看護短期大学卒業研究，1995より一部改変）

　これらのせん妄の要因が，リポウスキー(Lipowski, Z.I.)の分類[1]に従い「直接原因」「準備因子」「誘発因子」に分けて論じられています[12]．**直接原因**とは，脳機能を低下させてせん妄を引き起こす原因であり，脳疾患，代謝性疾患，電解質異常，低酸素血症，各種薬剤などが考えられています．**表7-6**にせん妄の原因となる薬剤を示します[13,14,15]．術後疼痛に対して使用されるオピオイドはせん妄の危険因子とされています[16]．**準備因子**は，その個人に従来存在するせん妄が起こりやすい身体的・精神的脆弱性であり，高齢や認知症，アルコール依存・多飲などが挙げられます．

　また，せん妄が発現しやすい**誘発因子**として，感覚遮断，身体拘束，精神的ストレス，睡眠障害または睡眠覚醒周期障害[17]，疼痛などが挙げられています．これらの誘発因子について因果関係を特定することは重要ですが，現在研究途上であるといえます．

表 7-6　せん妄の原因となる薬剤

抗コリン作用のある薬剤
抗コリン薬(アトロピン, トリヘキシフェニジル塩酸塩など)
抗精神病薬(特にフェノチアジン系, クロルプロマジン塩酸塩, レボメプロマジンなど)
抗うつ薬(特に三環系, アミトリプチリン塩酸塩, イミプラミン塩酸塩など)
抗ヒスタミン薬(ジフェンヒドラミン, プロメタジン塩酸塩など)
H₂受容体拮抗薬(シメチジン, ファモチジンなど)

上記の H₂ は H_2 で表す。

ベンゾジアゼピン系睡眠薬・抗不安薬・気分安定薬
トリアゾラム, ブロチゾラム, フルニトラゼパム, ジアゼパム, アルプラゾラム, 炭酸リチウムなど

鎮痛薬(麻薬性鎮痛薬)
モルヒネ, フェンタニル, オキシコドン, ペンタゾシンなど

抗てんかん薬
フェニトイン, フェノバルビタール, カルバマゼピン. バルプロ酸ナトリウムなど

抗パーキンソン病薬
アマンタジン塩酸塩, レボドパ製剤など

ステロイド
プレドニゾロン, コルチゾン, デキサメタゾン, ベタメタゾンなど

抗菌薬・抗ウイルス薬
アミノグリコシド系, テトラサイクリン系, アシクロビル, インターフェロン系など

循環器病用薬
β遮断薬(プロプラノロール塩酸塩など)
抗不整脈薬(プロカインアミド塩酸塩, ジソピラミド, リドカイン塩酸塩など)
交感神経抑制薬(クロニジン塩酸塩など)
ジギタリス製剤(ジゴキシンなど)

そのほか, 免疫抑制薬(メトトレキサートなど), 抗悪性腫瘍薬(フルオロウラシルなど)などがある。

5　個別の情報を重ねる

術後せん妄発症のリスク

「術後せん妄の診断」の項(➡ 147 ページ)で述べたように, 術後せん妄は「せん妄」の概念に包含されて考えられています。アセスメントを行うとき, その患者の個別の情報を準備因子・誘発因子・直接原因に整理して, 術後せん妄発現のリスクを検討していきます。

準備因子は, その患者の術前要因とも言い換えることができそうです。また, 麻酔, 手術侵襲, それらに対する生体反応などは, **誘発因子・直接原因**として検討することになります。ただし, せん妄発症を予測する尺度は確立されていないので, 因子が多ければ発症する可能性があると考え, 術後の観察に活かしていきます。

Column　術後せん妄と睡眠覚醒周期障害

　睡眠・覚醒に関係するホルモンの1つにプロスタグランジン E_2（PGE_2）があります。PGE_2 は覚醒作用を示す覚醒物質であり[1,2]，手術侵襲によって脳下垂体から分泌されて急性炎症反応に関与します[2]。術後せん妄の誘発因子である睡眠覚醒障害と覚醒物質である PGE_2 排泄量の関係を明らかにした報告があります[3]。

　右開胸開腹胸部食道全摘術（胸腔内経路頸部食道胃管吻合術・空腸瘻造設）を受け，ICU に入室した男性19名（平均年齢64.7±8.8歳）のうち，非せん妄症状群10名（62.6±10.5歳）は規則的な夜間睡眠覚醒周期を示しましたが，せん妄症状群9名（67.1±6.2歳）は術後第1病日から不規則な周期でした。また，せん妄症状が夜間睡眠覚醒周期の乱れと同時または先行して発現していました[3]。

　PGE_2 の排泄量は，図に示すように非せん妄症状群では術後第1病日のみ増加し術後第2病日には減少するパターンを示しましたが，せん妄症状群では術後日数に従って増加するパターンを示しました。夜間睡眠覚醒パターンの乱れと夜間 PGE_2 排泄パターンとは関係していることが示唆されました[3]。

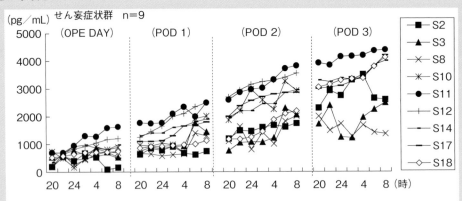

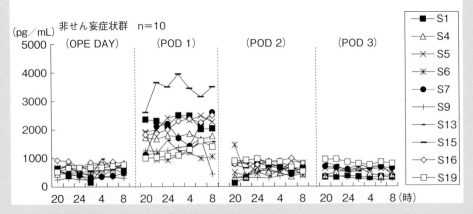

図　せん妄症状群と非せん妄症状群の尿中 PGE_2 排泄パターン

注）Sは対象者を示す．「ONE DAY」は術当日，『POD』は術後病日を表す．

〔大塚静香，鎌倉やよい，米田雅彦ほか：食道がん術後患者におけるせん妄症状・睡眠・尿中 PGE_2 排泄パターンの関係，日本看護科学会誌，26(4)：17，2006より転載〕

文献

1) 早石修：睡眠・覚醒リズムの調節因子と調節機構　プロスタグランジンと睡眠，日本臨床，56(2)：285-289，1998.
2) 坂井哲博，松本明知：第2章2.内分泌系　6.手術侵襲と視床下部・下垂体ホルモン，小川龍，弓削孟文，細川豊史(編)：手術侵襲とその防御　21世紀の指針，pp.42-44，真興交易医書出版部，2001.
3) 大塚静香，鎌倉やよい，米田雅彦，ほか：食道がん術後患者におけるせん妄症状・睡眠・尿中 PGE_2 排泄パターンの関係，日本看護科学会誌，26(4)：11-18，2006.

▶術前に確認できる準備因子と誘発因子

　発症のリスクを高くする**準備因子**として，高齢，日常生活における認知障害，せん妄の既往，アルコール依存，睡眠薬などの薬物依存，術前検査において循環器系・呼吸器系・代謝系の問題，などがあります。同様に，**誘発因子**には，術後に集中治療室(Intensive Care Unit：ICU)へ入室する，緊急手術である，手術に対して不安や抑うつが強い，輸液ライン・ドレーン・チューブ類が留置される，ベッド上安静による身体的拘束がある，などが考えられます。

▶術後に確認する誘発因子と直接原因

　誘発因子としては，睡眠障害，睡眠覚醒周期障害，術後疼痛の持続などがあります。また，手術侵襲の大きさと患者の身体内部の状態との相互作用の結果，脳機能を低下させる状態となったとき，せん妄発症の**直接原因**となります。これは，循環障害，代謝障害，呼吸障害，急性の脳障害，電解質異常，低酸素血症などの状態であり，せん妄を起こしやすい薬物の使用についても要因となります。

◎ アセスメント・スケール

　ここまで術後せん妄発症のリスクについて述べてきましたが，せん妄を発症しているかどうかは観察によって確認することになります。

　せん妄に関して信頼性・妥当性が確認されたアセスメント・スケールとして，**DRS**(Delirium Rating Scale)，**NCS**(NEECHAM Confusion Scale)，**DRS-R-98**(Delirium Rating Scale-Revised-98)などが開発されてきました[18]。DRS は10項目からなるせん妄評価尺度として一瀬らが日本語版に翻訳し[19]，NCS は認知情報処理・行動・生理学的コントロールの3領域9項目から構成され，日本語版ニーチャム混乱・錯乱スケール(J-NCS)[20, 21]として綿貫らによって翻訳されています。さらに，DRS の欠点を補った改訂版として16項目からなる DRS-R-98 が開発され，重症度も評価できるツールです[22]。また，せん妄を診断するツール

として **CAM-ICU**(Confusion Assessment Method for the Intensive Care Unit)[23]
や **ICDSC**(Intensive Care Delirium Screening Checklist)[24]が原作者の許諾のもと
翻訳され[25,26]，ICU では使用されています。CAM-ICU と ICDSC によるモニタ
リングは，『日本版・集中治療室における成人重症患者に対する痛み・不穏・せ
ん妄管理のための臨床ガイドライン』でも推奨されています[27]。

　NCS，DRS-R-98，ICDSC などはせん妄の重症度を判定することができます。
ただし，これらのスケールの使用にあたっては開発者の許可を得ることが必要と
なります。

術後せん妄症状の観察

　せん妄を発症していることを術後の観察によって発見するためには，観察する
枠組みが重要となります。この枠組みとしては，「術後せん妄の診断」の項(➡
147 ページ)で述べた DSM-5 せん妄診断基準，ICD-10 せん妄の診断ガイドライ
ンなどに基づき，Ⓐ環境認識における意識の清明度の低下，Ⓑ知覚のゆがみ，思
考の混乱，短期記憶の障害，幻覚，妄想などの認知の変化，Ⓒ不適切な行動・発
語，行動・発語の過剰や減退，整容の乱れ，反応時間の延長などの行動の変化，
Ⓓ夜間の浅い眠り，夜間不眠，昼間に眠るなどの睡眠覚醒周期の変化，Ⓔ抑う
つ，焦燥，無感情などの感情の変化，Ⓕ症状の急激な発現と日内変動，が考えら
れます。これらは，その患者のいつもの状態と比較し変化を観察することになり
ます。

　具体的な症状として，表7-7 に術後せん妄症状に関する 9 因子 51 症状を紹介
しました。これは，ICU に勤務する看護師が出会ったせん妄症状を調査し，因
子分析によって構造化した結果をまとめたものです[28]。

6　看護診断「急性混乱」「急性混乱リスク状態」

　術後せん妄に関連した NANDA-I 看護診断には「**急性混乱**」[29]と「**急性混乱リス
ク状態**」[30]があります。「急性混乱」の定義には，「短期間に発症し，持続が 3 か月
未満の意識・注意・認知・知覚の可逆性障害」と記されています。**診断指標**には，
「精神運動機能の変化」「認知機能障害」「目標指向行動の開始困難」「意図的行動の
開始困難」「目標指向行動の完遂が不十分」「意図的行動の完遂が不十分」「誤った認
識」「神経行動学的症状」「幻覚」「精神運動性激越」が示され[29]，低活動型，過活動
型の症状が示されています。**関連因子**として，せん妄の誘発因子である「睡眠覚
醒サイクルの変化」「疼痛」「身体可動性障害」「身体拘束の不適切使用」「感覚遮断」，

表7-7　術後せん妄に関する因子名と症状

因子名	症状	因子名	症状
第1因子 （7項目） 拘束からの 逃避	●チューブ類を抜こうとする ●チューブ類をしきりにいじる ●身体に貼られたガーゼやテープを外す ●酸素マスクを頻回に外す ●チューブ類を気にする ●突然ベッドに起き上がる ●突然ベッドから降りようとする	第4因子 （5項目） 幻覚	●存在しないものが「見える」と言う ●存在しない音（声）が「聞こえる」と言う ●存在しないものをつかもうとする ●「誰かに何かをされている」と話す ●「手術をしたことを覚えていない」と言う
第2因子 （12項目） 認知の混乱 と攻撃性	●怒りっぽい ●指示を拒否する ●攻撃的 ●両手を払いのけるように動かす ●質問に対して，つじつまの合わない返事をする ●大声を出す ●落ち着きがない ●指示されたことを守ることができない ●患者の発言に対する看護師の修正がきかない ●目つきがするどくなる ●奇声 ●注意しても危険な行動を繰り返す	第5因子 （4項目） 乏しい表情	●表情の変化がない ●表情が硬い ●表情がぼんやりとしている ●表情がこわばっている
		第6因子 （3項目） 関心の欠如	●視線を合わせない ●一点を凝視する ●にやっと笑う
		第7因子 （5項目） 活動の亢進	●目がぎらぎらしている ●多弁 ●独語 ●昼夜を間違えた発言をする ●同じ質問を繰り返す
第3因子 （8項目） 訴えの亢進 と減退	●「息が苦しい」と訴える ●自発性が乏しい ●「不安だ」と訴える ●頻回にナースコールを押す ●「便が気になる」と訴える ●便・尿失禁 ●眉間にしわをよせた表情である ●昼夜ともほとんど眠っている	第8因子 （3項目） 不眠	●「寝れない」と訴える ●眠りが浅く，患者に近づくと目を開ける ●昼間眠っていて，夜間起きている
		第9因子 （4項目） 反応の低下	●説明したことに対し反応が遅い ●説明に対し反応しない ●今日の日付を誤って言う ●体温計を腋に挟んでもすぐに落ちてしまう

〔石光芙美子，鎌倉やよい，深田順子：術後せん妄前駆症状観察ツールに関する基礎的研究　術後せん妄症状の構造化．日本看護科学会誌，26(4)：74-83，2006をもとに作成〕

　　直接原因である「脱水症」「物質（薬物）乱用」「栄養不良（失調）」が示され[29]，術後せん妄による急性混乱状態をこの診断名で表していると考えます。また，**ハイリスク群**として「60歳以上の人」などの準備因子が示されています。

　　看護の視点としては，術後せん妄を発症しないように予防すること，発症を早期に発見して対応し重篤化を予防すること，発症後の患者の安全を守ることが必要です。「急性混乱」は実在型の看護診断ですから，診断指標に示された状態が顕在化して初めて使用することができます。そのため術後せん妄を発症するリスクが高い場合には，**「急性混乱リスク状態」**[注)30]の看護診断で表します。

注：「短期間に発症し，意識・注意・認知・知覚の可逆性障害が起こりやすく，健康を損なうおそれのある状態」と定義されている。

B　術後せん妄への援助を組み立てる

　術後せん妄を発症することは，その患者が術後の状態に適応できていないことを示しています。表7-4(➡151ページ)に示した4事例では，直接原因については判断できませんが，準備因子として高齢が，誘発因子として緊急手術，大きな手術侵襲，ICU入室，1人暮らし，ドレーン類の留置・安静臥床による身体拘束，睡眠障害，術後疼痛が考えられます。

　直接原因に対する援助は，準備因子をふまえて術後患者の内部環境を安定させることにほかなりません。その方法については，第1〜6章までに，すでに詳細に述べてきました。本章では，誘発因子を中心に，術前から術後せん妄の発症のリスクを検討して予防するための援助，術後せん妄を早期に発見するための援助，誘発因子を減少させるための援助，発症後患者の安全を守るための援助の順に述べていきます。

1　術前からせん妄発症のリスクを確認し予防する

　欧州麻酔科学会(European Society of Anaesthesiology)の2017年の術後せん妄のガイドライン[31]およびNICE(National Institute for Health and Care Excellence)のせん妄予防ガイドライン[32]では，予防が重要であることが強調され，術前からの**多職種チームによる多角的な予防介入**が必要とされています。

　「術前に確認できる準備因子と誘発因子」の項(➡155ページ)で述べたように，入院前の外来受診時および入院後すぐに，高齢，せん妄の既往，認知症，手術に対する不安，ICU入室など，まずは**術後せん妄発症のリスク**を確認します。

　続いて，手術によるストレスにその患者が対処できることが必要ですから，患者自身が**術後の状態をイメージできるような援助**が必要です。そのためには，患者とその家族に，手術の終了予定時間，術後に入室する病室，家族が待機している場所，術後に留置されるチューブ・ドレーン類，術後疼痛と鎮痛法，深呼吸の実行，離床など，術前に十分に情報提供します。このように，術後の状態，どのように回復していくか，患者自身が術後に実行することなど，患者が術後の見通しをもつことができるようにすることが重要です。

　アルコールの多飲やベンゾジアゼピン系薬剤の常用は，中断することによって物質離脱性せん妄を起こすことがあるため，手術に向けて減量・中止することでせん妄のリスクを減らすことができます。

　また，術後にせん妄症状を早期に発見するためには，比較するときのベースラ

インとして，**術前の援助を通して患者の反応を観察**しておく必要があります。

2 術後せん妄の早期発見のために定期的にモニタリングする

　術後からせん妄評価ツールとして CAM-ICU または ICDSC を用いて術後せん妄について評価します。**CAM-ICU** は，任意の一時点において患者にいくつかの簡単なテストをして，それが陽性であった場合にせん妄と診断されます。気管挿管などで言語的コミュニケーションがとれない，手先を細かく動かすことができない患者でも評価できるように作成され[33]，各勤務帯で定期的に使用されています。一方，**ICDSC** は，定期的に（8 時間ごと）評価し，その勤務帯での総合的な評価を行い，評価した時点から 24 時間で得られた情報をもとに点数をつけ，8 点満点で 4 点以上をせん妄と判断します。そのため，CAM-ICU と異なり，現時点ではなく過去のせん妄を評価することになります。ICDSC は直接患者に質問をしないため，患者への負担はありません。ただし，患者が覚醒していないと評価できないため，鎮静薬によって意思疎通がはかれなかったり，意識レベルが低い場合には適応となりません[33]。どのツールを使用するかは，各施設での術後患者の状況などを踏まえるとともに，これらのツールを用いて評価するにはトレーニングが必要となります。

　低活動型せん妄を呈する患者は約 70％ と報告されていますが[34,35]，その症状から見逃されやすいため，術前の患者の状況を把握して比較するようにすると，早期発見につながります。

3 術後に確認した誘発因子を減少させる

　誘発因子としては，術後疼痛，睡眠障害，感覚遮断，社会的孤立，不安などがあります。術後疼痛への援助については，第 6 章ですでに述べましたので，そのほかの事項を中心に環境調整について述べていきます。

　まず，①**視覚・聴覚に対する介入**として，眼鏡や補聴器を使用している患者には，使用してもらい感覚遮断を防ぎます。次に②**睡眠を確保**するために処置は昼間に集中させ，夜間はモニター類の音を抑え，昼間と区別できるように照明の照度を落とすなど，夜間の睡眠の中断を回避します。さらに，③**見当識向上**のために患者の名前を呼び，カレンダー・時計を準備して時間経過を理解する手がかりを与え，「おはようございます」など時間を反映する言葉をかけ，家族と面会してもらうなど，適度な感覚刺激を提供します。また，④ICU においてせん妄の発

症と持続期間を減らすには**早期離床を促す**ことが推奨されています[36]。早期離床を促進させるには循環・呼吸を早期に安定させるとともに疼痛管理が必要です。疼痛管理の際にオピオイドの使用量が多くならないようにすることも重要です（第6章，➡ 138ページ）。

なお，せん妄発症を予防するためにハロペリドール（セレネース®）や非定型抗精神病薬の予防投与は推奨されていません[36]。

また，患者が「看護師に支援されている，信頼できる」と実感できることが，術後の不安を軽減することにつながります。看護師と患者との信頼関係が重要であり[37]，看護師の言語的コミュニケーションが患者による評価に影響することはもちろんのこと，看護師の表情・態度などの非言語的表現も影響することを忘れてはなりません。

4 せん妄症状の観察と安全を守る援助

せん妄症状の観察についてはすでに述べました。術前における患者の状態を十分に理解しているからこそ，術後に「いつもと反応が違う」と気づくことができるのです。たとえば，腹会陰式直腸切断術・人工肛門造設術を受けた患者が，夜間の眠りが浅く熟睡感がないことを訴え，術後第2病日には，両手が胸の上で，もぞもぞと動き寝衣がはだけた状態でした。「はい，はい」と返事はするが視線は宙を見る状態が観察され，術後せん妄が疑われました。しかし，当日の21時に睡眠薬が使用されて，翌日には症状が改善されました。このように，早期に発見して対応することが重要なのです。

事例1（表7-5，➡ 152ページ）では，睡眠障害が続き，幻覚など認知の変化が著しく睡眠薬の効果がないとき，最終的にベンゾジアゼピン系抗不安薬であるジアゼパム（ホリゾン®）が使用されていたことから，この影響でかえって幻覚を助長していたことも考えられます。表7-6（➡ 153ページ）に示した**せん妄に影響する薬剤**を知っておく必要があります。第二世代の抗精神病薬（リスペリドン，クエチアピンフマル酸塩，オランザピンなど）はせん妄改善の可能性が期待され，低活動型せん妄にはアリピプラゾール（エビリファイ®）が有効であるとの報告があります[38]。表7-8にせん妄治療に使用されることがある**抗精神病薬の特徴**を示します。現在，抗精神病薬のなかでせん妄に対して有用性が優れているものはなく，各薬剤の特徴，禁忌事項などをふまえて，効果，副作用を観察する必要があります。

さらに，危機状態にある患者に対して，基本的欲求を満たし，安全と安楽を確

表7-8 せん妄に使用される抗精神病薬

一般名	ハロペリドール	リスペリドン	クエチアピンフマル酸塩	ペロスピロン塩酸塩	オランザピン
商品名	セレネース®	リスパダール®	セロクエル®	ルーラン®	ジプレキサ®
適応	器質的疾患に伴うせん妄 精神運動興奮状態・易怒性	器質的疾患に伴うせん妄 精神運動興奮状態・易怒性	器質的疾患に伴うせん妄 精神運動興奮状態・易怒性	器質的疾患に伴うせん妄 精神運動興奮状態・易怒性	保険適用外使用
投与経路	経口（錠，細粒，内用液），筋注，静注	経口（錠，OD錠，細粒，内用液）	経口（錠，細粒）	経口（錠）	経口（錠，OD錠，細粒）
用量	**初期量** 経口：1日0.75〜2.25mgから始め徐々に増量 注射（筋注，静注）：1回5mg 1日1〜2回（増減） **維持量** 経口：1日3〜6mg（増減）	**初期量** 1回1mg 1日2回から始め徐々に増量 **維持量** 1日2〜6mg 2回分服（増減）	**初期量** 1回25mg 1日2〜3回から始め徐々に増量 **維持量** 1日量150〜600mg 2〜3回分服（増減）	**初期量** 1回4mg 1日3回から始め徐々に増量 **維持量** 1日12〜48mg 3回分服（増減） 最大量：1日48mg	**初期量** 1日1回5〜10mgから始める **維持量** 1日1回10mg（増減）
最高血中濃度到達時間	1mg 空腹時単回 6.0±3.0時間	約1時間（未変化体） 約3時間（主代謝物）	約2.6時間	8mg 単回 1.4〜2.3時間	5mg 空腹時単回 4.8±1.2時間
血中濃度半減期	静注：14時間（β）	4時間（未変化体） 21時間（主代謝物）	3.5時間	5〜8時間（β）	31時間
作用の特徴	抗幻覚妄想作用が強い	抗幻覚妄想作用が強い	抗幻覚妄想作用が弱い 鎮静作用は強い 抗うつ効果もあり	抗不安効果あり	鎮静作用は強い 気分安定効果あり
注意・禁忌	錐体外路症状が出現しやすい 点滴静注（経口投与困難時，QT延長のリスクあり）	耐糖能異常患者には注意が必要	糖尿病に禁忌 錐体外路症状が出現しにくい	耐糖能異常患者には注意が必要 錐体外路症状が出現しにくい	糖尿病に禁忌 錐体外路症状が出現しにくい

〔島田和幸ほか（編）：今日の治療薬2022 解説と便覧，南江堂，2022．福井次矢ほか（編）：今日の治療指針2022 デスク判，医学書院，2022．髙久史麿，矢﨑義雄（監修）：治療薬マニュアル2022，医学書院，2022をもとに作成〕

保するための援助が求められます。せん妄症状が発現したときも同様ですが，まず患者の安全を確保するため，点滴ラインを触れることができないようにカバーするなどの工夫が必要です。また，**過活動型せん妄**の場合には，**転倒・転落予防**のためにベッドの高さの調整，ベッド柵の固定を確認して安全をはかり，過活動型行動の早期発見のために**離床センサー**を使用することもあります。

　術後せん妄への援助においても，術後患者の内部環境を安定させることが重要であり，第6章までに解説した内容が関連してくることがわかっていただけた

こととと思います。毎日実行している看護を系統立てて整理することにより，実践の意味を再確認し，臨床判断がさらに磨かれるものと考えています。

● 文献

1) Lipowski ZJ：Delirium：acute confusional states, pp.109-140, Oxford University Press, 1990.
2) World Health Organization（編），融道男，中根允文，小見山実ほか（監訳）：ICD-10 精神および行動の障害　臨床記述と診断ガイドライン　新訂版，pp.69-71，医学書院，2005.
3) World Health Organization（編），中根允文，岡崎祐士，藤原妙子ほか（訳）：ICD-10 精神および行動の障害　DCR 研究用診断基準　新訂版，pp.48-49，医学書院，2008.
4) American Psychiatric Association（原著），高橋三郎，大野裕（監訳）：DSM-5® 精神疾患の診断・統計マニュアル，pp.588-589，医学書院，2014.
5) 岸泰宏：第 1 章①診断・予防　3. 認知症との鑑別，八田耕太郎，岸泰宏（編著）：病棟・ICU で出会うせん妄の診かた，pp.6-7，中外医学社，2012.
6) 野村実（編）：周術期管理ナビゲーション，pp.272-273，医学書院，2014.
7) 井上真一郎：せん妄診療実践マニュアル，pp.24-32，羊土社，2019.
8) 囲永香：術後精神異常反応の発症に関する検討，愛知県立看護短期大学卒業研究，1995.
9) 福井道彦，井爪尚，能見伸八郎ほか：ICU における精神症状を観察するための簡易スコアの試み SOAD score，ICU と CCU，12(8)：667-675，1988.
10) 深田順子，鵜飼浩美，柴田千夏ほか：術後精神障害の予防と早期改善への援助　SOAD スコアの導入と対処の基準化を試みて，日本看護学会集録集　成人看護，21：74-76，1990.
11) 矢田真美子：術後精神症状を呈する患者の看護，佐藤礼子（編）：看護 MOOK 27　意識障害と看護，pp.140-145，金原出版，1988.
12) 佐伯茂：術後せん妄の診断と治療，古家仁（編著）：術後精神障害　せん妄を中心とした対処法，pp.57-68，真興交易医書出版部，2003.
13) 日本総合病院精神医学会せん妄指針改訂班（総括：八田耕太郎）（編）：せん妄の臨床指針　せん妄の治療指針第 2 版，pp.22-23，星和書店，2015.
14) 竹内麻理，藤澤大介，三村將：【ビッグデータにもとづいた術前リスクの評価と対処法】機能障害別　評価と対処法　認知機能障害（術後せん妄），臨床外科，72(2)：175-179，2017.
15) 井上真一郎：せん妄診療実践マニュアル，pp.74-75，羊土社，2019.
16) 日本集中治療医学会 J-PAD ガイドライン作成委員会（編）：日本版・集中治療室における成人重症患者に対する痛み・不穏・せん妄管理のための臨床ガイドライン，pp.68-69，総合医学社，2015.
17) 大塚静香，鎌倉やよい，米田雅彦ほか：食道がん術後患者におけるせん妄症状・睡眠・尿中 PGE_2 排泄パターンの関係，日本看護科学会誌，26(4)：11-18，2006.
18) 粟生田友子：せん妄のアセスメントはどのように行うか　重症度判定，診断・鑑別に用いるアセスメントツール，EB ナーシング，6(4)：412-420，2006.
19) 一瀬邦弘，土井永史，中村満ほか：老年精神医学関連領域で用いられる測度　せん妄を評価するための測度，老年精神医学雑誌，6(10)：1279-1285，1995.
20) 綿貫成明，酒井郁子，竹内登美子ほか：日本語版 NEECHAM 混乱・錯乱状態スケールの開発及びせん妄のアセスメント，臨床看護研究の進歩，12：46-63，2001.
21) 綿貫成明，酒井郁子，竹内登美子：せん妄のアセスメントツール①　日本語版ニーチャム混乱・錯乱スケール，一瀬邦弘，太田喜久子，堀川直史（監修）：せん妄　すぐに見つけて！すぐに対処！，pp.26-39，照林社，2002.
22) 保坂隆，町田いづみ，岸泰宏：せん妄のアセスメントツール②　せん妄評価尺度 98 年度改訂版・せん妄スクリーニングツール，一瀬邦弘，太田喜久子，堀川直史（監修）：せん妄　すぐに見つけて！すぐに対処！，pp.40-48，照林社，2002.
23) Ely EW, Inouye SK, Bernard GR, et al：Delirium in mechanically ventilated patients：validity and reliability of the confusion assessment method for the intensive care unit(CAM ICU), JAMA, 286(21)：2703-2710, 2001.
24) Bergeron N, Dubois MJ, Dumont M, et al：Intensive Care Delirium Screening Checklist：evaluation of a new screening tool, Intensive Care Med, 27(5)：859-864, 2001.

25）古賀雄二，村田洋章，山勢博彰：日本語版 CAM-ICU フローシートの妥当性と信頼性の検証，山口医学，63(2)：93-101，2014.

26）卯野木健，劔持雄二：せん妄の評価　ICDSC を使用したせん妄の評価，看護技術，57(2)：45-49，2011.

27）日本集中治療医学会 J-PAD ガイドライン作成委員会（編）：日本版・集中治療室における成人重症患者に対する痛み・不穏・せん妄管理のための臨床ガイドライン，pp.60-64，総合医学社，2015.

28）石光芙美子，鎌倉やよい，深田順子：術後せん妄前駆症状観察ツール開発に関する基礎的研究　術後せん妄症状の構造化，日本看護科学会誌，26(4)：74-83，2006.

29）T. ヘザー・ハードマン，上鶴重美，カミラ・タカオ・ロペス（原書編集）：NANDA-I 看護診断定義と分類 2021-2023　原書第 12 版，p.307，医学書院，2021.

30）T. ヘザー・ハードマン，上鶴重美，カミラ・タカオ・ロペス（原書編集）：NANDA-I 看護診断定義と分類 2021-2023　原書第 12 版，p.308，医学書院，2021.

31）Aldecoa C, Bettelli G, Bilotta F, et al：European society of anaesthesiology evidence-based and consensus-based guideline on postoperative delirium, Eur J Anaesthesiol, 34(4)：192-214, 2017.

32）O'Mahony R, Murthy L, Akunne A, Young J；Synopsis of the national institute for health and clinical excellence guideline for prevention of delirium, Ann Intern Med, 154(11)：746-751, 2011.

33）日本集中治療医学会 J-PAD ガイドライン作成委員会（編）：日本版・集中治療室における成人重症患者に対する痛み・不穏・せん妄管理のための臨床ガイドライン準拠/実践　鎮痛・鎮静・せん妄管理ガイドブック，pp.82-89，総合医学社，2015.

34）Marcantonio E, Ta T, Duthie E, Resnick NM：Delirium severity and psychomotor types：their relationship with outcomes after hip fracture repair, J Am Geriatr Soc, 50(5)：850-857, 2002.

35）Robinson TN, Eiseman B：Postoperative delirium in the elderly：diagnosis and management, Clin Interv Aging, 3(2)：351-355, 2008.

36）日本集中治療医学会 J-PAD ガイドライン作成委員会（編）：日本版・集中治療室における成人重症患者に対する痛み・不穏・せん妄管理のための臨床ガイドライン，pp.71-75，総合医学社，2015.

37）酒井郁子，綿貫成明：Step Up　術後せん妄は患者のバイタルサイン　正しい予防とケアのためのエッセンス，看護学雑誌，70(7)：626-632，2006.

38）山下敦生，松本美志也：2 章 4 術後合併症・偶発症への対応　術後せん妄，横山正尚（編）：新戦略に基づく麻酔・周術期医学　麻酔科医のための周術期危機管理と合併症への対応，pp.262-273，中山書店，2016.

第 8 章

手術侵襲と心理的反応

1 手術は心理的反応を引き起こす

　手術侵襲が生体反応を引き起こします。これを言い換えれば，手術侵襲という外部環境からのストレス源によって引き起こされる生体反応が，すなわち，術後のストレス状態を示しているといえます。同時に，心理的反応も引き起こすことになりますが，同程度の手術侵襲であっても，誰もが同様の反応を示すとは限りません。

　がんを切除する同様の手術の場合，手術できると安堵する患者もいれば，手術しなければならないと落胆する患者もいます。手術する部位によっても，患者の心理的反応は異なります。身体的外観の変容を余儀なくされる手術では，それを受容して手術を受けたとしても，現実となったときの患者の落胆は非常に大きなものです。また，医療者からみると順調な術後の経過であっても，術前に予測していた状態と比較して今の自分は重症であると主観的に評価して，抑うつ的な状態となる患者もいます。

　つまり，その患者が術前に手術をどのように受容するのか，術後の状態をどのように評価するのか，患者の主観的評価によってストレス状態は変化します。

2 ストレスの概念の変遷

　ストレスという用語は，従来「ひずみ，ゆがみ」といった意味として物理学領域で使用されてきました。この用語を生理学へ導入したのがウォルター・キャノン(Cannon, W.)であり，情動の生理学の研究において，ストレスを寒冷，酸素不足，低血糖などの条件下で身体の平衡が乱れた状態であるととらえています。さらに，ハンス・セリエ(Selye, H.)が有害刺激に対する身体的防衛としての適応症状(汎適応症候群)をストレスと定義し，そのような反応を引き起こす外部刺激をストレス源(ストレッサー；stressor)と呼びました。

　その後，ストレスの用語は，心理学や社会学の分野にも導入され，心理的ストレス・社会的ストレスのように，新しい形で概念化されてきました。

　心理学において，ラザルス(Lazarus, R. S.)はストレスを人間と環境との特殊な

関係ととらえ，ストレッサーが自分の対処能力や対処手段を超えていると評価するか，あるいは自分の対処能力や資源でまかないうると評価するのかによって，ストレス状態は異なるとの理論を提唱しています。

3　ラザルスのストレス理論と情動

　ラザルスは，ストレスという刺激に対する反応までのプロセスに，相互に依存しあう多数の変数があるとするストレスのシステム理論を提唱しています[1]。この理論では，先行する要因として，**人的変数**と**環境的変数**があります。人的変数は目標・目標の階層，自己や世界に対する信念，人間が環境との相互作用をもたらす個人的資源などであり，環境的変数としては環境からの要求，抑制，機会，文化などが挙げられます[2]。もし，ある人と環境の出来事との相互作用に，その人の人生の重要な目標がまったく含まれていない場合，そこには何のストレスもなければ情動も生まれません。また，何らかの出来事からストレスを受ける脆弱性は，各個人で異なります[1]。

　心理的ストレスとは，ある個人の資源を超えると評価された環境からの要求です。この要求とそれを処理するためにその個人がもっている資源との間の力のバランスによってストレス状態となるか否かが決まるのであり，環境のある出来事に対し個人が主観的にどのように評価したかに基づきます。この評価には，一次評価と二次評価があります。**一次評価**はその出来事が個人にとってストレスとなるかを評価する段階であり，無関係であるのか，よい状態を維持できるのか，ストレス状態となるのかが評価されます。ストレス状態は**害/喪失**，**脅威**，**挑戦**，**利益**の4種類に区別されています。次に，**二次評価**はそのストレスへの対処方法を考える段階です。これらの評価に基づき，実際に**ストレスへの対処（コーピング）**がなされ，帰結します。そのプロセスを**図8-1**[3]に示しました。

4　対処機制（コーピング）

　ラザルスによれば，**コーピング**は「人の資源に負担をかけたり，荷重であると判断される特定の外的または内的欲望を管理するために，常に変化している認知的，行動的努力」と定義されています。そして，どのように対処したかによって，コーピングは8つの対処要因から考えられています。すなわち，「**対決的対処**」「**距離をおくこと**」「**自己コントロール**」「**ソーシャルサポートを求めること**」「**責任の受容**」「**逃避-回避**」「**計画的問題解決**」「**ポジティブな再評価**」[2]です（**表8-1**）[4]。

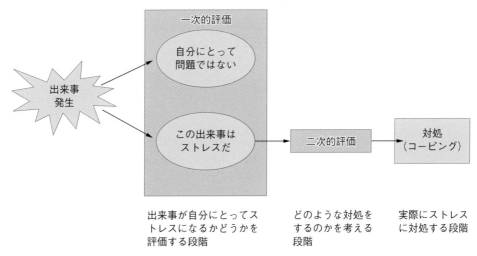

図 8-1　ストレスのシステム理論
〔塚本尚子：健康の心理と人間理解，長田久雄(編)：看護学生のための心理学　第 2 版．p.127，医学書院，2016
より一部改変〕

表 8-1　対処要因

対処要因	意味
対決的対処	困難な状況を変えるために積極的に努力すること
距離をおくこと	その問題と自分との間に距離をおいて問題や苦しみを忘れようとすること
自己コントロール	困難なことを自分の中にとどめ，ほかの人に知られないようにコントロールすること
ソーシャルサポートを求めること	問題解決のために積極的に援助を求めること
責任の受容	問題の責任は自分にあると考え，反省すること
逃避-回避	ストレスフルな状況がなくなったり奇跡が起こることを願ったりして，逃避すること
計画的問題解決	問題解決に向けて計画的に対処し，問題そのものを変化させること
ポジティブな再評価	ストレスフルな状況の見方を変えて，新しい意味を見出すこと

〔任和子：コーピング理論，佐藤栄子(編著)：中範囲理論入門　第 2 版，p.269，日総研出版，2009 より転載〕

　また，岡谷[5]は胃がん手術を受けた患者の術前術後のコーピングを分析し，コーピング様式として「問題状況の再認知」「おまかせ」「情報の探求」「回避」「感情の表出」「問題と取り組む」の 6 種類を報告しました。特徴的な様式は「おまかせ」であり，自分ができる範囲を超えているから医師に任せるしかないとの考えが，研究参加者 25 人中 20 人に認められています。表 8-2[5]にコーピング様式とその意味を示しました。

表8-2　**コーピング様式とその意味**

コーピング様式	意味
問題状況の再認知	病気や手術がもつ脅威的な意味を変えるように状況を認知し直すというコーピング
おまかせ	医師に任せるというコーピング 「信頼して任せる」「言われるとおりに従う」「あきらめて任せる」
情報の探求	病気や手術についての情報や助言を自ら求めるコーピング
回避	現実の問題を直視しないで避けようとするコーピング
感情の表出	自分の気持ちを表出することによって緊張や不安を減らすコーピング
問題と取り組む	ストレスの原因になっている問題や状況と積極的に対決するコーピング

〔岡谷恵子：手術を受ける患者の術前術後のコーピングの分析. 看護研究, 21(3)：261-268, 1988 をもとに作成〕

5　ソーシャルサポート（社会的支援）

　前項で示した**表8-1**に，対処要因として「ソーシャルサポートを求めること」が示されました。**ソーシャルサポート**はキャッセル（Cassel, J.）によって初めて提唱された概念であり，「社会的環境のありようが疾病に対する人々の脆弱性を規定する」と考えられました[6,7]。また，キャプラン（Caplan, G.）は，「人が人生上の危機に遭遇したとき，その人をとりまく家族や友人の支援的関係がその人を支えるのに極めて重要である」と指摘し[6]，ソーシャルサポート・システムとは「個人に対してフィードバックをもたらし，また，個人が他者に対して抱く期待を充足してくれる，継続的な社会的集合体のうちに存在する」と概念化しています[7]。この援助的な他者は，危機に直面した人の「心理的資源の動員を助けることで個人の感情的な負担を抑制する」「課題を共有する」「危機に対処するための物質的・手段的資源および認知的指針を提供する」という主要な機能を果たすものとして定義されました[7]。

　次に，コブ（Cobb, S.）は，ソーシャルサポートを「支援される人が世話をされ，愛され，尊重され，価値あるものとみなされ，互いに義務を分担しあうネットワークの一員であると信じさせてくれる情報」と定義し[8,9]，個人による認知の側面を強調しています。

　カーンとアントヌッチ（Kahn, R.L. & Antonucci, T.C.）は，愛着理論をもとに援助的相互作用としてソーシャルサポートを考え，「愛情，肯定，援助という3つの要素の1つあるいは2つ以上を含む個人間の相互交渉」と定義しています[7]。そして，サポートは個人的ネットワークを通じて授受されるものであり，こうしたソーシャルサポート・ネットワークを「個人の護衛隊」といった意味のコンボイ（convoy）と呼びました。コンボイの構造は，3つの同心円構造としてモデル化され，

家族・親族・友人・近隣・専門家といった社会的カテゴリーによってではなく，個人にとっての関係の深さ（質）からネットワーク構造が整序されるとしました[7]。

　さらに，ソーシャルサポートの代表的な分類として，ハウス（House, J.S.）の分類があります。彼はソーシャルサポートを「『**感情的な関わり（情緒的サポート）**』『**手段的援助（道具的サポート）**』『**情報的援助（情報的サポート）**』『**評価的援助（評価的サポート）**』のうち1つあるいは2つ以上を含む個人間の相互交渉」と定義しています[6,7]。

　バレラ（Barrera, M.）はこれまでのソーシャルサポート研究における操作化を，①社会的包絡，②知覚されたサポート，③実行されたサポートの3種に区別しました。「**社会的包絡**」とは，「個人が，その社会的環境において重要な他者たちに対してもつ関係」と定義され，「**知覚されたサポート**」とは「ソーシャルサポートを主観的に知覚された経験として把握するアプローチ」であり，「**実行されたサポート**」とは「サポートして意図されたと認知された行動を測定するもの」としました[6,7]。

　ソーシャルサポートには健康増幅機能あるいはストレス緩和機能があるとし，緩衝仮説と直接仮説について実証研究が行われました。**緩衝仮説**は，「ソーシャルサポートはストレッサー（特にストレスフルなライフイベント）が存在しないときには，心理的な症候には直接の効果をもたらさないが，ストレッサーが存在するときにはそれを緩衝する機能をもつ」とし，**直接仮説**は「ストレッサーがあろうがなかろうが心理的症候に直接の効果を及ぼす」とされました[6,7]。そして，バレラの「知覚されたサポート」は先述したラザルスの一次評価，二次評価の概念と関連づけて「緩衝効果」の観点から説明されています[7]。

　このようにソーシャルサポートの定義はさまざまありますが，手術を受ける患者がストレスに対処する際に，どのような関係の人から，どのような種類のサポートをどれくらいの量を受けていると知覚しているのか，さらに，そのサポートが実行されているのかを把握し，効果的にストレスに対処できるように援助することが必要です。

6　危機理論を理解する

　危機理論（crisis theory）は，心理臨床家がコミュニティレベルで臨床活動をする際に鍵となる概念として発展してきました。現代の危機介入の考え方は，リンデマン（Lindemann, E.）に始まり，キャプランによって構築され，発展してきました。**危機とは，峠，分かれ目，**といった意味があり，そこをうまく通過するこ

とで運が開けるか，あるいは転落するかの節目を示します。

　キャプランは**危機状態**について，「人生上の重要目標が達成されるのを妨げられる事態に直面したとき，習慣的な課題解決方法をまずはじめに用いてその事態を解決しようとするが，それでも克服できない結果発生する事態である」と定義づけています[10]。

　危機状態が発生する場合，最初に均衡を保っていた心の状態をゆさぶる事態（難問発生状況）が起こります。これは，発達課題など人生周期（ライフサイクル）に関連した**発達的危機**として，あるいは偶発的な**状況的危機**として，**脅威・喪失・挑戦**のいずれかの形で人に迫ってきます。しかし，このストレッサーは，各個人の認知的評価の仕方によって受け止められる程度が異なります。

　また，危機状態は難問発生状況から脅威を受けてもすぐには発生しません。その脅威を回避するために人は習慣的に身につけている**防衛機制**（無意識的・自動的）や**対処機制**（意識的・主体的）を用いて解決しようとします。その人が今まで身につけていた対処レパートリーをすべて使い尽くしてもその問題が解決されないときに危機状態は発生します[10]。

危機モデルとその特徴

　危機状態になると，混乱と動揺の時期がしばらく続き，その間に打開するためのさまざまな試みがなされます。時間的特徴として永続的ではなく，ある期間内に結果としての順応が形成されます。

　危機モデルは危機のたどる特有の経過を模式的に表現したものであり，危機の構造を示し，その概念を具象化したものです。キャプランは危機状態の期間の反応について典型的な4段階を区別しています。**表8-3**[11]に提唱されている危機モデルとそのプロセスおよび特徴を示しました。

7　危機介入

　危機介入（crisis intervention）の**目標**は，危機状態に陥り，情緒的均衡がくずれている人に対して，少なくとも**以前のような均衡を回復**させることです[10]。このように回復した均衡は，柔軟な知覚や新しい対処方法を獲得するため，自己成長を伴って新しい均衡に至ることになります。この自己成長は，はじめから目標とするものではなく，最低限の情緒的均衡回復をめざした結果として得られるものと考えられ[10]，これは**成長促進モデル**であるといえます。

　危機介入は限られた時間と回数で対処することが要求されるため，現時点の危

表 8-3　**危機モデルとその特徴**

危機モデル	危機プロセス	特徴
キャプラン	緊張のうちの発生→緊張の高まり→急性の抑うつ→破綻や病的パターンの発生	●危機状態から精神障害へのプロセス ●4〜6週間で何らかの結末を迎える
ションツ	最初の衝撃→現実認知→防御的退行→承認→適応	●前危機状態のプロセス ●乗り越えがたい障害との直面
フィンク	衝撃→防御的退行→承認→適応	●ションツのモデルに類似 ●マズローの動機付け理論に基づく ●危機から適応へ焦点を当てる ●脊髄損傷患者を対象とした研究
ゴーラン	危険な出来事→脆弱な状態→危機を促進する要因→危機が顕在化する状態→再統合または危機の解決	●危機に至る過程に重点を置く ●均衡状態を失った状態から再び均衡を取り戻す過程
ドゥリン	ショック→自己防衛の棄損→前共同生活的→共同生活的→共同生活的合一の決心→病前人格への復帰	心臓手術後の心理的プロセス
山勢	受動的対処→情動中心対処→問題中心対処→適応	●個人のコーピングに焦点を当てる ●救命救急センターに入院した患者を対象
アギュララとメズイック	均衡状態→不均衡状態→均衡回復へのニード→問題解決決定要因の有無→危機回避あるいは危機	●系統的な問題解決過程の適用 ●危機あるいは危機回避に至る過程 ●バランス保持要因の重要性

〔山勢博彰：危機理論, 佐藤栄子(編著)：中範囲理論入門　第2版. p.216, 日総研出版, 2009 より一部改変〕

機状態において問題になることの解決に集中し，その人の危機への対処方法が焦点となります[10]。また，その人のソーシャルサポートに関するアセスメントと，その利用をはかることも危機介入に含まれます。基本的には，危機状態にいる人のポジティブな側面と，その人を取り巻く外的資源のポジティブな側面を積極的に利用すること[10]が重要となります。

　アギュララとメズイック(Aguilera, D.C. & Messick, J.M.)によるストレスの多い事件における問題解決決定要因の影響を図8-2[12, 13]に示しました。ストレスの多い出来事によって均衡状態から不均衡状態となったとき，**「出来事に関する現実的な知覚」「適切な社会的支持」「適切な対処機制」**の問題解決決定要因が存在しているときには危機は回避されるが，1つあるいはそれ以上欠けているとき危機に陥ると考えられています。

難問発生状況と危機介入

　難問発生状況は脅威・喪失・挑戦のいずれかの形で人に迫ってくることは先に述べました。たとえば，受験，出産などは，人生周期(ライフサイクル)に関連した発達的危機として「挑戦」という形で迫ってくることが考えられます。ただし，個人の認知的評価によっては，「挑戦」と評価することもあれば，「脅威」と評価す

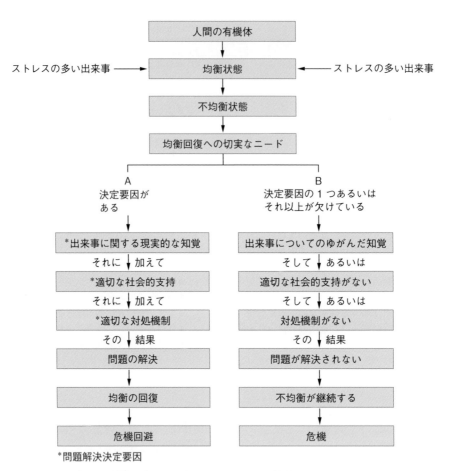

図 8-2　**ストレスの多い出来事における問題解決決定要因の影響**
〔ドナ C. アギュララ，シャニス M. メズイック(著)，小松源助，荒井義子(訳)：危機療法の理論と実際—医療・看護・福祉のために，p.88，川島書店，1998 と小島操子：看護における危機理論・危機介入　第 4 版，pp.73-75，金芳堂，2018 をもとに改変〕

るEこEとがあります。また，配偶者との死別，病気，事故などは，偶発的にある個人にとっての状況的危機として「脅威」「喪失」という形で迫ってくることが多いと考えられます。しかし，「挑戦」として認知的に評価する人もいますから，その人がどのように評価するかを把握することが重要です。

▶脅威

　この「**脅威**」に対する反応が，**不安**という情動であると考えられます。NANDA-I 看護診断では，「不安」は「漠然とした差し迫った危険・大惨事・不運を予期するような，広範な脅威に対する情動反応」[14] と定義されています。

　まず，危機状態にある人に対して，**基本的欲求の充足，環境整備，症状緩和**な

ど安楽をもたらす技術の提供が重要です。次に，出来事に関する現実的な知覚のために，まずは患者が不安な状態にあることを理解し，患者が直面する脅威に対処するように援助することが重要です。さらに，**予期的心配**と**予期的指導**も重要な援助です。悩みや不安に関して予期的に心配する現象があります。これは脅威が予測されたとき，先のことを予想して心配し悩むことです。予期的心配はコントロールできる範囲内に限られている場合，将来の過重な負担を減少させるのに役立ちます。また，予期的指導は，予測される出来事が実際に起こる前に先のことを心配して指導を与えることをいいます。出来事が起こったときに見たり，聞いたり，感じるであろうことを患者に伝え，同時にそれらを処理する方法や援助について具体的に指導します。

▶ 喪失

対象喪失（object loss）[15]とは，愛情・依存の対象の死や別離，住み慣れた環境や地位，役割，故郷などからの別れ，対象としての**自己の喪失**があります。この対象としての自己の喪失に，**身体的自己の喪失**が含まれます。

身体は最も深い愛情の対象であり，それなしには生きることができない依存の対象でもあります。このように，身体は自己そのものであり，最も大切な所有物でありながら，健康時には存在して当たり前と受け止められています。それだけに病気，手術，事故などによる身体の損傷や，その一部の喪失は，さまざまな喪失体験を引き起こします。

手術に伴う喪失として，乳がんによる乳房切除術や乳房切断術では，乳房喪失体験をもたらします。野島[16]は乳がん患者における心理的反応の推移を報告し，乳房喪失を自分で確認したときの情動について「憤り」「悲哀と自信喪失」「罪業感・申しわけなさ」「妥協・あきらめ」「おそれ・恥・肩身の狭さ」「身体像の醜悪な形態への変化の認識」などを示しています。乳房は「母性性」のシンボルと「女性性」のシンボルであると考えられ，乳房喪失に伴う諸反応は，この2つを否定されることを認識するところから派生する反応であると考察されています。

また，直腸がんによる腹会陰式直腸切断術・人工肛門造設術では肛門を喪失することになります。上顎がんの手術後に，これまでの自分の顔を喪失する体験をした女性が，「手術を受けずに死んでいこうと思っていた。でも顔が変わっても生きていてほしいと家族が言ってくれた。その言葉で私は顔よりも自分の生命を選択したから…」と話してくださいました。しかし，顔を隠しながら歩く姿に喪失体験の大きさをうかがい知ることができました。

患者自身が納得する結論を導き意思決定するための援助が重要になります。

▶挑戦

　主に**発達的危機**に関連すると考えられます。**状況的危機**であっても，その人の認知的評価によって，手術を受けなければならないことが「挑戦」として評価されることもあります。具体的には「手術を受けることは大変なことだけれど，私には乗り越えることができるから，これは神様が私に与えた試練だと思う」といった患者の発言を聞くことがあります。

8　心理的反応に対する看護

　手術に伴う心理的反応を理解して看護を提供するために，ストレス理論，コーピング，ソーシャルサポート，危機理論について述べてきました。「病気を診断され，その治療として手術を受けねばならない」という出来事は，その人にとって環境からのストレスとして**一次評価**がなされます。**二次評価**ではどのように対処するのか，その人のコーピングやソーシャルサポートなどの資源の評価がなされます。そして，評価に基づき対処行動が実行されて一定の帰結を得ることになります。それでも問題が解消しない場合，危機状態に陥る可能性があります。

　診断結果と治療法の提示は，通常外来で行われるため，患者とその家族は前述したストレスの過程を入院前にたどることになります。外来看護として，この間の援助を充実させることが必要であると考えられます。また，入院時には一定の帰結を得た状態にありますが，どのような帰結であるのかをアセスメントすることが重要です。具体的には，家庭の主婦で，家事をすべて調整して入院される人もいますが，手術に対する不安が高く何も手につかない状態で入院される人もいます。

　入院から手術までは2日程度の短期間であることが多く，その間に医師から手術に関する詳細な説明がなされると，患者は更なるストレス状態となります。**手術について納得した意思決定ができるための援助**が重要です。そして，その人が**手術を何とか乗り越えることができると主観的に評価できる**ように，術後の回復について情報を提供し，医療者の援助内容を説明し，術後の回復を助けるための術前訓練プログラムを実施することなどが必要です。また，術後には，生命を確保できたとの安堵感を得ることができますが，喪失体験はさまざまな情動が繰り返されることから，継続した援助が重要です。

● **文献**

1) 林峻一郎(編・訳)：ストレスとコーピング―ラザルス理論への招待，pp.18-32，星和書店，1990.
2) チャード・S・ラザルス(著)，本明寛(監訳)：ストレスと情動の心理学―ナラティブ研究の視点から，pp.69-143，実務教育出版，2007.
3) 塚本尚子：第7章 健康の心理と人間理解，長田久雄(編)：看護学生のための心理学 第2版，p.127，医学書院，2016.
4) 任和子：コーピング理論，佐藤栄子(編著)：中範囲理論入門―事例を通してやさしく学ぶ 第2版，p.269，日総研出版，2009.
5) 岡谷恵子：手術を受ける患者の術前術後のコーピング分析，看護研究，21(3)：261-268，1988.
6) 木島伸彦：ソーシャル・サポート研究，山本和郎，原裕視，箕口雅博ほか(編著)：臨床・コミュニティ心理学―臨床心理学的地域援助の基礎知識，pp.84-85，ミネルヴァ書房，1995.
7) 稲葉昭英，浦光博，南隆男：「ソーシャル・サポート」研究の現状と課題，哲學，85：109-149，1987.
8) 山本和郎：コミュニティ心理学 地域臨床の理論と実践，pp.139-146，東京大学出版会，1986.
9) 久田満：ソーシャル・サポート研究の動向と今後の課題，看護研究，20(2)：170-179，1987.
10) 山本和郎：コミュニティ心理学 地域臨床の理論と実践，pp.57-86，東京大学出版会，1986.
11) 山勢博彰：危機理論，佐藤栄子(編著)：中範囲理論入門―事例を通してやさしく学ぶ 第2版，p.216，日総研出版，2009.
12) ドナC.アギュララ，ジャニスM.メズイック(著)，小松源助，荒井義子(訳)：危機療法の理論と実際，p.88，川島書店，1998.
13) 小島操子：看護における危機理論・危機介入 第4版，pp.73-75，金芳堂，2018.
14) T.ヘザー・ハードマン，上鶴重美，カミラ・タカオ・ロペス(原書編集)，上鶴重美(訳)：NANDA-I看護診断 定義と分類 2021-2023 原書第12版，p.395，医学書院，2021.
15) 小此木啓吾：対象喪失，中公新書，1979.
16) 野島良子：乳癌患者における心理的反応の推移，日本看護研究学会雑誌，5(2)：32-40，1982.

第 **9** 章

手術中の援助を組み立てる

　術中は，麻酔や外科的処置などの侵襲が加えられるため，第 1〜5 章に示した循環器系，呼吸器系，消化器系，栄養・代謝系などの生体反応に対する看護や SSI（手術部位感染）を予防する看護が必要です。加えて，手術のための体位固定は，手術の目的を達成するために重要な援助です。体位を整える際の考慮点は，①同一体位で長時間耐えられる，②全身の関節は可動域内である，③呼吸器系・循環器系・神経系の機能を障害しない，④術野が確保され，術者が手術しやすい，などがあります。しかし，手術体位の固定時には NANDA-I 看護診断「**周術期体位性損傷リスク状態**」の問題が生じます。また，術中には，麻酔薬などの影響によって NANDA-I 看護診断「**周術期低体温リスク状態**」の問題も生じます。

1 看護診断「周術期体位性損傷リスク状態」

　「**周術期体位性損傷リスク状態**」は，「侵襲的処置や外科的処置の間に用いる姿勢や体位固定具が原因で，想定外の解剖学的変化や身体的変化が起こりやすく，健康を損なうおそれのある状態」と定義されています[1]。危険因子には，「筋力の低下」「脱水症」「栄養不良（失調）」「肥満」「長時間にわたる非解剖学的な手足の配置」「肥満の人に利用できる設備（器具）の不足」「硬い支持面」などがあります。ハイリスク群には，「両極端の年齢の人（乳幼児と高齢者）」「側臥位の人」「砕石位（戴石位，切石位）の人」「腹臥位の人」「トレンデレンブルグ体位（骨盤高位）の人」「1 時間を超える外科手術を受ける人」が示されています。

　麻酔下に管理された患者は，意識消失，無痛，筋弛緩などの状態におかれるので，上肢が過伸展されても，特定部位が圧迫されても，そのことを自覚できず，回避するために自分の意思で体を動かす防御反応を起こすことができません。したがって，手術体位による損傷である神経障害，褥瘡，深部静脈血栓症および転落を予防することが必要です。

　主な手術体位と体位による圧迫部位の体圧を分散させるために必要となるクッション部位を図 9-1 に示します。

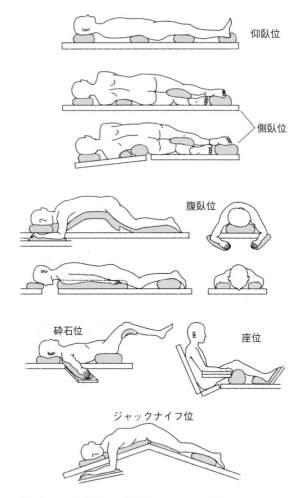

仰臥位

側臥位

腹臥位

砕石位

座位

ジャックナイフ位

図9-1 手術体位と必要なクッション部位

神経障害

　手術体位が長時間に及ぶと骨や靭帯，手術台や支持器具などによって末梢および表在神経が圧迫されやすく，四肢を過伸展すると神経損傷の原因となります。たとえば，上肢台にのせた上肢を過伸展すると**上腕神経叢**が，肘関節が圧迫されると**尺骨神経**が，上肢の外側または内側が圧迫されると**橈骨神経**が，膝関節が圧迫されると**腓骨神経**が損傷される危険があります。**表9-1**[2]に各体位における神経障害とその原因を示します。

　神経障害の患者側の**三大リスク要因**は，**糖尿病，高血圧，喫煙**であり，ほかにアルコール依存，末梢血管疾患，貧血，極端なやせ，肥満などがあります[3]。また術中に低体温，低血圧，低酸素血症を回避する管理も必要です[3]。

表9-1　主な神経障害とその原因

障害を受ける神経	原因	体位	特徴
腕神経叢	上肢の90度以上の外転，過度の外旋，回外で神経が上腕骨頭や鎖骨によって圧迫される。頭部を反対側に回旋すると側方に出した上肢の伸展が助長される。 側臥位では上側上肢は上肢台で，下側上肢は身体で腋窩部の圧迫を受ける。 腹臥位では上肢台の位置によって上肢が過度に外転，伸展する。	仰臥位 側臥位 腹臥位 砕石位	上腕から手指の種々の運動が障害される。握力が低下し，上腕の挙上ができないなど，上肢の筋力が種々の程度に低下する。
橈骨神経 尺骨神経	離被架や手術台，抑制帯で上腕から肘部表層を走行する神経が圧迫される。 肘関節が手術台の側縁から一部ずり落ちた体位は尺骨神経を圧迫する。	仰臥位 側臥位 腹臥位 砕石位	下垂手で幽霊の手つき，手関節の背屈ができない（橈骨神経麻痺）。鷲手（尺骨神経麻痺）。
腓骨神経	支脚器，手術台，固定ベルトにより膝関節部の外側表皮を走行する神経が圧迫される。	砕石位 側臥位	尖足または下垂足を呈し，足関節の背屈・外転ができない。
坐骨神経 大腿神経	股関節の過度の屈曲・外転で，神経が伸展，圧迫される。	砕石位	股関節から足先の種々の運動が障害される。下肢の筋力が種々の程度に低下し，立位，歩行が障害される。
顔面神経	側臥位では下側の頬部，耳朶部分で走行する神経が圧迫される。腹臥位では頬部が圧迫される。	側臥位 腹臥位	表情筋が麻痺し，眼瞼・頬・口のコントロールができない。
上眼神経	眼球の圧迫	腹臥位	眼圧上昇

〔吉中平次，宮園きよ子，大脇哲洋：これだけはおさえておこう！　手術部位による褥瘡の好発部位と関節可動域．OPE nursing, 19(4)：387, 2004 より改変〕

神経障害は全身麻酔から覚醒直後に症状を認める場合もありますが，数日して顕在化または出現することがあります。障害された神経の支配領域に疼痛，しびれ，感覚鈍麻，異常感覚，知覚過敏などの感覚障害を生じます。さらに運動神経障害では筋力低下を生じます。多くの場合，6〜12週間までに軽快し，感覚神経障害の場合は1年以内にほとんど寛解します。しかし，感覚・運動混合障害では1年以内の完全回復率は低下します[4]。

褥瘡

術中は，同一体位を長時間とることによって同一部位の皮膚が圧迫されます。この際に毛細血管に対して32 mmHgを超える圧が加わると循環不良となり，70 mmHgの圧で2時間を超えると不可逆性の変化を示します。

手術体位別の圧迫される部位を表9-2に示します。体位別の褥瘡発生率は，腹臥位が50.0〜51.4%と最も多く，次いで側臥位19.4〜38.0%，砕石位2.4〜9.1%，仰臥位1.6〜9.9%です[5]。

褥瘡への影響要因は，図9-2に示すように，**出血**などの影響によって体液量が減少し末梢組織の虚血状態を起こすことと，**筋弛緩薬**などによって血管が拡張

表 9-2　**手術体位別の圧迫部位**

体位	圧迫部位
仰臥位	後頭部・肩甲骨・肘関節・仙骨・踵骨
砕石位	後頭部・肩甲骨・肘関節・仙骨・膝窩部
側臥位	頬部・耳介部・肩関節・肋骨・腸骨・大転子部・内膝部・外膝部・外顆部
腹臥位・ジャックナイフ位	前額部・頬部・鼻部・肋骨・前腸骨稜・膝蓋部
座位	肘関節部・仙骨部・殿部・大腿下面・腓骨・踵骨

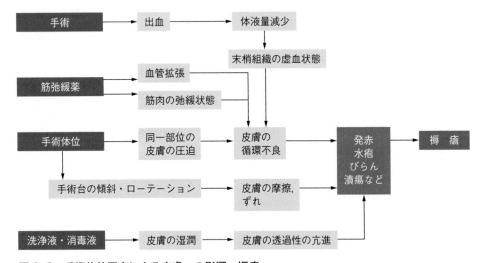

図 9-2　**手術体位固定による皮膚への影響：褥瘡**

し，筋肉が弛緩することで皮膚の循環が不良になること，**洗浄液，消毒液**などによって皮膚が湿潤し，皮膚の透過性が亢進すると皮膚は刺激を受けやすくなることなどがあります。また，術中に手術台を傾斜またはローテーションする際には，手術台と接触する骨突出部の皮膚に摩擦力やずれ応力が加わります。

　患者の状態による**影響要因**は，**年齢，術前の栄養状態や皮膚の状態，るいそう**などがあります。加齢に伴って皮脂腺の分泌が減少して皮膚が乾燥し，さらに皮下組織や真皮の弾性が低下するため，皮膚が損傷しやすい状態となります。また，低栄養状態では，るいそうであることが多く，脂肪組織が減少し骨突出が著明になり皮膚が損傷しやすくなります。

深部静脈血栓症(deep vein thrombosis：DVT)

　手術時には，深部静脈血栓症の三大誘発因子である①**血液凝固能亢進，**②**血流停滞，**③**血管内皮障害(静脈壁の異常)，**がすべてそろった状態となります。たとえば，図 9-3 に示したように，**手術侵襲**などによって血液凝固能が亢進します。**筋弛緩薬**

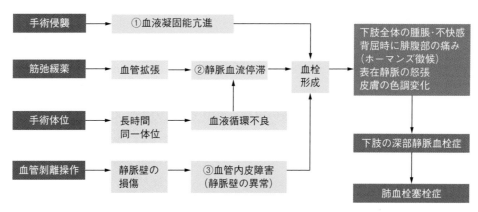

図9-3　手術体位固定による静脈系への影響：深部静脈血栓

表9-3　静脈血栓塞栓症（VTE）の危険因子と強度

	強い	中等度	弱い
血液凝固能亢進		悪性腫瘍，重症感染症など	エストロゲン治療など
血流停滞	下肢麻痺，下肢のギプス固定など	加齢，長期臥床（不動状態），心肺疾患（うっ血性心不全，慢性肺性心など）など	肥満，下肢静脈瘤など
血管内皮障害	VTEの既往など	中心静脈カテーテル留置，カテーテル検査・治療など	
血栓性素因	アンチトロンビン欠乏症，プロテインC欠乏症，プロテインS欠乏症，抗リン脂質抗体症候群など		

〔日本循環器学会ほか（編）：肺血栓塞栓症および深部静脈血栓症の診断，治療，予防に関するガイドライン（2017年版），pp.6-9, 68-73, 2018をもとに作成〕

　などによる血管拡張，**長時間の同一体位**，腹腔内臓器圧迫，腹腔鏡手術による気腹，砕石位時の下肢挙上などによって静脈の血流が停滞します。**血管剝離操作**，血管内留置カテーテルなどによって静脈壁が損傷され，血管内皮障害が生じます。

　術後突然死の主原因である**肺血栓塞栓症**（pulmonary embolism：PE）の約90％は，下肢の深部静脈血栓症が原因で起こりますので，深部静脈血栓症を予防することが必要です。肺血栓塞栓症と深部静脈血栓は一連の病態であることから**静脈血栓塞栓症**（venous thromboembolism：VTE）と総称されます。VTEの危険因子と強度について**表9-3**[6]に示します。患者の状態による**危険因子**には，高齢，心肺疾患，血栓性素因，肥満などがあります。一般外科・泌尿器科・婦人科手術においては，手術の大きさと年齢から低リスク（60歳未満の非大手術，40歳未満の大手術），中リスク（60歳以上あるいは危険因子のある非大手術，40歳以上あるいは危険因子のある大手術），高リスク（40歳以上のがんの大手術），最高リス

ク（VTE の既往あるいは血栓性素因のある大手術）の４つのリスクレベルに分けられます。大手術の厳密な定義はありませんが，すべての腹部手術あるいはその他の 45 分以上要する手術をいいます[6]。

　予防対策は大きく理学的予防法と薬物的予防法に分けられます。**理学的予防法には術後の早期離床・下肢の運動，術中・術後の弾性ストッキング・間欠的空気圧迫法**などがあり，早期離床・下肢の運動はすべての患者に推奨されます。中リスク以上の患者には，弾性ストッキングあるいは間欠的空気圧迫法が追加されます。**薬物的予防法**には，**抗凝固療法**があり，高リスク・最高リスク患者に対して抗凝固薬を投与します。抗凝固薬は，深部静脈血栓症の予防効果は高い一方で，出血性合併症のリスクがあります。間欠的空気圧迫装置（intermittent pneumatic compression：IPC）（図 9-4）の使用時には，長時間の圧迫によって**コンパートメント症候群**が起こる可能性があるため[7]，疼痛，蒼白，脈拍消失，感覚異常，運動麻痺などの観察も必要です。

転落

　狭い手術台での硬膜外麻酔，術中の体位変換，麻酔覚醒時の体動によって手術台からの転落の危険があります。

＊　　　　　　＊　　　　　　＊

　神経障害，褥瘡，深部静脈血栓症の各リスク状態については，表 9-1〜3 を参

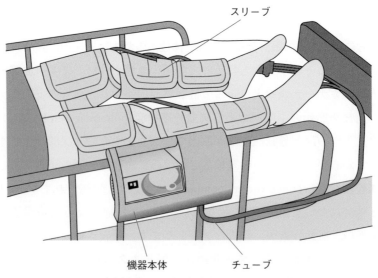

スリーブに送気，脱気を行い，装着部に繰り返し加圧・減圧が行われる。

図 9-4　間欠的空気圧迫装置

考にその程度についてアセスメントしていきます。**表 9-4** に NANDA-I 看護診断「**周術期体位性損傷リスク状態**」に対する看護計画を示します。

2 看護診断「周術期低体温リスク状態」

「**周術期低体温リスク状態**」は，「手術の 1 時間前から 24 時間後までの間に，予期せずに深部体温が 36℃ 以下になりやすく，健康を損なうおそれのある状

表 9-4 看護診断「周術期体位性損傷リスク状態」に対する看護計画

目標
麻酔前・中・後に手術台から転落しない

術前・中に	1. 各関節が良肢位である
	2. 上肢が過伸展していない
	3. 離被架（スクリーン）の支柱や手術台・上肢台などの角が身体に触れていない
	4. 医師の身体や固定ベルトなどによって患者の上肢・下肢が圧迫されていない
	5. 体幹と四肢との接触がない
	6. 皮膚に洗浄液や消毒薬などによる敷物の汚染，湿潤がない
術後に	1. 自分の意思に基づいて四肢を動かすことができる
	2. 四肢に不快感，しびれ感，疼痛がない
	3. 四肢の関節可動域が術前と同程度である
	4. 体位による圧迫部位（具体的に部位を明記する）に皮膚の発赤，びらんがない
	5. 下肢の疼痛，冷感，チアノーゼ，末梢脈拍の減少がない

看護計画

[O-Plan　観察計画]

1. **手術体位による神経障害の原因を早期に発見する（安全・安楽な体位の保持の確認）**
   1）上肢が上肢台から落ちたり，過伸展していないか
   2）各関節が良肢位であるか
   3）離被架（スクリーン）の支柱や手術台・上肢台などの角が身体に触れていないか
   4）医師の身体などによって患者の上肢・下肢が圧迫されていないか
   5）上肢・体幹・下肢を固定するベルトなどはきつすぎないか
2. **皮膚に刺激をきたす因子の有無を観察する**
   1）洗浄液や消毒薬による敷物の汚染，湿潤
   2）敷物のしわ
   3）気管挿管チューブ，輸液ルート，電極コード，間欠的空気圧迫装置のチューブなどによる圧迫
3. **体幹と四肢との接触の有無**
4. **手術後に四肢の関節可動域や麻痺の有無などの身体的異常，皮膚の状態や下肢の循環状態を観察する**
   1）橈骨神経麻痺の有無：感覚固有域異常，下垂手，中手指関節の伸展不能，母指の外転不能，手関節の背屈不能など
   2）尺骨神経麻痺の有無：感覚固有域異常，鷲手，母指の屈曲不能，環指と小指の伸展不能など
   3）腓骨神経麻痺の有無：感覚固有域異常，下垂足，総趾伸筋の伸展不能，足関節背屈不能など
   4）腹臥位の場合，閉眼不全の有無
   5）四肢の関節可動域・不快感・しびれ感・疼痛などの有無
   6）体位による圧迫部位の皮膚の湿潤・発赤・びらんなどの有無（表 9-2，➡ 180 ページ）
   7）下肢深部静脈血栓症の症状である下肢の疼痛・腫脹・色調変化，表在静脈拡張，ホーマンズ徴候（足関節の背屈時の腓腹筋の疼痛），冷感，チアノーゼ，末梢脈拍の減少などの有無
   8）間欠的空気圧迫装置（IPC）使用時では長時間の圧迫によるコンパートメント症候群（疼痛，蒼白，脈拍消失，感覚異常，運動麻痺など）の有無

（つづく）

表 9-4　看護診断「周術期体位性損傷リスク状態」に対する看護計画（つづき）

[T-Plan　ケア計画]

1. 転落を予防する援助を行う
　1）患者が手術台に移動した後，幅広の抑制帯を膝上で指が 3 本入る程度にして固定する。
　2）患者を手術台に 1 人にしない。
　3）患者を移動，体位変換をする場合は，必要な人数で気管挿管チューブや輸液ルート類に気をつけ，転落
　　　しないようにゆっくり行う。
2. 神経障害・循環障害を起こさない手術体位に整える。関節を動かすときはゆっくり行う
　　　固定ベルトなどは，上腕内側，肘関節，膝関節，腓骨小頭を避けて固定する。
　1）仰臥位：上肢を自然に体側に沿わせ，肘関節は 5〜10 度の屈曲位にする。
　　　手関節は回内・回外中間位にする。
　　　上肢を横に開く場合は 90 度以内に外転し，軽度内旋位にする。
　　　両下肢は平行に，かつ密着しないように軽く開いて固定する。股関節は 15〜30 度，膝関節は 15 度の
　　　自然な屈曲を保つ。
　　　足関節は 45 度以内の底屈，20 度以内の背屈とし，長時間手術では足底板などで尖足を予防する。
　2）側臥位：頸椎がベッドと水平になるように枕の高さを調整する。
　　　上側になる上肢は，肩よりも挙上せず，肩関節を 90 度以内の外転位にする。
　　　下側の上肢は，前方挙上 90 度以内にして上肢台に載せ，腋窩への圧迫を避けるため腋窩に枕を入れ
　　　る。肘関節は 5〜10 度の屈曲位にする。
　　　上側になる下肢は，膝関節で 10〜30 度程度に屈曲，ほぼまっすぐに伸ばし，両膝の間には枕を挿入する。
　　　下側になる下肢は，股関節で 30〜60 度，膝関節で 90 度程度に屈曲させる。
　3）砕石位：上肢は仰臥位に準じる。下肢は左右対称な角度，高さ，位置になるように固定する。
　　　膝関節と股関節を屈曲させて支脚台にのせるが，左右対称に股関節 45 度以内の屈曲・45 度以内の外
　　　転，膝関節 50 度以内の屈曲が望ましい。また，下肢が外旋位にならないように，支脚台が腓骨神経を
　　　圧迫しないように位置に注意する。
　4）腹臥位：眼球・額部・頬部・鼻部・下顎部の圧迫を避け，頸部の屈曲・伸展・回旋・側屈を 0 度にする。
　　　体幹固定部が腋窩，鼠径部を圧迫していないか確認する。
　　　胸郭運動を妨げず，腹部や大動脈の圧迫を避けるよう，胸部・骨盤部に補助枕を入れて調整する。女性
　　　では乳房，男性では陰嚢・陰茎の圧迫に注意し保護する。
　　　上肢を挙上する場合は，肩関節は 90 度以内外転，肘関節は 90 度以内屈曲，前腕 90 度回内位にする。
　　　下肢は外転外旋 0〜10 度に，股関節は 15〜30 度くらいの軽度屈曲位，膝関節は 45 度以内の屈曲位と
　　　し，膝を浮かせた状態に固定する。
　　　足関節は尖足にならないように，0〜10 度の底屈とし，つま先が手術台に接触しないようにクッション
　　　などを用いて固定する。
3. 神経障害や皮膚の循環障害を予防する援助を行う
　1）体位による圧迫部位の体圧を分散させるように図 9-1（➡ 178 ページ）に示したようにパッドをあてる。
　　　また，手術台に体圧分散マットレスを使用する
　2）消毒液などで敷物が湿らないように消毒の際には体の側下面にタオルなどを敷き，消毒後そのタオルを
　　　除去する。
　3）手術台からベッドへの移動は，皮膚に摩擦やずれの機械的刺激が加わらないように必要な人数を集め
　　　て，体を挙上して行う。
　4）体位固定時にコードやルート類が体の下に入らないように注意する。
　　　手術台の敷物はしわがないように十分にのばす。
　5）骨突出部位に予防的にドレッシング材を貼付し，摩擦やずれの影響を軽減する。
4. 手術中は下肢深部静脈血栓症を予防するために，弾性ストッキングや間欠的空気圧迫装置（IPC）を装着する
　1）弾性ストッキングを着用する場合には，適正なサイズを選択し，しわができたりゆるんだりしないようにする。
　2）弾性ストッキングが下肢の形に適合しない場合は，弾性包帯を用い，末梢から中枢に向かって均等の圧で巻く。
　3）IPC を使用する場合は，腓骨神経麻痺を予防するために患者の下肢にあったスリーブ（図 9-4，➡ 182
　　　ページ）の長さを選択し，腓骨神経が圧迫されない正しい位置に装着する。スリーブと下肢がこすれる
　　　ことによる擦過傷を予防するために弾性ストッキングの上から指が 2 本入る程度の隙間をあけるように
　　　装着する。スリーブを足から下腿に巻いて，ポンプに接続する。

[E-Plan　教育計画]

1. 転落を予防するために，患者がベッドから手術台に移動するときはゆっくり移動するように説明する。ま
　た，ベッドが狭いこと，ベッドから落ちないように体をベルトでとめることなどを説明する

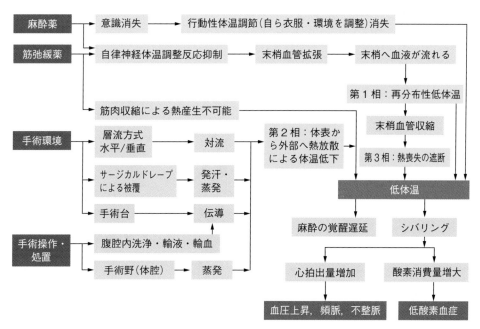

図 9-5　周術期における体温への影響：低体温

態」[8]と定義されています。危険因子には，「不安」「体格指数(BMI)が年齢・性別基準より低い」「環境温度が 21℃ 未満」「利用できる適切な加温装置の不足」などが，ハイリスク群には「60 歳以上の人」「2 時間を超える麻酔を受けている人」「2時間を超える外科手術を受ける人」「術中に失血が増加した人」「術中の拡張期血圧が 60 mmHg 未満の人」「術中の収縮期血圧が 140 mmHg 未満の人」などがあります。

　図 9-5 に示したように麻酔下に管理されている患者は，意識消失のため自ら衣服や環境温度の調整などによって，体温を正常範囲内に維持できない危険があります。

低体温

　低体温とは，中枢温(深部体温，核心温とも呼ばれる)が 36℃ 未満の状態をいい，図 9-6[9]に示したように，特徴的な 3 つの相に分けられます。

　第 1 相(麻酔導入後約 1 時間)では，全身麻酔導入直後に急速な下降を示します。麻酔薬・筋弛緩薬によって自律神経体温調整反応が抑制され，末梢組織で**血管拡張反応**が起こります。それに伴い末梢組織へ大量の血液が流れ，その血流に乗って中枢で保たれていた熱が末梢へ再分布し，中枢温が低下します(再分布性低体温)。中枢温は通常 0.5〜1.5℃ 低下します。

　第 2 相(第 1 相のあと約 2〜3 時間)では，ゆっくりと直線的な下降を示しま

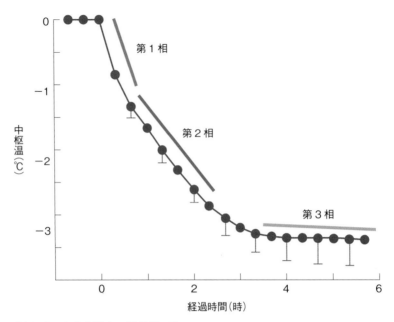

図9-6 全身麻酔中の低体温パターン
〔尾崎眞：第16章 周術期体温管理，古家仁（監修）：標準麻酔科学 第7版，p.196，医学書院，2018より転載〕

す。末梢に移動した熱が身体各部との温度勾配によって体外へ**伝導**（手術台，消毒液，輸血，輸液などの接触），**対流**（空気の流れによる皮膚温度の低下），**輻射**（大気中に熱が伝達），**蒸発**（呼吸，開腹・開胸など術野からの水分が気化，発汗）して熱が逃げていきます。中枢温は約2℃低下します。

　第3相（麻酔導入後約3～4時間）では，安定してほとんど変化しなくなります。ある程度低体温になると末梢血管が収縮し，末梢組織からの**熱喪失が遮断**され，中枢温の低下が止まり，横ばいになります（図9-5）。これに加えて，麻酔薬・筋弛緩薬によって筋肉の収縮による熱産生が不可能となり，肝臓や脳における代謝低下から熱産生が低下し，術中は**低体温**を生じやすくなっています。

　周術期の低体温は，**心室頻拍症**や**不安定狭心症**など重症心合併症の発生率が増加し，**ふるえ（シバリング）**の発生率が多いこと，**SSI**の発生率が増加すること，**血小板機能や凝固機能の低下**が引き起こされ出血量が増えるなどの影響があります[10]。そのため ERAS® プロトコルに周術期体温の維持が組み込まれ[11]，『消化器外科SSI予防のための周術期管理ガイドライン』においても術中の体温維持（保温）はSSIの予防に有効であり，行うことが推奨されています[12]。

　手術終了時にも低体温が持続すると，麻酔覚醒が遅れ，**非ふるえ性熱産生**（末梢血管収縮）や**ふるえ（シバリング）**が発生し，熱を産生して体温を維持しようと

するため，**酸素消費量**や**二酸化炭素生産量**が増加し，呼吸・循環器系へ負担をきたす危険があります。

🄠 高体温

一方で，術中に広範囲にサージカルドレープを用いて被覆するための**うつ熱**や麻酔中の過剰な加温が原因で**高体温**になることがあります。

まれではありますが，**悪性高熱症**を起こす危険があります。悪性高熱症は，**揮発性吸入麻酔薬**（セボフルラン，デスフルラン，イソフルランなど）やスキサメトニウム塩化物などの**脱分極性筋弛緩薬**によって誘発され，筋小胞体からのカルシウム放出速度を亢進するなど，カルシウム代謝機構の異常を生じる常染色体優性遺伝性骨格筋疾患です。誘発薬曝露から発症までの時間は，数分〜数時間（中央値76.5分）と幅が広く，手術終了後に発症することもあります[13]。麻酔後に発症する悪性高熱症を術後悪性高熱症といい，多くは術後30分以内に発症するため，**術後30分程度慎重に観察**することが必要です[14]。

初期症状は，終末呼気二酸化炭素濃度（P_{ETCO_2}）の55 mmHg を超える上昇，頻脈，筋強直（開口障害含む），続いて15分間に0.5℃以上の体温上昇速度，38℃以上の高体温（40℃を超えることもまれではない）[14]，経皮的酸素飽和度（S_{PO_2}）の低下，不整脈が出現します。悪性高熱症が進行すると横紋筋融解症が生じ，カリウム，クレアチンキナーゼ，ミオグロビンの血中濃度が上昇し，ミオグロビンによる急性腎不全，肺水腫，脳浮腫，肝不全などから多臓器不全状態になることがあります[15]。悪性高熱症が疑われた場合には，起因薬となる吸入麻酔薬や筋弛緩薬の投与を中止し，静脈麻酔・非脱分極性筋弛緩薬に変更し，医師の指示のもとにダントロレンナトリウム（ダントロレン®）を投与したり，体温を下げるために室温を下げ，冷却した生理食塩水を点滴静注します。悪性高熱症の2000年以降の死亡率は15%程度，ダントロレン®を使用した症例での死亡率は10%以下に低下していることが報告されています[14]。

麻酔に用いる薬剤，麻酔時間，サージカルドレープで覆われる範囲，肥満やるいそう，加齢などから高体温リスクの程度をアセスメントします。過去に術中・術後の**原因不明の高熱，筋強直，赤褐色尿（ミオグロビン尿）**など悪性高熱症を疑う症状についても患者本人・家族に対して確認します[14]。

表9-5にNANDA-I看護診断「周術期低体温リスク状態」に対する看護計画を示します。日常の体温を目標とし，その目標を達成するための援助を示しています。

表9-5　看護診断「周術期低体温リスク状態」に対する看護計画

目標
術中の直腸温を36.5～36.7℃に保つことができる 〔術前の体温値(腋窩温)を参照　直腸温＝腋窩温＋0.8～0.9℃〕 手術直後にシバリングが起こらない

看護計画

[O-Plan　観察計画]

1. 手術中体温(直腸温，食道温，膀胱温，鼓膜温のいずれか)を経時的にモニターし，異常を早期に発見する
　低体温(36℃以下)の徴候：悪寒，冷感，立毛，蒼白，チアノーゼを観察する
2. 手術室内の温度(麻酔導入前，麻酔導入後)
3. 加温ブランケット(循環式温水マット，温風式加温マット)使用部位，設定温度
4. 手術直後には，シバリング，悪寒，冷感，立毛，蒼白，チアノーゼの有無を観察する

[T-Plan　ケア計画]

1. 手術室環境(温度・湿度)を24～26℃，50～60％に整える
2. 低体温を予防する(体熱を喪失しない)援助を行う
　1) 麻酔前・中・後，術中
　　(1) 患者入室前に手術室の室温を高めに保ち，手術台を電気毛布などで温める。
　　(2) 麻酔導入前に不必要な皮膚の露出は避け，四肢や肩にタオルなどをかけ，熱の放散を防ぐ。
　　(3) 消毒液などでシーツが湿ると体熱が奪われるため，体の側下面にタオルなどを敷き，皮膚消毒後に湿潤したタオルなどを除去できるようにする。
　　(4) 手術台に加温ブランケット(循環式温水マット，温風式加温マットなど)を敷き，38～40℃で保温する。
　　(5) 輸液・輸血は，37℃に保温庫で温めたり，アニメック®などの輸液回路で温める。
　　(6) 洗浄液は，37℃に保温庫で温める。
　　(7) 清拭するときは温めたタオルを使用する。
　2) 術後：術直後のシバリングを予防する
　　(1) 術後に使用する患者の衣類を温める。
　　(2) 術後のベッドを電気毛布，局所の温罨法などにより保温を行う。

[E-Plan　教育計画]

　以下について説明する
1. 手術室入室前，手術室入室後，麻酔から覚醒後に寒気を感じることがあれば，看護師に知らせる。

Column　医療関連機器圧迫創傷

　医療関連機器圧迫創傷(Medical Device Related Pressure Ulcer：MDRPU)は，日本褥瘡学会の定義では「医療関連機器による圧迫で生じる皮膚ないし下床の組織損傷であり，厳密には従来の褥瘡すなわち自重関連褥瘡(self load related pressure ulcer)と区別されるが，ともに圧迫創傷であり広い意味では褥瘡の範疇に属する」[1]とされています。

　手術時には，弾性ストッキングのしわによる圧迫や間欠的空気圧迫装置のチューブやコネクターの圧迫，体位固定用バンド，体位固定用具(上肢台，支持板など)，気管挿管チューブ(バイトブロックも含む)の固定などによる圧迫損傷のリスクがあります。医療関連機器の圧迫による二次的な皮膚損傷が起きないように固定するとともに，術中から圧迫が予測される部位を観察することが必要です。

文献

1)　日本褥瘡学会：ベストプラクティス　医療関連機器圧迫創傷の予防と管理，p.6，照林社，2016.

● 文献

1) T. ヘザー・ハードマン，上鶴重美，カミラ・タカオ・ロペス（原書編集）：NANDA-I 看護診断 定義と分類 2021-2023　原書第 12 版，p.485，医学書院，2021.

2) 吉中平次，宮園きよ子，大脇哲洋：これだけはおさえておこう！　手術部位による褥瘡の好発部位と関節可動域，OPE nursing，19(4)：385-392，2004.

3) 西山純一：術後合併症とその管理　精神・神経系　四肢神経麻痺，消化器外科，43(5)：845-847，2020.

4) 森隆，西川精宣：2 章 4 術後合併症・偶発症への対応　全身麻酔後の上肢・下肢の神経障害，横山正尚（編集）：新戦略に基づく麻酔・周術期医学　麻酔科医のための周術期危機管理と合併症への対応，pp.203-212，中山書店，2016.

5) 熊谷あゆ美：術前の準備　周術期の褥瘡対策，LiSA 別冊　27：65-70，2020.

6) 日本循環器学会ほか：伊藤正明（班長）：肺血栓塞栓症および深部静脈血栓症の診断，治療，予防に関するガイドライン（2017 年改訂版），pp.6-9，68-73，2018.
https://js-phlebology.jp/wp/wp-content/uploads/2019/03/JCS2017_ito_h.pdf（2022 年 11 月 22 日アクセス）

7) 古平聡：IPC（間欠的空気圧迫装置），加納隆，廣瀬稔（編）：ナースのための ME 機器マニュアル第 2 版，pp.238-241，医学書院，2021.

8) T. ヘザー・ハードマン，上鶴重美，カミラ・タカオ・ロペス（原書編集）：NANDA-I 看護診断 定義と分類 2021-2023　原書第 12 版，pp.549-550，医学書院，2021.

9) 尾崎眞：第 16 章周術期体温管理，古家仁（監修）：標準麻酔科学　第 7 版，p.196，医学書院，2018.

10) 尾崎眞：第 16 章周術期体温管理，古家仁（監修）：標準麻酔科学　第 7 版，pp.191-200，医学書院，2018.

11) Gustafsson UO, Scott MJ, Hubner M, et al：Guidelines for perioperative care in elective colorectal surgery：Enhanced Recovery After Surgery（ERAS®）Society Recommendations：2018, World J Surg, 43(3)：659-695, 2019.

12) 日本外科感染症学会，消化器外科 SSI 予防のための周術期管理ガイドライン作成委員会（編）：消化器外科 SSI 予防のための周術期管理ガイドライン 2018，pp.164-165，診断と治療社，2018.

13) 河本昌志，向田圭子：2 章 3. 術中の合併症・偶発症への対応　悪性高熱症，横山正尚（編集）：新戦略に基づく麻酔・周術期医学　麻酔科医のための周術期危機管理と合併症への対応，pp.161-169，中山書店，2016.

14) 日本麻酔科学会安全委員会（編）：悪性高熱症患者の管理に関するガイドライン 2016，2016.
https://anesth.or.jp/files/pdf/guideline_akuseikounetsu.pdf（2022 年 11 月 22 日アクセス）

15) 市原靖子：Ⅲ周術期の合併症管理　3-3)悪性高熱症，水本一弘（編）：麻酔科プラクティス 5　麻酔科必携手術期のリスク管理　安全対策・感染予防・合併症管理，pp.204-206，文光堂，2021.

第 10 章

手術前の援助を組み立てる

　手術侵襲や全身麻酔による身体的・心理的影響から早期に回復できるように，術前から患者への援助が必要です。**ERAS® プロトコル（術後回復力強化プログラム）** においても，①入院前の情報提供，術前教育およびカウンセリング，②術前の最適化（リスクアセスメント・禁煙・アルコール制限），③プレリハビリテーション，④術前の栄養管理，⑤貧血の是正が必要とされています[1]。

　患者は，手術という状況的危機に遭遇し，平衡を保っていた心の状態がゆさぶられ，数々の予期的不安や予期的悲嘆を抱えます。また，手術部位によっては喉頭，乳房，肛門の喪失などを体験する前に，予期的悲嘆の過程を支援し，安心して手術に臨むことができるようにすることが必要です。

　手術侵襲，全身麻酔による影響を軸に，患者の身体内部の状態である心臓・血管系機能，腎機能，止血機能，呼吸機能，栄養状態などの全身状態から術後合併症のリスクを分析し，どのような術前指導プログラムが必要であるかをアセスメントします。さらに，術前指導プログラムの目標を達成することに影響する健康管理行動，コーピング行動，術前の心理・社会的状態，教育レベル，聴力・視力障害の有無などをアセスメントします。その結果から，NANDA-I 看護診断「**健康自主管理促進準備状態**」：術前指導プログラムに対する看護援助を組み立てていきます。

1　NANDA-I 看護診断「健康自主管理促進準備状態」：術前指導プログラム

　看護診断「**健康自主管理促進準備状態**」は，「慢性疾患を抱えた生活に固有の，症状や治療計画の管理，身体・心理社会・スピリチュアル面への影響の管理，ライフスタイル変化の管理が十分なパターンで，さらに強化可能な状態」と定義されます[2]。診断指標として，「健康状態受容強化への願望を示す」「健康目標の達成に向け，日常生活の選択強化への願望を示す」「意思決定強化への願望を示す」「日常生活への治療計画組み込み強化への願望を示す」「危険因子管理強化への願望を示す」「症状管理強化への願望を示す」などがあります[2]。

　手術日が決定されたことに伴い，手術侵襲や麻酔による循環器系，呼吸器系，

消化器系などの術後合併症を予防するためのプログラムが必要となります。このプログラムを**術前指導プログラム**といい，プログラムの目標を達成するのに適した日常生活の選択が必要となります。術前指導プログラムは，心身ともに手術を受ける準備が整うように，適切な情報提供によって患者が手術に対するイメージづくりをできるようにするとともに，術中・術後の合併症の危険因子を除去・改善するために実施されます。

▶ 身体的影響への管理

　手術侵襲や全身麻酔による循環器系，呼吸器系，消化器系，栄養・代謝系などへの影響と生体反応を図10-1と図10-2に示しました（➡ 194〜195ページ）。この生体反応の程度は，個体の内部環境によって異なります。術前には，手術侵襲による生体反応に影響する個体の内部環境を調整していくことが必要です。図10-1と図10-2に術前に行われる治療・看護ケアを色文字で示しました。

　まず，循環器系合併症である**心負荷の予防**のためには，**高血圧症**であれば血圧のコントロールができるように降圧薬投与などの医師からの指示を遂行します。循環血液量減少に影響する出血を予防するためには，**抗血小板薬，抗凝固薬**などを内服していれば，術前に内服を中止するなどの医師からの指示を遂行します。手術当日の**循環血液量減少を予防**するために，術前から輸液・電解質が投与され，手術開始2〜3時間前までの清澄水が許可されるなどの医師からの指示を確認し，遂行します。また，麻酔導入時の嘔吐や誤嚥を予防するために術前の絶食時間が指示されるため，患者がそれを遵守できるように指導していきます。

　呼吸器系合併症である**無気肺・肺炎を予防**するためには，手術当日までに歯科にてう歯・動揺歯・歯周疾患などを治療するとともに，**口腔内の衛生状況を改善**する必要があります。次に術前訓練として**腹式深呼吸・口すぼめ呼吸，体位変換，咳嗽，仰臥位での含嗽**を指導し，喫煙者には**禁煙指導**を行います。

　禁煙指導は，手術部位感染（surgical site infection：SSI）の予防のためにも必要です。**SSIの予防**のためには，手術前日に**除毛，臍処置，下剤の内服**などがなされます。また，**食事変更**，下剤の内服は**消化器系合併症を予防**するうえでも必要です。SSIに影響する栄養状態に問題がある場合や，糖尿病がある場合には，それぞれの医師から指示された**栄養管理，血糖管理**を遂行します。

　術後は手術侵襲によって筋蛋白が分解され，筋力の低下をきたします。この筋力低下は，術後回復促進のために必要な早期離床を妨げます。そのため，術後の筋力低下に備え，術前から有酸素運動やレジスタンス運動などを行い（プレリハビリテーション），足腰の筋力や持久力を高めます。特に高齢者では**フレイル**や

サルコペニアを発症しやすく，**プレリハビリテーション**が必要となります。

▶心理・社会的影響への管理

　トラベルビー（Travelbee, J.）は，手術に直面した患者の基本的ニードには，**明確に認識したいというニード**と**安心のニード**があると示しています。明確に認識したいニードは，自分に起きつつあることを把握したいニードであり，安心のニードは，安全のニードと同義語であり，自分は手術の体験を生きぬくであろうし，熟練の看護が与えられて，危ない時期も見放されはしないということを信じたいニードであるとしています[3]。

　その2つのニードを満たし，患者自身が手術に対して前向きに取り組むことができるように，**手術当日までのスケジュール**や**術後必要となる物品**を説明します。さらに，**手術直後から回復までの状態**をイメージできるように，術後に行われる処置として，輸液，酸素吸入，膀胱内へのカテーテルの留置，胃管の挿入などが行われることを説明します。また，術後の回復過程の情報として，**術後疼痛の見通しと鎮痛方法**，**離床の見通し**，**食事の開始時期**などを説明します。このように術後の状態を予期的に指導することは，先のことを予測して心配して悩む（予期的心配）ことに対応し，将来自分の身に起こりうることに対する負担を減少させるのに役立ちます。

Column　サルコペニア

　サルコペニアとは「高齢期にみられる骨格筋量の減少と筋力もしくは身体機能（歩行速度など）の低下」と定義され[1]，その診断方法は，Asian Working Group for Sarcopenia（AWGS）の診断基準を用いることが推奨されています。具体的には，**握力**（男性26 kg，女性18 kg未満），**歩行速度**（0.8 m/秒未満），四肢の骨格筋量（Bioelectrical Impedance Analysis：BIA）を用いた**骨格筋指数**（skeletal muscle mass index：SMI）（男性$7.0 kg/m^2$未満，女性$5.7 kg/m^2$）によって判断されます[1,2]。

　サルコペニアの原因を分類すると，加齢による**一次性サルコペニア**と，活動不足，疾患，栄養不良によって起こる**二次性サルコペニア**に大別されます。高齢者が手術を受けることは，一次性サルコペニアに加えて，手術侵襲による炎症反応や術後疼痛などによる活動不足によって二次性サルコペニアが生じやすい状況となります。

文献
1）サルコペニア診療ガイドライン作成委員会（編）：サルコペニア診療ガイドライン2017年版，pp.2-3, 7-8, 14-16，ライフサイエンス出版，2017.
2）Chen LK, Liu LK, Woo J, et al：Sarcopenia in Asia：consensus report of the Asian Working Group for Sarcopenia, J Am Med Dir Assoc, 15(2)：95-101, 2014.

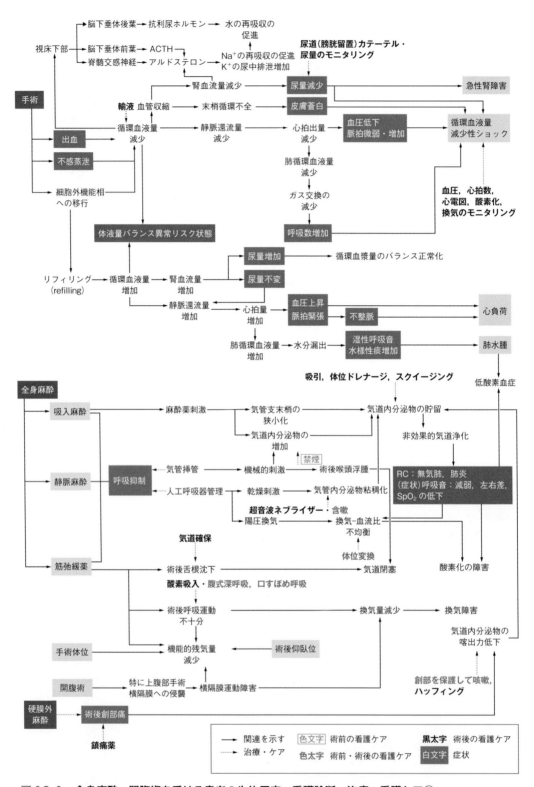

図 10-1　**全身麻酔・開腹術を受ける患者の生体反応，看護診断，治療・看護ケア①**

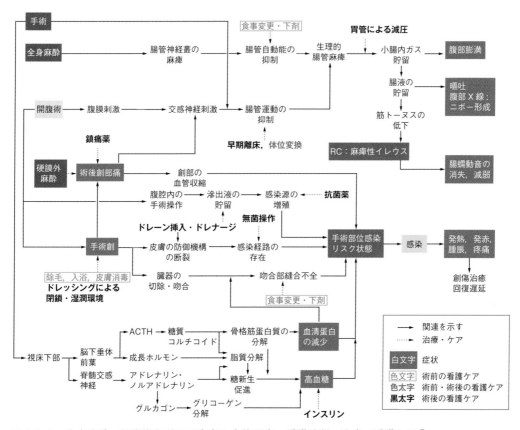

図 10-2　全身麻酔・開腹術を受ける患者の生体反応，看護診断，治療・看護ケア②

2　術前指導プログラムの内容に影響する要因を判断する

　術前指導プログラムは，臨床ではクリニカルパスに組み込まれて実施されていますが，患者の個々の条件によって，その内容を追加，修正する必要があります。第2～5章の「B 援助を組み立てる」の内容のうち「個体の内部環境が影響する」について確認をしましょう。

　まず，**術中・術後の合併症の危険因子**，**手術侵襲を増大させる因子**が予測される場合，術前にこれらに対し**除去や改善**をする必要があります。したがって，術前に心臓・血管系，腎機能，止血機能，呼吸機能，肝機能などの全身状態および高血圧や糖尿病などの既往歴から術後合併症のリスクを分析し，どのような術前指導プログラムが必要であるかをアセスメントします。たとえば，%VC（%肺活量）が80%未満あるいは $FEV_1/\%$（G）（1秒率）が70%未満であれば，術後の呼吸器系合併症のリスクが高いため，術前訓練をさらに強化する必要があります。高血圧や虚血性疾患の既往歴があることで，術後の循環器系合併症のリスクが高く

なるため，血圧などをコントロールする必要があります。また，糖尿病の既往歴があることで，SSIのリスクが高くなるため，血糖値をコントロールする必要があります。

　すでに述べたように手術部位によって術後合併症のリスクが異なります。たとえば，手術侵襲が大きい手術では，循環器系合併症のリスクが高くなり，開胸術や上腹部手術では呼吸器系合併症のリスクが高くなります。準清潔手術である消化管手術ではSSIのリスクが高くなります。そのリスクに応じた援助が必要です。

Column　フレイル

　フレイル（Frailty）とは，日本老年医学会が「高齢期に生理的予備能が低下することでストレスに対する脆弱性が亢進し，生活機能障害，要介護状態，死亡などの転帰に陥りやすい状態で，筋力の低下により動作の俊敏性が失われて転倒しやすくなるような身体的問題のみならず，認知機能障害やうつなどの精神・心理的問題，独居や経済的困窮などの社会的問題を含む概念」と2014年に提唱した用語です[1]。フレイルの診断方法には統一された基準はありませんが，Friedら[2]が提唱したPhenotype modeに基づく**Cardiovascular Health Study（CHS）基準**が採用されていることが多いです。日本では日本語版CHS（J-CHS）基準が提唱され[3]，2020年に以下の改訂J-CHS基準[4]が示されています。

（1）体重減少：6か月で，2〜3kg以上の（意図しない）体重減少
（2）筋力低下：握力　男性26kg未満，女性18kg未満
（3）疲労感：（ここ2週間）わけもなく疲れたような感じがする
（4）歩行速度：通常歩行速度が1.0m/秒未満
（5）身体活動：①軽い運動・体操をしていますか。②適度な運動・スポーツをしていますか。
　　①，②のいずれも「週に1回もしていない」と回答

　5項目のうち3項目以上に該当すると**フレイル**，1または2項目に該当すると，フレイルの前段階である**プレフレイル**と判断します。

文献
1)　日本老年医学会：フレイルに関する日本老年医学会からのステートメント，2014．
　　https://www.jpn-geriat-soc.or.jp/info/topics/pdf/20140513_01_01.pdf（2022年11月22日アクセス）
2)　Fried LP, Tangen CM, Walston J, et al：Frailty in older adults：evidence for a phenotype, J Gerontol A Biol Sci Med Sci, 56(3)：M146-156, 2001.
3)　Satake S, Shimada H, Yamada M, et al：Prevalence of frailty among community-dwellers and outpatients in Japan as defined by the Japanese version of the Cardiovascular Health Study criteria, Geriatr Gerontol Int, 17(12)：2629-2634, 2017.
4)　Satake S, Arai H：The revised Japanese version of the Cardiovascular Health Study criteria (revised J-CHS criteria), Geriatr Gerontol Int, 20(10)：992-993, 2020.

3 術前指導プログラムの目標達成に影響する要因を判断する

　術前指導プログラムの目標を達成するのに適した日常生活を選択強化することに影響する要因として，**健康管理行動，コーピング行動，術前の心理・社会的状態，教育レベル，聴力・視力障害の有無**などをアセスメントする必要があります。

▶健康管理行動

　受診行動や入院前の健康管理行動についての情報を収集します。病気の徴候に気づいたらすぐに受診する，食事・運動・睡眠など日常生活において健康を意識して目標を達成するように行動している場合では，術前指導プログラムの目標を達成する行動を効果的に実施できる力があると考えられます。

▶コーピング行動

　病気，治療，処置，検査などのストレスを認知し，評価した結果の対処行動（コーピング行動）が，**問題中心型**であるのか，**情動中心型**であるのか，どのような対処行動パターンであるのかについて，患者の行動や発言などから情報収集し，アセスメントする必要があります。

　問題中心型のコーピング行動としては，問題解決のためにすでに手術を受けた患者から情報収集をしたり，術前訓練に励むことなどがあります。情動中心型のコーピング行動としては，手術のことは怖いから何も聞きたくないなどの発言があったり，音楽を聴いて気を紛らわすことなどがあります。手術のストレスを「挑戦」と認知した患者は，問題解決に向けての対処行動をとりますが，「脅威」と認知した患者は，情動中心型の対処行動となり，問題解決に向けての対処行動がとれないことが予測できます。効果的なコーピングがとれない場合は，認知的評価を変えるための働きかけが必要です。また，これまでにストレスに直面したときの対処行動も患者のストレス認知や対処行動をとらえるうえで重要な情報となります。

　人は，環境や心身の状態が変化し困難な事態に直面したとき，これまで修得している対処行動では解決できない場合に危機的状況に陥ります。今までの対処行動で適応できているかどうかもアセスメントする必要があります。

▶術前の心理・社会的状態

　術前の患者は，死に対する恐怖，手術・麻酔に対する不安・恐怖，術後疼痛に対する不安，手術による身体の一部の喪失や機能変化に対する不安，経済面，家

庭・社会的復帰に対する不安などがあります。患者の見せる表情，言動などに留意し，どのような不安があり，どの程度の不安であるのかなどを情報収集し，アセスメントする必要があります。特に，手術による身体の一部の喪失や機能変化に対する反応は，適応できないと「ボディイメージ混乱[注1]」などの問題へと発展していきます。

　また，術前の心理状態を支える資源として，**社会的支援**（ソーシャルサポート）があります。アギュララとメズィックは，問題解決決定要因の1つに，社会的支持を挙げています（➡ 171～172 ページ）。家族，友人，職場関係者などからの情緒的，道具的，情報的，評価的サポートがどれくらい実行され，知覚されているかによっても心理状態や対処行動が変わります。患者にとって，効果的なソーシャルサポートを得ることで，手術というストレスを「挑戦」と認知するのを助けます。患者を支えるサポート・ネットワーク，キーパーソンについても情報収集し，アセスメントする必要があります。

▶ 教育レベル，聴力・視力障害

　看護師が術前指導プログラムを実施するうえで，患者の教育レベルや，物事を認知するために必要な聴力や視力について情報収集し，アセスメントした結果をふまえて指導方法を考える必要があります。たとえば，術前指導プログラムを，パンフレットを用いて実施している場合，視力障害がある患者にはその字が小さすぎて読めないことがあります。また，右耳に難聴があれば，左から指導する方法を考える必要があります。

4　共通する術前指導プログラムに個別のアセスメントを重ねる

　全身麻酔で手術を受ける場合の共通する術前指導プログラム（術前オリエンテーションを含む）の具体的な看護計画を**表10-1**に示します。この共通する術前指導プログラムに患者の身体的・心理的・社会的状態のアセスメントを重ねて看護計画を追加し，修正していきます。

　術前指導プログラムの内容には，**意思決定への援助，手術に関連する不安に対する援助，術前から術後までのスケジュールの説明，術前処置，術前訓練**などが含まれます。

注1：「身体的自己に否定的な心象のある状態」と定義されている。

表10-1　看護診断「健康自主管理促進準備状態：術前指導プログラム」に対する看護計画

目標

手術前日までに
1. 術前訓練（腹式深呼吸，口すぼめ呼吸，体位変換，咳嗽，仰臥位での含嗽）の内容を体得できる
2. コーチ2®の黄色いピストン上部が目標インジケータに3秒以上の吸気によって到達できる。コーチ2®の吸気中，「吸気コーチ」がニコニコマーク☺の位置に維持できる
3. 術前のスケジュール（臍処置・除毛，入浴・シャワー浴，食事変更，下剤内服など）を理解し，遂行できる
4. 術前の処置（臍処置・除毛，入浴・シャワー浴，食事変更，下剤内服など）について理解していることを言葉で述べることができる
5. 手術に必要な物品を準備することができる
6. 指示された1日の目標歩行数まで歩行できる
手術当日までに
1. 禁煙が持続できる
2. 歯垢の磨き残しがない。歯肉に腫脹・出血がない
3. 絶食の指示が遵守できる
4. 絶飲水の指示が遵守できる
5. 下剤など腸管前処置による反応便がある
6. 術後の処置および生活について理解していることを言葉で述べることができる
7. 血圧が医師の指示のもとにコントロールできる
8. 血糖が医師の指示のもとにコントロールできる
9. 抗血小板薬，抗凝固薬を医師の指示のもとに内服を中止できる

看護計画

[O-Plan　観察計画]

1. 術前訓練（腹式呼吸・口すぼめ呼吸，体位変換，咳嗽・含嗽）の必要性についての理解度を確認する
2. 術前処置（臍処置・除毛，入浴・シャワー浴，食事変更，下剤内服，睡眠薬など）の必要性についての理解度を確認する
3. 手術前日の絶食についての理解を確認する
4. 手術当日の朝からの絶飲水についての理解を確認する
5. 術前訓練の実施内容，回数：術前2〜3日間，14時に実施してもらい確認する
6. 呼吸訓練器（コーチ2®など）による吸気訓練の実施内容，回数
7. 術前処置についての反応
　下剤投与後の排便状況，睡眠薬投与後の睡眠状態，食事変更や絶飲食が守られているかどうかを確認する。
8. 術式や術後の状態，術後の処置，回復過程についての理解度を確認する
9. 本人・家族の表情や言動，不安の有無や程度，その内容を把握する
10. 手術に必要な物品の準備状況を確認する
11. 口腔衛生状況，歯肉の腫脹，発赤，動揺歯の有無を把握する
12. 禁煙状況（喫煙者の場合）を把握する
13. 1日の歩数，運動量を把握する
14. 高血圧がある患者に対しては，血圧を定時に測定し，コントロール状況を把握する
15. 糖尿病がある患者に対しては，血糖値を医師の指示のもとに測定し，コントロール状況を把握する
16. 抗血小板薬，抗凝固薬の内服している患者に対しては，医師の指示のもと内服を中止しているかを確認する

[T-Plan　ケア計画]

1. 高血圧がある患者に対しては，医師の指示による血圧管理を行う
2. 糖尿病がある患者に対しては，医師の指示による血糖管理を行う
3. 抗血小板薬，抗凝固薬の内服をしている患者に対しては，医師の指示による内服の中止を行う
4. %VC：80％未満（拘束性障害），開胸術が予定されている場合，呼吸訓練器（コーチ2®など）による吸気訓練を行う
　1）コーチ2®の黄色いピストン上部が目標インジケータに到達し吸気できた時間を測定する
　　目標設定：年齢，性別，身長から表を参考に目標設定する
　2）前日と比較し，1回吸気量や吸気総量が増加したり，目標が達成できたら賞賛する

（つづく）

表10-1　看護診断「健康自主管理促進準備状態：術前指導プログラム」に対する看護計画（つづき）

看護計画

[T-Plan　ケア計画]（つづき）

5. FEV$_1$/%（G）が70％未満（閉塞性障害）の場合，以下のことを行う
   1) 口すぼめによってゆっくり息を吐く練習を行う
   2) コップに水を入れてストローを通してゆっくり息を吐く練習を行う
   3) 前日と比較し，息を吐く強さが強くなったら賞賛する
6. 術術日に手術野をクリッパーで除毛（必要時，臍処置）する。その後に入浴・シャワー浴をしてもらう
7. 医師によって指示された輸液の投与，食事変更，下剤投与を施行する
8. 除毛後のシャワー浴や洗髪時に支援が必要な場合は，患者の状態に応じて援助する
9. 緊張や不安で眠れない患者には，医師の指示のもとに睡眠薬を投与する

[E-Plan　教育計画]

1. 手術が決定したあと，歯科にてう歯・動揺歯・歯周疾患などを治療するとともに，口腔内の衛生状況を改善するよう指導する
2. 入院前に外来にて術前オリエンテーションを，術前パンフレットおよび実際に使用する物品を用いて行う
   1) 術前処置とスケジュールについて説明する
      除毛（必要時，臍処置），食事変更，絶食時間，手術当日麻酔導入2～3時間前から飲水を禁止，下剤内服，睡眠薬の内服，必要物品の準備など
      麻酔科医，手術室看護師（ICU入室時は，ICU看護師）の訪問
   2) 手術当日のスケジュールについて説明する（術中に関することは手術室看護師によって説明がなされることが多い）。
      手術室への移送方法，術中の家族の待合場所など
   3) 術後の処置，回復過程について説明する
      酸素吸入，輸液，尿道（膀胱留置）カテーテルの留置，硬膜外カテーテルの挿入，胃管の挿入など，挿入されるカテーテル・ドレーンの必要性
      疼痛への対応，離床・食事の開始時期の目安など
   4) 術後呼吸器合併症予防のための術前訓練（腹式深呼吸，口すぼめ呼吸，体位変換，咳嗽，臥位での含嗽）についての内容と必要性について説明する。看護師のデモンストレーションのあと，患者に実施させる
      入院後は術前訓練が正しい方法で行われているかを確認し，うまくできない訓練は繰り返し指導する
   5) 手術が決定次第，喫煙者には禁煙の必要性を指導する
   6) 開胸術や胸腔鏡下で手術を受ける場合や拘束性障害がある場合は，呼吸訓練器（コーチ2® など）による吸気訓練を指導する
   7) 術後合併症予防のための早期離床の必要性を説明する
   8) 指示された有酸素運動やレジスタンス運動の必要性を説明するとともに継続して実施するよう促す
3. 手術に対する不安やわからないことがあれば，いつでも医師や看護師に話してもらうよう説明する

意思決定への援助

　　患者の主体的な参加を促すためには，インフォームド・コンセント（説明と同意）が重要となります。患者は，自分の病状や手術方法などについて正しく理解することで，どのような治療を選択するかの意思決定をすることができます。入院後，医師から疾病，麻酔，手術術式，合併症について説明がなされますが，医師の説明に対する患者の理解度には個人差があり，理解不足のまま，医師に「おまかせします」と同意する患者もいます。また，入院期間の短縮化により，医師からの説明後，意思決定するまでの時間が限られています。そのため，医師から説明がなされたあとに，患者がどの程度理解しているかをアセスメントし，患者

の知りたい情報が不足している，理解が不足している，誤解などがあれば医師に伝えることが必要です。医師からの説明時に同席する場合は，患者が理解できるように補足説明をし，質問を引き出し，患者が意思決定できるように援助することが必要です。特に，術式によって予後，身体の一部の喪失や機能変化の種類や程度，退院後の日常生活などが影響を受けるため，術式の選択に対して，**悔いのない意思決定を支えていく**ことが必要です。

手術に関連する不安に対する援助

手術に伴う不安として考えられる内容，たとえば術後疼痛，術後経過，術後に起こる生活の変化などについては，**あらかじめ正しい情報を提供**していきます（E-Plan 2）。そうすることで，患者は術後経過をイメージでき，先の見通しをもって，手術を乗りきるための心構えをつくることにつながります。また，患者・家族の表情や言動から，不安の有無や程度，その内容についてアセスメントして（O-Plan 9），その内容に応じて援助していきます。

術前から術後までのスケジュールの説明

手術までのスケジュールとして，いつまで食事や飲水をすることができるのか，何時に手術室に行くのか，など，**術前処置**や**手術当日のスケジュールを説明**します。また，**術後処置**として酸素吸入，膀胱内へのカテーテルの留置，輸液，硬膜外カテーテルの留置，胃管の挿入，創部ドレーン挿入などがあります。それらがいつまで留置・挿入されているのか，術後の回復過程として疼痛がいつまで続くのか，術後疼痛に対応できるのか，いつから歩くことができるか，いつから食事ができるかなど一般的な目安を説明します〔E-Plan 2, 1)～3)〕。

ERAS®プロトコル（術後回復力強化プログラム）では，術後には**尿道（膀胱留置）カテーテルの早期抜去，早期経口栄養摂取促進，離床・歩行の促進**などが推奨されています。これらについて医師の指示を確認して患者に説明していきます。術前から術後疼痛に対して，その**評価方法や多角的鎮痛法（MMA）などを説明**することは，患者の不安の軽減や術後の鎮静薬の減量などにつながります。そして，説明によって，術前から術後までのスケジュールや術後処置の必要性を理解できたか，イメージが得られたかどうかを確認します（O-Plan 1～4, 8）。

術前処置

術前処置としては，**除毛・臍処置，下剤の内服，食事の変更，睡眠薬の内服**などがあります。

　手術前日には手術部位を確実に消毒し，SSI予防のために，体毛や臍部に付着する汚れを除去する**除毛**と**臍処置**を行います。除毛が必要な場合はクリッパーを使用します。また，入浴，洗髪，爪を切って，皮膚や髪を清潔にします(T-Plan 6)。

　消化管の手術では，**腸管前処置**として下剤を内服することによって消化管内容物を除去し，術中の腸内容物による汚染の予防，吻合部縫合不全の予防，術後麻痺性イレウスの予防などに努めます(T-Plan 7)。近年，不十分な腸管処置は便を水様化させ，固形便よりも術野汚染の対応が困難となることや，縫合不全が起こった際には創感染のリスクも増加させることが指摘されています。さらに体内の水分や電解質を喪失させ，脱水を引き起こす可能性があることから，必ずしも腸管前処置は必要ないとされています。

　麻酔導入時の胃内容物逆流による嘔吐や誤嚥を予防するために，手術の前日に食事，手術当日に飲水が禁止されます。近年，術前の絶飲食期間の短縮が推奨されています。長時間の絶飲食は，水分と電解質が喪失され，脱水傾向を引き起こす可能性があり，エネルギーの不足をきたします。日本麻酔科学会『術前絶飲食ガイドライン』[4]では，**清澄水の摂取は麻酔導入2～3時間前**まで，人工乳・牛乳の摂取は麻酔導入6時間前まで安全としています。清澄水とは水，茶，果肉を含まない果物ジュース，ミルクを含まないコーヒー，経口補水液などが該当します。浸透圧や熱量が高い飲料，アミノ酸含有飲料は胃排泄時間が遅くなる可能性があるため注意が必要です。脂肪含有飲料，食物繊維含有飲料，アルコールは推奨されていません。固形物の摂食については明確な絶食時間が示されていません。

　緊張や不安で眠れない患者には，医師の指示のもとに睡眠薬を投与し入眠をはかります(T-Plan 9)。

　手術当日には，術前処置の反応として，下剤投与後の排便状況，睡眠薬投与後の睡眠状態，絶飲水が守られているかどうかを確認します(O-Plan 4，7)。

ⓠ 術前訓練の指導

　術後に効果的に実施し術後呼吸器合併症を予防するために，**腹式深呼吸，口すぼめ呼吸，体位変換，咳嗽**および**仰臥位での含嗽**について，術前から練習します。これらを術前訓練といいます。まず，患者に術前訓練の内容と必要性について説明し，理解してもらう必要があります。看護師がデモンストレーションを示し，その後に患者に実施してもらいます〔E-Plan 2，4)〕。近年，術前訓練は，手術決定後に外来において指導されることが多くなっています。その場合は，入院するまでに，自宅でどれくらい術前訓練を行ったかを自己記録してもらい，入院後は，術前訓練が正しい方法で行われているかを確認し(O-Plan 5)，うまくで

きていない場合は手術までの期間に繰り返し指導します。

家族からのサポート

　家族からのサポートが得られる場合は，術後にどのようなことが起こるのか，家族として何ができるのか，その理由などを理解できるように家族に説明し，援助していきます。

術後合併症のリスクが高い場合の援助

▶ 高血圧の既往

　高血圧患者は，血圧や合併する危険因子によりリスクの層別化（表 10-2)[5]を行い，治療がなされます。**高リスク**患者では，降圧薬による治療が必要であり，**低リスク・中リスク**患者では，生活習慣の修正を行っても 140/90 mmHg 以上の高血圧が持続する場合に降圧薬による治療がなされます[5]。75 歳未満，脳血管障害，冠動脈疾患，慢性腎臓病（CKD）（蛋白尿陽性），糖尿病，抗血栓薬服用中の患者では **130/80 mmHg 未満**を目標とし，75 歳以上，脳血管障害，CKD（蛋白尿陽性）患者では **140/90 mmHg 未満**を目標とします[5]。看護師は，指示された降圧薬を確実に投与し，その効果を判断するために血圧を定期的に測定するともに，医師に報告することが必要です。

　降圧薬については，手術当日までの服用が指示されることが多いです。**β遮断薬**を長期的に内服している患者では，中止をすると離脱（withdraw）現象が起こり，血圧の著明な上昇や虚血症状あるいは不整脈が増悪する危険性があるため，

表 10-2　高血圧患者のリスクの層別化

リスク層 ＼ 血圧分類	高値血圧 130-139/80-89 mmHg	Ⅰ度高血圧 140-159/90-99 mmHg	Ⅱ度高血圧 160-179/100-109 mmHg	Ⅲ度高血圧 ≧180/≧110 mmHg
リスク第一層 予後影響因子がない	低リスク	低リスク	中等リスク	高リスク
リスク第二層 年齢（65 歳以上），男性，脂質異常症，喫煙のいずれかがある	中等リスク	中等リスク	高リスク	高リスク
リスク第三層 脳心血管病既往，非弁膜症性心房細動，糖尿病，蛋白尿のある CKD* のいずれか，または，リスク第二層の危険因子が 3 つ以上ある	高リスク	高リスク	高リスク	高リスク

＊ CKD：chronic kidney disease（慢性腎臓病）
〔日本高血圧学会高血圧治療ガイドライン作成委員会編：高血圧治療ガイドライン 2019．p.50，ライフサイエンス出版，2019 より一部改変〕

継続したほうがよいとされています[6,7]。ただし，**アンジオテンシン変換酵素（ACE）阻害薬やアンジオテンシンⅡ受容体拮抗薬（ARB）**は，周術期の循環血液量減少により血圧低下や腎機能低下を惹起する可能性があり，手術当日の朝は投与が中止される場合があります[6,7]。術前にACE阻害薬やARBを中止した際は，術後の速やかな内服の再開が推奨されています[7]。

▶ 抗血小板薬・抗凝固薬を服用

　種々の循環器疾患などで**抗血小板薬・抗凝固薬**を内服している患者では，術前に①内服を継続するか中止するか，抗凝固薬を内服している患者では②中止する場合，中止期間を最短にするための**ヘパリン置換**をするかについて，出血リスク，血栓リスクを血液検査値などから評価して検討されます[6]。血栓リスクが高く，出血リスクが低い患者ではヘパリン置換が考慮されます。抗凝固薬のワルファリンカリウム（ワーファリン®）では4日間，抗血小板薬のアスピリン（バイアスピリン®）では7日間，チクロピジン（パナルジン®）では14日間，の休薬が必要とされています[8]。

　近年，健康増進のために**サプリメント**を使用している人が増えてきています。血小板凝集抑制作用があるエイコサペンタエン酸（EPA），ドコサヘキサエン酸（DHA）を代表とする魚油サプリメントの使用は，手術時の出血のリスクが懸念されるため[9]，サプリメントの使用の有無，内容を確認し，医師に情報提供することが必要です。

▶ 呼吸器系合併症のリスク要因がある

　拘束性障害がある場合や，**開胸術や上腹部手術**を予定している場合では，呼吸器系合併症のリスクが高くなります。そのため，術前に腹式深呼吸，口すぼめ呼吸のほかに**インセンティブ・スパイロメトリを用いた最大吸気持続法**を指導します〔E-Plan 2. 6)〕。これは，吸気努力を表示する部分が組み込まれている呼吸訓練器を用いて，最大限に吸い込んだ状態を3秒以上保持させ，肺を膨らませる訓練です。インセンティブ・スパイロメトリには，吸気流量を増大させる**流量型**〔トライボール™ Z（図10-3），インスピレックス®など〕と吸気容量を増大させる**容量型**〔コーチ2®（図10-4），ボルダイン®など〕があります。周術期では，無気肺を予防するために流量型ではなく**容量型**を用いる[10]ことが推奨されています。実施頻度は，1セッション5〜10回，1時間ごとに1セッションが推奨されています[11]。インセンティブ・スパイロメトリを用いて呼吸訓練を行う際には，**過換気などの危険**があるため，連続して行わず，次の深吸気を行う前に休息する

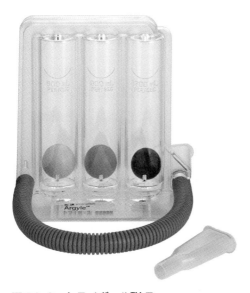

図10-3　トライボール™Z
〔コヴィディエンジャパン(株)の協力により掲載〕

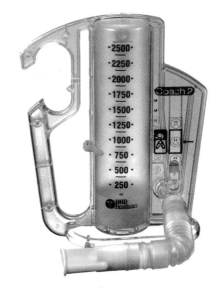

図10-4　コーチ2®
〔スミスメディカル・ジャパン(株)の協力により掲載〕

ように指導します[11]。

　閉塞性障害がある場合には，吸気練習ではなく，口すぼめ呼吸やコップに水を入れてストローを通してゆっくり息を吐くなどの**呼気練習**をします。喫煙をしている場合は，呼吸器合併症やSSI予防のために**4週間以上の禁煙**が推奨されているため[12,13]，手術が決まり次第，禁煙指導を行います〔E-Plan 2. 5)〕。

▶ 糖尿病の既往

　糖尿病性の合併症の有無や重症度を検査値などから把握します。糖尿病がある場合，血糖値がコントロールできるように医師の指示に基づき，経口薬が中止され，**血糖値測定**と**スライディングスケールによるインスリン投与**などが実施されます。多くの場合，空腹時血糖値100〜140 mg/dL もしくは食後血糖値160〜200 mg/dL，尿糖は1＋以下，または1日の糖質摂取量10%以下の尿糖排泄量，尿中ケトン体陰性を目標[14]にコントロールされます。

5 喪失体験と悲嘆

　手術部位によって喉頭，乳房，肛門など，身体の一部を喪失する場合は，「**ボディイメージ混乱**」などの看護診断名の定義や診断指標から問題を明確化し，喪失の状況から適応できるように援助していくことが必要です。

　たとえば，喉頭を喪失する場合には，永久気管孔の造設に伴う呼吸経路の変更と，失声という言語的コミュニケーションの機能障害が起こります。この喪失に対する術前における援助としては，術後の失声を代償するための非言語的コミュニケーションによる意思伝達方法を確保すること，たとえば筆談，ジェスチャーなどによる合図を決めて，術後の苦痛の訴えをどのように表現するかを相談して決めておくことが重要となります。

　乳房を喪失する場合の術前の援助としては，「リマンマ」といってその喪失を補う補整のためのシリコンゲルを用いた製品があることなどの情報を提供していきます。

　肛門を喪失し人工肛門を造設する場合の術前の援助としては，人工肛門の正しい知識を提供することがまず必要です。そして，ストーマサイトマーキングをすることで人工肛門がどの位置に造設されるのか，面板のパッチテストによってどのような装具をつけて生活していくのかをイメージできるようにしていきます。

* 　　　　　　 * 　　　　　　 *

　術前の看護診断として「**不安**」を用いることがあります。「不安」の定義は，「漠然とした差し迫った危険・大惨事・不運を予期するような，広範な脅威に対する情動反応」[15]とされています。診断指標に示されている内容は，多くは強い不安の症状を示しています。診断指標に示されているような不安の状態であるかどうかを観察し判断し，看護診断名「不安」を使用することが必要です。

　また，深呼吸などの術前訓練やプレリハビリテーションは，呼吸器系・筋骨格系の身体的準備につながるばかりではなく，うまく実施できることが自信となり，手術を受ける**心理的準備**につながります。術後に「術前から深呼吸や運動などを練習したおかげで，大きな手術を乗り越えることができた」などと患者が認知できるような援助をしていきましょう。

● **文献**

1)　Gustafsson UO, Scott MJ, Hubner M, et al：Guidelines for perioperative care in elective colorectal surgery：Enhanced Recovery After Surgery (ERAS®) Society Recommendations：2018, World J Surg, 43(3)：659-695, 2019.
2)　T. ヘザー・ハードマン，上鶴重美，カミラ・タカオ・ロペス(原書編集)，上鶴重美(訳)：NANDA-I 看護診断　定義と分類 2021-2023　原書第 12 版，p.171，医学書院，2021.
3)　Travelbee, J.(著)長谷川浩，藤枝和子(訳)：トラベルビー人間対人間の看護，pp.287-289，医学書院，1991.
4)　日本麻酔科学会：術前絶飲食ガイドライン，2012.
　　https://anesth.or.jp/files/download/news/20120712.pdf (2022 年 11 月 22 日アクセス)
5)　日本高血圧学会高血圧治療ガイドライン作成委員会(編)：高血圧治療ガイドライン 2019，pp.50-53，ライフサイエンス出版，2019.

6) 佐藤祐子，藤原祥裕：2章3.薬剤，横山正尚(編)：新戦略に基づく麻酔・周術期医学　麻酔科医のための周術期の診療ガイドライン活用術，pp.46-57，中山書店，2020．

7) 日本循環器学会，日本心臓病学会：2022年改訂版非心臓手術における合併心疾患の評価と管理に関するガイドライン，pp.35-42，2022．
https://www.j-circ.or.jp/cms/wp-content/uploads/2022/03/JCS2022_hiraoka.pdf (2022年11月22日アクセス)

8) 富永哲郎，永安武：周術期の循環管理，消化器外科，43(5)：507-511，2020．

9) 赤沼裕子，大森崇之，阿部猛ほか：周術期に影響を及ぼすサプリメント摂取に関する実態調査　術前麻酔外来で服用中止指導を受けた患者の後方視的検討，手術医学，39(1)：7-14，2018．

10) 玉木彰：第3章3節②胸・腹部における周術期の呼吸リハビリテーション，髙橋仁美，宮川哲夫，塩谷隆信(編)：動画でわかる　呼吸リハビリテーション　第5版，pp.77-78，中山書店，2020．

11) 髙橋仁美，宮川哲夫，大倉和貴ほか：第5章2節運動療法，髙橋仁美，宮川哲夫，塩谷隆信(編)：動画でわかる　呼吸リハビリテーション　第5版，pp.222-223，中山書店，2020．

12) 日本麻酔科学会　周術期禁煙ガイドラインワーキンググループ：周術期禁煙プラクティカルガイド，p.7, 13-14，2021．
https://anesth.or.jp/files/pdf/kinen-practical-guide_20210928.pdf (2022年11月22日アクセス)

13) 日本外科感染症学会，消化器外科SSI予防のための周術期管理ガイドライン作成委員会(編)：消化器外科SSI予防のための周術期管理ガイドライン2018，pp.53-56，診断と治療社，2018．

14) 日本糖尿病学会(編)：糖尿病専門医研修ガイドブック　改訂第8版，pp.411-414，診断と治療社，2020．

15) T.ヘザー・ハードマン，上鶴重美，カミラ・タカオ・ロペス(原書編集)，上鶴重美(訳)：NANDA-I看護診断　定義と分類2021-2023　原書第12版，p.395，医学書院，2021．

索引

和文